Les 250 aliments santé et minceur

Du même auteur
aux Éditions J'ai lu

J'ai décidé de maigrir !, n° 11417

JEAN-MICHEL COHEN

Les 250 aliments santé et minceur

... selon votre objectif : minceur, anticholestérol, antidiabète, antirhumatisme ou antioxydant !

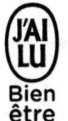

© Éditions First, 2013

À toute ma famille qui m'oblige à suivre mes propres conseils, et en particulier les nouveaux venus, Nathan et Noam
À toute mon équipe de diététiciennes qui travaillent avec enthousiasme : Lucie, Solenne et Isabelle

SOMMAIRE

- Introduction 11
- LES 250 ALIMENTS 15
  - Fiches descriptives des aliments
  - 250 recettes plaisir associées
- LES 5 PANIERS SANTÉ ET PLAISIR 517
  - Le panier MINCEUR 518
    - 1 semaine de menus « minceur » 522
  - Le panier ANTICHOLESTÉROL 524
    - 1 semaine de menus « anticholestérol » 528
  - Le panier ANTIDIABÈTE 530
    - 1 semaine de menus « antidiabète » 534
  - Le panier ANTIRHUMATISMES 536
    - 1 semaine de menus « antirhumatismes » 540
  - Le panier ANTIOXYDANTS 542
    - 1 semaine de menus « antioxydants » 546
- CARNET PRATIQUE 549
  - Tableau des saisonnalités des fruits et légumes 550
  - Tableau des équivalences 554
  - Table calorique 556
  - Conseils pratiques 559
- Index 565

INTRODUCTION

QU'EST-CE QU'UNE ALIMENTATION SAINE ?

Alors que l'acte de manger a longtemps été synonyme de survie, puis heureusement de plaisir, aujourd'hui l'alimentation est de plus en plus clairement porteuse de santé.
Nous savons qu'il est important d'adopter une alimentation équilibrée pour garantir le bon fonctionnement de notre corps, maintenir un poids normal stable et prévenir l'apparition de certaines maladies.
Dans un même temps, l'industrie agroalimentaire ne cesse de développer de nouveaux produits qui, pour certains, relèvent plus de la formule chimique que de l'alimentation.
Les additifs, améliorants et stabilisants en tout genre, polluent le paysage alimentaire !

ALORS COMMENT MANGER SAINEMENT ?

Ce livre a pour mission de vous donner une partie de la réponse en mettant en lumière 250 aliments qui se démarquent des autres par des propriétés nutritionnelles particulières, et auxquels on peut attribuer, pour certains, des vertus thérapeutiques.

En pratique, et vous le comprendrez au fil de cet ouvrage, il n'existe aucun **aliment idéal** qui contiendrait tout ce qui est nécessaire en protéines, lipides et glucides ainsi qu'en vitamines et minéraux. L'équilibre alimentaire repose alors sur une notion simple : **bien choisir ses aliments et manger varié** !

Pour vous aider à emprunter ce cap, voici les repères nutritionnels sur une journée qui vous aideront à réaliser des menus équilibrés :

Les boissons : buvez 1,5 l d'eau, en augmentant les quantités en cas de forte chaleur, d'activité physique ou de fièvre. Attention aux boissons alcoolisées, à consommer occasionnellement et avec modération, sans dépasser 1 verre par jour pour les femmes et 2 verres maximum pour les hommes.

Les féculents : présents à chaque repas selon votre appétit, en favorisant les céréales complètes pour un bon apport en fibres et en intégrant 1 à 2 fois par semaine des légumes secs.

Les fruits et légumes : 5 portions au minimum dont au moins une crudité par repas (fruit ou légume) pour un bon apport en vitamines et minéraux.

Les produits laitiers : 1 portion par repas en les variant : yaourt, fromage blanc, petits-suisses, lait… et en choisissant 1 part (30 g) de fromage par jour.

Les viandes, poissons et œufs : 1 à 2 fois par jour, en limitant la viande rouge à 500 g par semaine, en incluant les poissons au moins 2 fois par semaine, dont une fois du poisson gras, et 4 à 6 œufs, y compris dans les préparations (2 œufs en cas d'hypercholestérolémie).

Les matières grasses : favoriser la qualité en privilégiant les huiles végétales riches en acides gras insaturés et en les variant. Limiter celles d'origine animale (crème et beurre).

Les produits sucrés : ce sont des aliments « plaisir » à consommer occasionnellement.

L'assiette idéale contient donc : $1/3$ de viande, poisson ou œuf, $1/3$ de légumes cuits ou crus, $1/3$ de féculents et pain, accompagnés d'un produit laitier, d'un fruit, d'une juste quantité de matières grasses et éventuellement d'un produit sucré. L'eau reste la seule boisson indispensable et conseillée pendant les repas.

Et sachez que l'équilibre alimentaire ne se construit pas sur un seul repas : il faut prendre en compte la journée et même la semaine !

LES 250 ALIMENTS

1. LES FLOCONS D'AVOINE

RÉGIME HYPOCHOLESTÉROLÉMIANT ○ DIABÈTE
○ RÉGIME AMINCISSANT (SATIÉTÉ)

DESCRIPTION

L'**avoine** est une céréale de la famille des graminées, originaire d'Asie et d'Europe du Nord. Longtemps, elle a été utilisée essentiellement pour l'alimentation des animaux, notamment pour les chevaux. Cependant, depuis les années 1970, on redécouvre les bienfaits de la consommation d'**avoine** sur notre santé. On le retrouve dans nos assiettes sous forme de son, de farine, de grains entiers ou concassés et enfin de **flocons**. Ces derniers sont fabriqués en cuisant à la vapeur les grains d'avoine, qui sont ensuite aplatis entre les deux cylindres d'une floconneuse. Les **flocons** formés sont ensuite séchés, refroidis et emballés.

PROPRIÉTÉS NUTRITIONNELLES

Les **flocons d'avoine** sont riches en glucides essentiellement complexes (62 %), ce qui leur donne un index glycémique plus bas que les autres céréales du petit déjeuner raffinées. Ils sont très énergétiques (364 kcal/100 g), mais à assimilation lente pour une sensation de satiété durable. D'autre part, ils apportent plus de lipides (8 %) que les autres céréales, ceux-ci sont cependant de meilleure qualité : essentiellement des acides gras mono- et polyinsaturés. Ils contiennent enfin une quantité non négligeable de protéines (11 %), même si celles-ci sont incomplètes (pauvre en lysine). La propriété importante des **flocons d'avoine** est leur richesse en fibres (7 g/100 g), solubles et insolubles, ce qui leur confère des effets bénéfiques sur le système digestif. De plus, les bêta-glucanes qu'ils

Pains, céréales, féculents

contiennent ralentissent l'absorption de glucose et de graisses, favorisant la diminution du taux de cholestérol sanguin et l'augmentation du « bon » cholestérol et, par le même fait, une réduction des besoins en insuline. Enfin, les **flocons d'avoine** apportent des vitamines du groupe B et des minéraux essentiels (fer, phosphore, magnésium).

MILK-SHAKE ANANAS-COCO ET SES FLOCONS

Ingrédients pour 1 personne :

- 150 g d'ananas frais
- 1 yaourt nature à base de lait demi-écrémé
- 40 g de lait de coco
- 30 g de **flocons d'avoine**
- 1 pincée de cannelle
- 3 glaçons

- Éplucher l'ananas en veillant à bien éliminer tous les yeux. Le couper en gros dés.
- Mixer l'ananas avec le lait de coco, le yaourt et 3 glaçons.
- Saupoudrer de **flocons d'avoine** et de cannelle.
- Laisser gonfler quelques minutes et déguster aussitôt.

2. LE PAIN DE SEIGLE

RÉGIME RICHE EN FIBRES ○ DIABÈTE ○ GROSSESSE

DESCRIPTION

Le **seigle** est peu cultivé en France, il est largement supplanté par le blé. Cependant le pain de **seigle** reste un incontournable des fêtes de fin d'année. C'est un des pains dits « spéciaux », fabriqué principalement avec de la farine de **seigle.** Aussi, il faut noter les deux distinctions suivantes :
– on parle de pain de seigle quand celui-ci contient au moins 65 % de **seigle ;**
– on parle de pain au seigle lorsqu'il n'y a que 10 à 35 % de **seigle.**
En effet, l'utilisation de la farine de blé en complément reste essentielle pour la panification, sans celle-ci, la pâte ne lèverait pas. Le pain de seigle a une texture serrée, et un goût parfumé qui s'accorde parfaitement avec les fruits de mer et le saumon fumé. Il se conserve également frais beaucoup plus longtemps que le pain blanc : jusqu'à 3 à 4 jours.

PROPRIÉTÉS NUTRITIONNELLES

Le **pain de seigle** figure parmi les moins caloriques (233 kcal/100 g). Par comparaison : pour 100 g de pain de campagne, on obtient une valeur énergétique de 266 kcal, et 250 kcal pour la baguette. Avec 44 % de glucides dont 43,6 % d'amidon, il assure un apport satisfaisant en glucides complexes pour bien démarrer la journée. En plus, grâce à sa mie dense qui favorise la mastication et un apport en fibres (5,8 g/100 g) supérieur au pain complet, il assure un rassasiement durable et régule favorablement la sécrétion d'insuline.

Pains, céréales, féculents

Enfin, le **pain de seigle** se distingue des autres pains par ses apports en fer, potassium, calcium et fluor et apporte des quantités intéressantes de vitamines du groupe B, notamment la vitamine B9 (acide folique).

TARTINE FRAÎCHE AU CRABE

Ingrédients pour 1 personne :

- ½ avocat
- ½ oignon (rouge ou blanc)
- ½ citron
- ½ pamplemousse rose
- 40 g de **pain de seigle**
- 120 g de chair de crabe ou de râpé de la mer

- Mixer la chair de l'avocat et l'oignon et ajouter le jus de citron.
- Éplucher le pamplemousse et couper la chair en cubes.
- Tartiner le **pain de seigle** frais ou légèrement grillé avec la crème d'avocat, puis ajouter le crabe émietté ou le râpé de la mer et les cubes de pamplemousse.
- Servir aussitôt !

3. LE LEVAIN / LE PAIN AU LEVAIN

DIGESTION DIFFICILE ○ DIABÈTE

DESCRIPTION

Le **levain** est la plus ancienne technique connue pour obtenir du **pain levé.** Cette technique est restée la seule jusqu'au XVIIe siècle. Il s'agit d'une pâte provenant d'un mélange simple de farine et d'eau, qui subit une fermentation spontanée à l'air libre à une température de 20 à 25 °C. Par des ajouts successifs de farine et d'eau, on obtient une sélection de la flore du **levain,** laquelle est constituée d'un mélange de bactéries acidifiantes et de levures. On peut alors en prélever pour faire du **pain au levain.** L'appellation « **pain au levain** » ne comporte aucun ajout de levure industrielle. Cependant, les difficultés propres au travail sur le **levain** sont telles qu'il est trop rarement fabriqué.

PROPRIÉTÉS NUTRITIONNELLES

Le vrai **levain** naturel donne, lorsqu'il est bien travaillé, un **pain** plus digeste qu'un pain à la levure. La raison en est simple. Lorsque la fermentation s'effectue sous l'action du **levain,** les bactéries se nourrissent d'amidons qui se trouvent alors dégradés en maltose. C'est cette transformation qui facilite par la suite la digestion des amidons. Le **pain au levain** augmente moins la glycémie et l'insulinémie postprandiale que celui à la levure.

D'autre part, ces bactéries permettent l'apparition de phytase, élément essentiel pour le travail des intestins, qui neutralise la totalité de l'acide phytique présent dans les céréales complètes, particulièrement agressif pour les réserves calciques humaines. Ce qui n'est pas le cas

Pains, céréales, féculents

pour les autres **pains.** Le calcium, le fer et le magnésium contenus dans ce pain sont donc mieux absorbés.

VERRINE DE MELON ET CROQ'PARME

Ingrédients pour 1 personne :

- 30 g de **pain au levain**
- 100 g de jambon de Parme découenné
- 250 g de melon
- Quelques feuilles de menthe
- Mélange 5 baies

- Ôter la croûte du **pain** et couper des bâtonnets dans le sens de la longueur. Les faire dorer quelques minutes sous le gril du four.
- Enlever le gras visible du jambon de Parme, entourer chaque bâtonnet de pain grillé avec un peu de jambon de Parme tout en laissant un espace à l'une des extrémités pour pouvoir tenir le croq'Parme.
- Épépiner le melon, prélever la chair et la passer au mixeur, ajouter la menthe et le mélange 5 baies.
- Placer au réfrigérateur pendant 1 h minimum pour obtenir une soupe glacée.
- Verser dans un verre et disposer les croq'Parme au-dessus.

4. LE PAIN COMPLET

DIABÈTE ○ RÉGIME RICHE EN FIBRES ○ OSTÉOPOROSE (ET PRÉVENTION)

DESCRIPTION

À l'inverse du pain blanc, le **pain complet** a une mie plus foncée. En effet, il est fabriqué à partir d'une farine (type 110) contenant tous les éléments du grain de blé (amande, enveloppe, germe).

Choisir un bon pain n'est pas chose facile. Néanmoins, préférez un pain dont la croûte est ferme, plutôt épaisse et dorée avec une mie moelleuse. Privilégiez enfin l'achat de votre pain chez les artisans boulangers plutôt qu'en grande surface proposant des produits industriels qui contiennent généralement des matières grasses ajoutées.

PROPRIÉTÉS NUTRITIONNELLES

Le **pain complet** est un élément essentiel sur le plan nutritif. Il possède près de 50 % de glucides et aide donc à couvrir nos besoins quotidiens en la matière. Il est plus riche en fibres que le pain blanc (pour 100 g, le pain blanc contient 1,2 g de fibres et le **pain complet** 3,9 g). Les glucides complexes qui le composent seront alors digérés plus progressivement et l'énergie ainsi apportée permet à l'organisme de tenir jusqu'au prochain repas. Par ailleurs, ce pain est quasiment dépourvu de glucides simples.

En outre, il apporte près de 8 % de protéines, même s'il s'agit de protéines végétales de moins bonne qualité (déficit en lysine). Elles peuvent être complétées par la consommation de légumes secs pour un régime végétarien notamment.

De plus, il est source de vitamine E et vitamines du groupe B et en contient plus que le pain blanc, celles-ci étant principalement contenues dans l'enveloppe du grain de blé, conservée dans la fabrication de la farine complète.

Le pain à base de farine complète sera aussi naturellement plus riche en minéraux que les autres et notamment en magnésium, avec une teneur de 65 mg/100 g. Enfin, la plupart des pains sont source de phosphore. Le **pain complet**, quant à lui, couvre plus de 30 % des apports nutritionnels recommandés (254 mg/100 g).

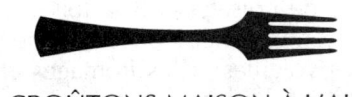

CROÛTONS MAISON À L'AIL

Ingrédients pour 1 personne :

- 60 g de **pain complet**
- 1 gousse d'ail

- Préchauffer le four en position gril.
- Faire griller les tranches de **pain** des deux côtés.
- Frotter chaque tranche de **pain** avec la gousse d'ail.
- Les couper en petits dés.
- Servir vos croûtons à l'ail avec une salade ou un potage.

5. LE PAIN AUX CÉRÉALES ET GRAINES

RÉGIME RICHE EN FIBRES ○ RÉGIME HYPOCHOLESTÉROLÉMIANT

DESCRIPTION

Le **pain aux céréales** est fabriqué à partir d'un mélange de farines de blé, d'orge, d'avoine et de seigle et l'ajout d'un mélange de 6 graines (lin brun, lin jaune, millet, sésame, pavot et tournesol). Ces associations lui donnent un arôme doux de noisette et à la fois un moelleux et un croquant incomparable. Il accompagne parfaitement les crudités, les volailles et les fromages et sera parfait grillé pour un petit déjeuner gourmand.

PROPRIÉTÉS NUTRITIONNELLES

Ce pain possède l'ensemble des vertus de toutes les céréales qui le composent. Il est riche en glucides complexes (52,3 %) et source de fibres (4,9 g/100 g), ce qui en fait un produit très rassasiant. Il a des teneurs intéressantes en magnésium (40 mg/100 g), phosphore (135 mg/100 g) et potassium (168 mg/100 g). Par ailleurs, seul le **pain aux céréales** et graines apporte des quantités de lipides notables (3,9 g/100 g), grâce aux teneurs en lipides de certains de ses ingrédients, comme les graines de lin notamment, ce qui représente un réel avantage du fait de la présence des acides gras Oméga-3 (0,44 g/100 g de pain), autorisant l'allégation de « source d'Oméga-3 ». Il apporte des quantités non négligeables d'oligo-éléments (zinc, cuivre et manganèse).

Pains, céréales, féculents

PAIN PERDU SALÉ AUX PIGNONS ET SA SALADE DE TOMATE

Ingrédients pour 1 personne :

- 1 tomate
- 1 c. à s. de vinaigre balsamique
- 1 c. à c. de basilic ciselé
- 1 œuf
- 75 ml de lait demi-écrémé
- 30 g de **pain aux céréales et graines** rassis coupé en tranches
- 10 g de pignons de pin
- 1 c. à c. d'huile d'olive
- 1 pincée de cumin en poudre
- Sel et poivre

- Laver la tomate et la couper en rondelles. La disposer sur une assiette, arroser de vinaigre balsamique et saupoudrer de basilic ciselé.
- Dans une assiette creuse, battre l'œuf en omelette. Saler et poivrer.
- Dans une autre assiette creuse, verser le lait.
- Tremper les tranches de **pain** dans le lait jusqu'à ce qu'elles ramollissent un peu, puis les passer des deux côtés dans l'œuf battu.
- Faire chauffer une poêle à revêtement antiadhésif et faire griller les pignons à sec. Réserver.
- Dans la même poêle, faire chauffer l'huile et cuire les tranches de **pain** des deux côtés pour qu'elles soient bien dorées, saupoudrer de cumin.
- Disposer les tranches de **pain** perdu salé au centre de l'assiette de tomate et saupoudrer de pignons grillés.

6. LES LENTILLES

OSTÉOPOROSE ○ RÉGIME RICHE EN FIBRES
○ RÉGIME VÉGÉTARIEN ○ DIABÈTE ○ GROSSESSE

DESCRIPTION

La **lentille** est une plante herbacée faisant partie des légumineuses. C'est un aliment de base en Inde et dans certaines parties d'Asie. En France, la consommation reste faible : 1,7 kg par an et par habitant contre 7 kg pour le riz par exemple. On dénombre plusieurs variétés : la lentille verte qui est la plus répandue en France (lentille verte du Puy AOC) et la lentille verte du Berry (Label rouge), la lentille brune, très utilisée pour les conserves, la lentille noire ou béluga venue du Canada, la lentille blonde, la lentille rouge et la lentille corail, qui est une lentille rouge toujours vendue décortiquée, d'où sa couleur orangée.

PROPRIÉTÉS NUTRITIONNELLES

Comme les féculents, les **lentilles** sont riches en glucides complexes (l'amidon) et contiennent en parallèle une grande quantité de fibres alimentaires (11,2 g/100 g crues). Idéales pour les intestins paresseux, elles rassasient efficacement et sont donc recommandées aux diabétiques pour le contrôle de leur glycémie. Par ailleurs, ces légumineuses regorgent de vitamines et notamment de vitamines du groupe B, d'oligo-éléments (manganèse, phosphore, sodium, zinc) et de minéraux. Elles constituent une très bonne source de magnésium (100 mg/100 g), de fer (8 mg/100 g), de phosphore (300 mg) et de potassium (700 mg). Enfin, les **lentilles** sont les légumineuses les plus riches en protéines (24 %). Associées aux céréales, leurs protéines sont particulièrement bien assimilées, et peuvent donc rivaliser avec les protéines animales.

POTAGE DE LENTILLES CORAIL AU CURRY

Ingrédients pour 1 personne :

- 50 g de **lentilles** corail (poids cru)
- 50 g de carottes
- ¼ d'oignon
- ½ c. à c. de curry en poudre
- 1 bouquet garni (1 feuille de laurier, thym)
- 250 ml d'eau
- 1 c. à c. de persil ciselé
- Sel et poivre

- Laver les **lentilles,** émincer la carotte et l'oignon finement.
- Faire revenir l'oignon à sec dans une casserole antiadhésive jusqu'à ce qu'il devienne translucide.
- Saupoudrer de curry, faire roussir quelques instants en remuant bien.
- Ajouter les **lentilles,** le bouquet garni, l'eau, les carottes et laisser cuire 15 min environ.
- Retirer le bouquet garni et mixer la soupe. Saler et poivrer.
- Décorer de persil et servir immédiatement.

7. LES POIS CHICHES

RÉGIME VÉGÉTARIEN ○ RÉGIME ANTIDIARRHÉIQUE
○ DIABÈTE ○ GROSSESSE

DESCRIPTION

Le **pois chiche** est une légumineuse exclusivement cultivée dans la région méditerranéenne, qui lui offre un climat chaud et sec. Aussi, il est habituellement consommé dans tout le proche Orient et en Afrique du Nord, avec du couscous, sous forme d'houmous ou de falafels. Les **pois chiches** peuvent être ronds ou bosselés, de couleur crème et ils ont un petit goût de noisette.

PROPRIÉTÉS NUTRITIONNELLES

Le pois chiche, comme toutes les légumineuses, est un aliment naturellement riche en protéines végétales (8,9 g/100 g cuits). Ces dernières étant déficientes en méthionine, elles devront être complétées avec une céréale pour remplacer une viande au sein d'un repas : le couscous (semoule et **pois chiches**) est un excellent exemple de cette complémentation.
Il apporte de plus des glucides complexes (18,7 g/100 g) à absorption progressive.
Le **pois chiche** est source de magnésium (53 mg/100 g), de fer (2,8 mg/100 g), de phosphore (132 mg/100 g) et de fibres (8,6 g/100 g). Il a des teneurs intéressantes en oligo-éléments (manganèse, cuivre et zinc) et vitamines du groupe B. Il est d'ailleurs particulièrement riche en vitamine B9 ou acide folique (100 mg/100 g), nécessaire dans la division et le maintien cellulaires. Un apport est donc crucial pendant les périodes de croissance accélérée, comme l'enfance et la grossesse.

SALADE DE POIS CHICHES ET CAROTTES À LA MENTHE

Ingrédients pour 1 personne :

- 150 g de carottes
- 100 g de **pois chiches** en conserve
- 1 petit bouquet de menthe fraîche ciselée
- 1 c. à c. d'huile d'olive
- Le jus de ½ citron
- 1 c. à c. de cumin en poudre
- 1 pincée de cannelle en poudre
- Sel et poivre

- Laver, éplucher et râper les carottes.
- Rincer les **pois chiches** à l'eau.
- Rincer et ciseler la menthe. Mélanger tous les ingrédients.
- Réaliser une sauce avec l'huile, le jus de citron et les épices. Saler et poivrer.
- Napper la salade de pois chiches et carottes de cette sauce et servir aussitôt.

8. LES FÈVES FRAÎCHES/SÈCHES

RÉGIME VÉGÉTARIEN ○ RÉGIME RICHE EN FIBRES
DIABÈTE ○ OSTÉOPOROSE (ET PRÉVENTION)
○ GROSSESSE

DESCRIPTION

La **fève** désigne à la fois le nom de la plante herbacée et de ses graines, de la famille des légumineuses. Elles sont récoltées de mars à juillet à différents moments de leur maturité : précoces, elles peuvent être consommées crues, à condition de bien retirer leur peau épaisse ; presque matures, elles sont fraîches et cuisinées ; tardives, elles sont séchées.

Les **fèves** ont une consistance farineuse et un petit goût de noisette.

PROPRIÉTÉS NUTRITIONNELLES

Les **fèves** fraîches contiennent 10 % de glucides, ceux-ci sont majoritairement de l'amidon. Elles font donc parties des féculents. Elles sont pauvres en lipides (0,6 g/100 g), constitués essentiellement d'acides gras insaturés. Source de protéines, avec un apport de près de 6 %, vous améliorerez leur qualité en les complétant avec une portion de céréales.

Les **fèves** fraîches sont aussi source de fibres (7 g/100 g), favorisant la satiété, surtout si vous les préférez crues. Elles sont riches en vitamines du groupe B et notamment en vitamine B9 (57 g/100 g). Elles apportent enfin une quantité non négligeable de minéraux comme le potassium (210 mg/100 g) et le phosphore (105 mg/100 g). Notons enfin que crues, elles couvrent près de $1/3$ des besoins journaliers en vitamine C. Les fèves sèches sont un concentré de ces bienfaits, grâce à leur perte d'eau.

Cependant, elles sont plus caloriques : 340 calories/100 g contre 60 calories/100 g de fèves fraîches.

TAJINE DE LOTTE AUX FÈVES

Ingrédients pour 1 personne :

- 150 g de lotte sans arêtes
- 2 pincées de gingembre
- 2 pincées de cumin
- 2 pincées de ras-el-hanout
- 1 c. à c. d'huile d'olive
- ¼ de gousse d'ail pressée
- 200 g de tomates pelées
- 240 g de **fèves fraîches** surgelées
- 1 c. à c. de coriandre fraîche
- Sel et poivre

- Couper la lotte en tronçons réguliers, la faire revenir avec les épices et l'huile d'olive dans une cocotte à revêtement antiadhésif.
- Retirer les morceaux de lotte, réserver et les remplacer par la gousse d'ail.
- Lorsque l'ail est devenu translucide, ajouter à nouveau les tronçons de lotte, les tomates pelées avec un peu de leur jus et les **fèves** décongelées préalablement au four à micro-ondes.
- Couvrir et laisser mijoter à feu doux pendant 20 min.
- Saupoudrer de coriandre fraîche, saler et poivrer avant de servir bien chaud.

9. LA POLENTA DE MAÏS

ALIMENTATION DU SPORTIF

DESCRIPTION

La **polenta** est originaire du nord de l'Italie, très répandue dans le Comté de Nice et en Savoie notamment. Il s'agit d'une semoule de maïs, jaune, plus ou moins fine, réalisée à base de grains de maïs séchés. On peut retrouver des **polentas** mélangées (jaune et noir) à base de semoule de maïs et de sarrasin. La **polenta** se consomme comme les autres céréales (blé, riz, etc.) en accompagnement et intègre aussi bien les plats salés que les desserts sucrés.

PROPRIÉTÉS NUTRITIONNELLES

Comme les autres aliments faits à base de céréales, cette semoule de maïs est principalement constituée de glucides complexes (79 %). Elle apporte une quantité non négligeable de protéines (6,7 g/100 g) et est pauvre en lipides. Son apport calorique est important : 353 kcal/100 g. Cela en fait un aliment idéal pour le sportif plus particulièrement.
La **polenta** a des teneurs intéressantes en magnésium (127 mg/100 g), zinc, potassium (290 mg/100 g) et fer (3,5 mg/100 g), ainsi qu'en vitamines du groupe B : B1 (thiamine), B6 (pyridoxine) et B9 (acide folique).

Pains, céréales, féculents

POLENTA CŒUR DE TOMATE

Ingrédients pour 4 personnes :

- 200 g de **polenta** (poids cru)
- 200 g de tomates pelées
- 3 verres d'eau
- 1 cube de bouillon de légumes
- 1 feuille de gélatine
- 1 c. à s. d'huile d'olive
- 1 bouquet de basilic
- Sel et poivre

- Préchauffer le four en position gril.
- Porter l'eau à ébullition, ajouter le cube de bouillon de légumes dégraissé, puis baisser le feu pour le laisser juste frémir.
- Verser la **polenta** en pluie dans l'eau tout en remuant jusqu'à épaississement. Continuer à tourner pendant 1 à 2 min pour bien homogénéiser la **polenta.**
- Répartir la moitié de la **polenta** dans le fond d'un plat à cake recouvert de papier cuisson et laisser tiédir. Conserver le reste sur une assiette.
- Mettre la feuille de gélatine à réhydrater dans un bol d'eau froide.
- Faire cuire les tomates pelées coupées en 4 et leur jus à feu doux, les laisser fondre. Mixer les tomates, y ajouter l'huile d'olive et le basilic lavé et ciselé, saler et poivrer à votre goût.
- Égoutter la gélatine, l'ajouter dans ce coulis et porter sur le feu en remuant quelques minutes afin de dissoudre la gélatine.
- Répartir le coulis au centre de la **polenta.**
- Recouvrir avec le reste de **polenta.**
- Faire griller au four pendant 10 min. Servir chaud ou froid en tranches épaisses.

10. LE MAÏS DOUX

ALIMENTATION DU SPORTIF ○ OSTÉOPOROSE
(ET PRÉVENTION) ○ SOURCE D'ANTIOXYDANTS

DESCRIPTION

C'est en 1492 que Christophe Colomb découvre l'épi de **maïs** originaire d'Amérique du Sud et le rapporte en Europe. Il y a différentes variétés de maïs : le grain de maïs qui est la seconde céréale cultivée en France après le blé, le maïs de fourrage et enfin celui que l'on consomme en grains, le **maïs doux**. Il est récolté entre juillet et octobre. Cette variété a une peau fine et une saveur sucrée. Il est vendu frais en épi, surgelé ou en conserve.

PROPRIÉTÉS NUTRITIONNELLES

Le **maïs doux** est trois fois moins calorique que les céréales et plus riche en eau. Il est cependant plus calorique que les légumes frais (97 kcal/100 g). Il apporte 18 % de glucides et est source de fibres (4 %). Les glucides qu'il fournit seront ainsi assimilés progressivement par l'organisme. Il contient enfin une quantité non négligeable de protéines (3,3 %).

Ses teneurs en minéraux sont très importantes : 200 mg /100 g de potassium, plus de 100 mg de phosphore et 33 mg de magnésium. Il apporte aussi une bonne quantité d'oligo-éléments comme le manganèse, le cuivre, le nickel, l'iode et le sélénium.

Tout comme les céréales, il contient des vitamines du groupe B (3 fois plus que les légumes frais) et notamment de la vitamine B9 (33 mg/100 g).

Pains, céréales, féculents

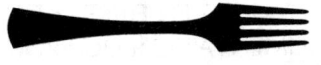

MAÏS POÊLÉ FAÇON CHILI

Ingrédients pour 1 personne :

- 100 g de **maïs doux**
- ½ oignon rouge
- ½ poivron rouge
- ½ c. à c. d'épices à chili
- 200 g de pulpe de tomate en conserve
- 1 c. à c. de basilic ciselé
- 1 c. à c. d'huile d'olive
- Sel et poivre

- Peler et émincer l'oignon.
- Laver et couper le poivron en deux, éliminer les pépins et les parties blanches. Le couper en petits dés.
- Faire chauffer l'huile dans une poêle. Ajouter l'oignon émincé et les dés de poivrons.
- Dès qu'ils sont bien dorés, ajouter le **maïs doux** égoutté, les épices et poursuivre la cuisson 5 min.
- Verser la pulpe de tomate, ajouter le basilic et laisser mijoter 10 min.
- Servir bien chaud !

11. LES PÂTES INTÉGRALES

RÉGIME RICHE EN FIBRES ○ DIABÈTE
○ ALIMENTATION DU SPORTIF

DESCRIPTION

Les Français consomment en moyenne 7 kg de **pâtes** chaque année. Pour des raisons de qualité, les **pâtes** alimentaires en France sont produites à base de semoule de blé dur (Triticum durum) en comparaison au blé tendre. La fabrication des **pâtes intégrales,** elle, se fait à partir de semoule de blé dur 100 % complète, composée de l'ensemble des éléments nutritifs du grain de blé et de son enveloppe, avec parfois l'ajout d'un pourcentage de son et de germe à la semoule. Ces **pâtes** ont un goût plus prononcé de blé que les pâtes blanches classiques.

PROPRIÉTÉS NUTRITIONNELLES

Les **pâtes intégrales** sont riches en glucides complexes (70 % d'amidon) et apportent une quantité non négligeable de protéines végétales (13 %). Elles sont plus riches que les autres pâtes en lipides (2,5 %), du fait de l'ajout de germe dans la fabrication mais il s'agit essentiellement d'acides gras polyinsaturés.
Elles sont naturellement plus riches en :
– fibres : plus de 10 %, un plat de **pâtes intégrales** couvre environ 20 % des besoins nutritionnels conseillés en fibres, soit le double des pâtes blanches ;
– en vitamines : vitamine E et vitamines du groupe B ;
– en minéraux : magnésium (110 mg/100 g), potassium (210 mg/100 g) et fer (3,9 mg/100 g).
D'un point de vue énergétique, 100 g de **pâtes** crues apportent environ 355 kcal, alors que 100 g de **pâtes** cuites en apportent 110.

PENNE AU PESTO ROUGE

Ingrédients pour 1 personne :

- 50 g poids cru de *penne* **intégrales**
- 10 g de pignons de pins
- 1 bouquet de basilic frais
- 50 g de roquette
- 1 gousse d'ail
- 1 c. à c. d'huile d'olive
- 2 c. à s. de coulis de tomate nature
- 20 g de parmesan
- Sel et poivre

- Dans une poêle, faire griller à sec les pignons de pin.
- Laver le bouquet de basilic et la roquette. Bien les essorer.
- Éplucher et dégermer la gousse d'ail.
- Mixer le basilic, la roquette, les pignons, l'huile d'olive, le coulis de tomate et l'ail.
- Saler et poivrer.
- Cuire les penne al dente dans de l'eau bouillante salée.
- Égoutter les penne et les servir aussitôt, nappées du pesto rouge et saupoudrées de parmesan.

12. LA POMME DE TERRE

SOURCE D'ANTIOXYDANTS ○ CRAMPES

DESCRIPTION

La **pomme de terre** est un tubercule comestible. Elle est originaire de l'Amérique du Sud où son utilisation remonte à environ 8 000 ans. Introduite en Europe vers la fin du XVIe siècle, elle s'est rapidement diffusée dans le monde et est aujourd'hui cultivée dans plus de 150 pays, sous pratiquement toutes les latitudes habitées.

PROPRIÉTÉS NUTRITIONNELLES

La **pomme de terre,** longtemps classée parmi les légumes, est aujourd'hui assimilée à un féculent.
Les **pommes de terre** sont réputées à juste titre pour leur apport en vitamine C. Effectivement, il s'agit du seul féculent source de vitamine C. Ainsi, après déperdition à la cuisson, une portion de pommes de terre fournit en moyenne 18 mg de vitamine C par personne (soit plus de 20 % des besoins journaliers). S'il s'agit de **pommes de terre** nouvelles, cet apport peut dépasser 35 mg (près de la moitié des recommandations).
Les **pommes de terre** contribuent également à un apport en magnésium, souvent déficitaire dans l'alimentation : une portion de 100 g de pommes de terre cuites à l'eau en fournit 12 mg (un taux intéressant par rapport aux besoins journaliers s'élevant à 350 mg). Elles permettent aussi un complément d'apport en fer non négligeable. Les parois des cellules et la peau de la **pomme de terre** sont constituées de cellulose et d'hémicellulose. Contenant aussi des pectines et des lignines, la **pomme de terre** apparaît donc comme une source de fibres appréciable avec 2,5 g/100 g de fibres.

FLAN DE POMMES DE TERRE AU THON

Ingrédients pour 1 personne :

- 125 g de **pommes de terre**
- 60 g de thon au naturel en conserve
- ½ oignon
- 1 œuf
- 150 ml de lait demi-écrémé
- 1 c. à s. de crème fraîche
- Quelques brins de ciboulette
- Sel et poivre

- Préchauffer le four à 180 °C (th. 6).
- Laver et peler les **pommes de terre**. Les cuire à la vapeur, puis les couper en tranches épaisses.
- Peler et émincer finement l'oignon, le faire fondre dans une poêle à revêtement antiadhésif à sec, en ajoutant un fond d'eau si besoin.
- Égoutter le thon et l'émietter. Battre l'œuf en omelette, ajouter le lait et la crème. Laver, ciseler la ciboulette, l'ajouter au mélange précédent, saler et poivrer.
- Dans un plat allant au four, déposer une couche de **pommes de terre**, les saupoudrer de miettes de thon et mouiller légèrement avec la préparation au lait.
- Disposer le thon et les **pommes de terre** en couches alternées en terminant par des **pommes de terre**, arroser du reste de lait.
- Enfourner pour 35 min et servir bien chaud, accompagné d'une salade verte.

13. LES HARICOTS SECS

RÉGIME RICHE EN POTASSIUM ○ RÉGIME RICHE EN PHOSPHORE ○ RÉGIME RICHE EN FER ○ RÉGIME VÉGÉTARIEN ○ DIABÈTE

DESCRIPTION

Les **haricots secs** sont les gousses d'une plante herbacée annuelle et font partie de la famille des légumineuses (légumes secs). La France produit 110 000 tonnes de **haricots** en grains principalement en Bretagne, Nord-Pas-de-Calais, Centre et Picardie. Il existe un grand nombre de variétés, telles que les haricots rouges, les haricots noirs, les flageolets, les haricots cocos, les mogettes, etc.

PROPRIÉTÉS NUTRITIONNELLES

Les **haricots secs,** comme toutes les légumineuses, font partie des aliments d'origine végétale les plus riches en protéines (8,4 g/100 g cuits). Dans le cadre d'une alimentation équilibrée, il est intéressant de varier entre protéines animales et végétales et celles-ci seront de bonne qualité si elles sont complétées avec une portion de céréales.

De même, leur teneur en glucides complexes (13,8 %) et en fibres (7,8 %), en fait des aliments très énergétiques à index glycémique bas : ainsi ils ne provoquent pas d'élévation brutale de la glycémie. Notons que si vous cuisinez vous-même vos haricots secs, préférez les cuire dans deux eaux différentes et veillez à avoir une cuisson suffisante, afin d'améliorer leur digestibilité.

D'autre part, ils ont des apports très intéressants en minéraux : 413 mg/100 g de potassium, 33,4 mg/100 g de magnésium et 2,6 mg/100 g de fer notamment. Ils contiennent de plus des oligo-éléments (cuivre, manganèse, zinc).

Enfin, les **haricots secs** participent à la couverture des besoins en vitamines du groupe B et plus particulièrement B1 et B6 qui jouent des rôles importants dans le métabolisme et en vitamine B9, apportant plus d'un quart des besoins (59 µg/100 g).

FASSOLADA

Ingrédients pour 1 personne :

- 50 g de **haricots blancs secs**
- 5 cm de céleri branche émincé
- 1 carotte coupée en rondelles
- 150 g de tomates concassées
- ½ oignon finement émincé
- 1 c. à c. de persil haché
- 1 c. à c. de vinaigre de vin
- Sel et poivre

- La veille au soir, faire tremper les **haricots** blancs dans de l'eau froide.
- Le lendemain, placer tous les ingrédients (sauf le persil) dans une cocotte-minute et couvrir de 250 ml d'eau. Cuire pendant 30 min sous pression.
- Ajuster l'assaisonnement selon votre goût et servir dans une assiette.
- Parsemer de persil haché et arroser de vinaigre.

14. LE MILLET

INTOLÉRANCE AU GLUTEN ○ RÉGIME VÉGÉTARIEN

DESCRIPTION

Le **millet** est en fait un terme générique qui désigne plusieurs plantes dont les grains servent dans l'alimentation humaine et animale. Le plus souvent, il se réfère cependant à une variété particulière : le millet perlé.
Décortiquée, cette petite graine ronde de couleur jaune clair de la famille des graminées peut être utilisée comme une alternative originale et savoureuse à la plupart des céréales en guise d'accompagnement ou incorporée dans les potages.

PROPRIÉTÉS NUTRITIONNELLES

Le **millet** est une céréale riche en glucides apportant 68 à 70 % d'amidon, ainsi qu'en fibres (2,7 %). C'est ainsi une source sûre d'énergie à diffusion lente.
Il est également riche en protéines (13 à 15 %), de qualité supérieure à celle des autres céréales (blé, riz, maïs) car moins déficient en lysine (acide aminé essentiel). Il constitue aussi une source intéressante de magnésium (40 mg/100 g), phosphore (93 mg /100 g), vitamine B2 et vitamine B6.
Dépourvu de gluten, il est particulièrement digeste et peut être recommandé aux personnes souffrant d'allergies.

MILLET FAÇON RISOTTO

Ingrédients pour 4 personnes :

- 200 g de **millet**
- 16 asperges vertes
- 1 petit oignon jaune
- 1 gousse d'ail
- 1 l de bouillon de légumes dégraissé
- 2 c. à c. d'huile de tournesol
- 2 c. à c. de crème 30 % de MG
- Quelques feuilles de basilic
- Sel et poivre

- Émincer l'oignon et la gousse d'ail. Les faire suer dans une poêle avec l'huile.
- Lorsque l'oignon et l'ail sont bien fondants, ajouter le **millet.**
- Remuer avec une spatule pour bien imprégner les grains d'huile. Ils doivent devenir translucides.
- Verser alors trois louches de bouillon. Mélanger jusqu'à ce que le **millet** l'ait absorbé.
- Réduire le feu et continuer à incorporer le bouillon une louche à la fois.
- Saler, poivrer, couvrir et laisser cuire à feu moyen 10 min environ.
- Pendant ce temps, laver et émincer les feuilles de basilic. Les réserver.
- Préparer les asperges : les laver, couper les pieds et les éplucher.
- Plonger les asperges dans une grande casserole d'eau bouillante pendant 6 min. Les égoutter, couper les pointes et le reste des asperges en tronçons. Lorsque le risotto de **millet** est cuit, ajouter les tronçons d'asperges et la crème.
- Rectifier l'assaisonnement à votre goût.
- Servir décoré de feuilles de basilic émincées et pointes d'asperges.

15. LE PETIT ÉPEAUTRE

DIABÈTE ○ RÉGIME RICHE EN FIBRES
OSTÉOPOROSE (ET PRÉVENTION) ○ ALIMENTATION
DU SPORTIF

DESCRIPTION

Avant tout, il ne faut pas confondre le **petit épeautre** ou « engrain » avec le grand épeautre ou épeautre. Ces dénominations voisines appartiennent en fait à des produits très différents.
Le grand épeautre est utilisé pour la fabrication du pain et en pâtisserie. L'engrain, lui, peut s'utiliser comme le riz, dans les préparations salées ou sucrées. Il est plus tendre que le premier. C'est une plante rustique, qui peut être cultivée sur des terrains pauvres, dans des conditions climatiques rudes et qui ne nécessite ni pesticide ni désherbant et très peu d'eau.

PROPRIÉTÉS NUTRITIONNELLES

Ses protéines (11,8 %) contiennent 8 acides aminés essentiels à l'organisme avec la présence de la lysine, souvent absente des céréales. Le **petit épeautre** se distingue aussi par son faible taux de gluten (environ 7 %). Sa teneur en lipides est 2 fois plus importante que celle du blé, même si elle reste faible (2,88 %). Ces lipides sont composés essentiellement d'acides gras polyinsaturés. Comme les autres céréales, il est riche en glucides complexes (74,94 %) mais il se distingue aussi par sa richesse en fibres (7,65 g/100 g). Il contient plus de minéraux que le blé : 396 mg de potassium, 132 mg de magnésium, 420 mg de phosphore et 2,6 mg/100 g de fer.
Enfin, il a des apports très intéressant en vitamines du groupe B, notamment en vitamine B1 (0,37 mg/100 g) et PP (5,20 mg/100 g).

SALADE D'ÉPEAUTRE
(À PRÉPARER LA VEILLE)

Ingrédients pour 1 personne :

- 25 g de **petit épeautre**
- 1 tomate
- 150 g de concombre
- Quelques feuilles de menthe fraîche
- 1 gousse d'ail
- 50 g de pois chiches (poids net égoutté)
- ¼ de citron
- 1 c. à c. d'huile d'olive
- Sel et poivre

- Laver le **petit épeautre** et le faire tremper dans un grand volume d'eau pendant toute une nuit.
- Le lendemain, jeter l'eau de trempage, et replacer le **petit épeautre** dans une fois et demi son poids en eau.
- Amener à ébullition et laisser mijoter à feu très doux 20 à 30 min.
- Laisser ensuite gonfler hors du feu et égoutter.
- Laver la tomate et le concombre. Les couper en dés.
- Ciseler les feuilles de menthe.
- Peler et hacher l'ail très finement.
- Dans un saladier, mélanger le **petit épeautre** refroidi, les légumes, les pois chiches, la menthe et l'ail.
- Arroser de jus de citron, huile d'olive et enfin saler et poivrer à votre goût.
- Servir bien frais.

16. LE QUINOA

INTOLÉRANCE AU GLUTEN ○ RÉGIME VÉGÉTARIEN
○ GROSSESSE ○ ALLAITEMENT

DESCRIPTION

Le **quinoa** est une graine complète de la famille des chénopodiacées (comme l'épinard et la betterave notamment) et non pas comme on pourrait le croire des graminées (comme le blé). Il est cultivé depuis des millénaires en Amérique latine (Bolivie) à plus de 3 000 m d'altitude dans la cordillère des Andes. Comme le haricot, la pomme de terre et le maïs, le **quinoa** était la base de l'alimentation des civilisations précolombiennes. Ce n'est que dans les années 1970 que les pays industrialisés, en quête d'une alimentation plus saine, découvrent les qualités nutritionnelles du **quinoa.**

PROPRIÉTÉS NUTRITIONNELLES

Le **quinoa** présente une teneur en glucides proche de celle des céréales, cependant il est plus riche en protéines végétales (15 à 18 %) de haute qualité. En effet, il offre tous les acides aminés essentiels (AAE) qui font en partie défaut aux céréales. Le seul autre produit du monde végétal qui contienne tous les AAE est le soja. Il est donc doté de diverses caractéristiques nutritives à privilégier par les végétariens. Parmi celles-ci, on retrouve aussi le fer, le zinc et la vitamine B2.
Il possède majoritairement des acides gras insaturés (plus de 80 %) et essentiels (plus de 56 %). Il est riche en fibres (plus de 10 % en moyenne) pour un confort digestif et une grande sensation de satiété. Enfin, il ne contient pas de gluten.

GALETTES DE QUINOA

Ingrédients pour 1 personne :

- 25 g de **quinoa** cru
- Bouillon de légumes dégraissé (¼ de cube dans 3 fois le volume de quinoa en eau)
- ½ d'échalote
- 1 c. à c. de persil haché
- 10 g de farine
- 10 g de chapelure
- 1 c. à c. d'huile d'olive
- 1 pincée de noix de muscade râpée
- Sel et poivre

- Ciseler l'échalote, la faire revenir à sec dans une casserole à revêtement antiadhésif. Ajouter le **quinoa**, le faire revenir 2 min, puis ajouter le bouillon de légumes. Baisser légèrement le feu et laisser cuire 15 min.
- Assaisonner en fin de cuisson, saupoudrer de persil haché et écraser légèrement la préparation à la fourchette.
- Ajouter la farine, bien mélanger.
- Former des petites galettes à l'aide des mains, les passer dans la chapelure, puis les faire revenir à l'huile d'olive dans une poêle à revêtement antiadhésif, jusqu'à ce qu'elles soient dorées sur les deux faces. Ajouter la noix de muscade, saler et poivrer.

17. LA CHÂTAIGNE

INTOLÉRANCE AU GLUTEN ○ OSTÉOPOROSE (ET PRÉVENTION) ○ DIABÈTE ○ ALIMENTATION DU SPORTIF ○ RÉGIME RICHE EN FIBRES

DESCRIPTION

Châtaigne ou marron, il s'agit en fait du même fruit amylacé, issu du châtaignier. Le marron est un fruit à une seule graine non cloisonnée. La **châtaigne** est aplatie sur un côté, a une écorce plus sombre et comporte plusieurs graines cloisonnées dans la même coque. Attention à ne pas confondre les grosses châtaignes appelées marrons (fruits comestibles) et les marrons des marronniers d'Inde (non comestibles).

PROPRIÉTÉS NUTRITIONNELLES

Les **châtaignes** fraîches contiennent jusqu'à 36 % de glucides dont 30 % d'amidon, les rapprochant de la famille des féculents, ce qui explique qu'elles nécessitent une cuisson, mais aussi qu'elles se conservent plus longtemps que les fruits frais. Elles ont des teneurs en protéines (3 %) et en lipides (3 %) plus importantes, ce qui est très intéressant, ces protéines ayant une composition satisfaisante en acides aminés indispensables et les $^2/_3$ des lipides présents étant des acides gras polyinsaturés. Elles sont aussi riches en fibres : 6 g/100 g. Elles apportent enfin des minéraux en grande quantité : 33 mg de magnésium, 400 mg de potassium mais aussi 40 mg/100 g de calcium.

Pains, céréales, féculents

VELOUTÉ D'AUTOMNE

Ingrédients pour 4 personnes :

- 800 g de potiron
- 220 g poids net égoutté de **châtaignes**
- ½ c. à s. de noix de muscade râpée
- 4 c. à s. de crème fraîche épaisse 15 % de MG
- Sel et poivre en grains

- Retirer la peau du potiron, le couper en gros dés et les faire cuire à l'eau jusqu'à ce qu'ils soient fondants. Les égoutter et réserver l'eau.
- Mixer les dés de potiron, la moitié des **châtaignes,** la noix de muscade, saler et poivrer.
- Rectifier la texture avec l'eau de cuisson du potiron.
- Avec l'autre moitié de **châtaignes,** préparer des brisures au couteau.
- Servir le velouté bien chaud avec une quenelle de crème fraîche et les brisures de **châtaignes.**

18. L'AMARANTE

INTOLÉRANCE AU GLUTEN ○ RÉGIME VÉGÉTARIEN
○ DIABÈTE

DESCRIPTION

La plante d'**amarante** est originaire d'Amérique du Sud. Elle a de longues têtes rouge vif ou vertes qui contiennent des milliers de petites graines. Elle s'épanouit très facilement même sous les climats chauds, secs et sur les sols pauvres. Ses racines profondes lui permettent de trouver des nutriments en toutes circonstances et elle est peu sensible aux insectes et aux maladies.
Son goût de noisette lui permet de s'intégrer parfaitement à de nombreuses préparations : petits pains, galettes, soupes et même desserts.

PROPRIÉTÉS NUTRITIONNELLES

L'**amarante** se caractérise par sa richesse en glucides (66 %) lentement assimilés par l'organisme et par sa forte teneur en protéines (14 à 16 g/100 g), dont une proportion de lysine (un acide aminé essentiel), plus importante que dans d'autres céréales comme le blé, le maïs ou l'avoine, déficientes en cet acide aminé essentiel. Ainsi, elle possède une répartition optimale en acides aminés, qui en fait une protéine végétale de haute qualité à privilégier quand on a un régime végétarien. De plus, elle ne contient pas de gluten. Au niveau des minéraux, elle renferme deux fois plus de fer (9 mg/100 g) et magnésium (310 mg/100 g) et quatre fois plus de calcium que le blé dur.

Pains, céréales, féculents

POÊLÉE DE CHOU À L'AMARANTE

Ingrédients pour 1 personne :

- 200 g de chou blanc
- 50 g d'**amarante** (poids cru)
- ½ oignon
- ½ cube de bouillon de légumes dégraissé
- 1 pincée de noix de muscade râpée

- Laver les feuilles de chou et les couper en fines lanières. Les blanchir dans un grand volume d'eau salée pendant 10 min.
- Émincer l'oignon.
- Rincer l'**amarante** à l'eau froide.
- Dans une poêle à revêtement anti-adhésif sans matières grasses, faire revenir à feu vif l'oignon, puis ajouter l'**amarante** et saupoudrer de muscade. Dès que les graines sont bien dorées, ajouter le chou.
- Préparer le bouillon en diluant le cube dans 25 ml d'eau bouillante et ajouter dans la poêle. Laisser cuire jusqu'à totale absorption.
- Servir bien chaud !

19. LA PATATE DOUCE

SOURCE D'ANTIOXYDANTS ○ PÉRIODE DE CROISSANCE

DESCRIPTION

La **patate douce** est une plante grimpante dont les tubercules ont une chair comestible, rappelant la pomme de terre. C'est un aliment de base dans les régions tropicales. Ses feuilles peuvent également se consommer, à la manière des épinards, contrairement à celles de la pomme de terre (qui sont toxiques). Elle se cuisine comme cette dernière, bien que son utilisation soit plus variée parce que plus sucrée. La **patate douce** s'utilise donc aussi en pâtisserie.

PROPRIÉTÉS NUTRITIONNELLES

La **patate douce** est riche en glucides complexes (jusqu'à 18 % d'amidon) et source de fibres (2,9 g/100 g). C'est une excellente source de provitamine A (4 000 µg/100 g), qui a des effets bénéfiques sur le système immunitaire et qui permet également la synthèse des pigments de l'œil et prévient ainsi différents troubles de la vue. Plus la couleur de sa chair est foncée, plus elle contient de provitamine A mais aussi d'anthocyanines. Celles-ci font partie de la famille des flavonoïdes et sont reconnues pour leurs propriétés antioxydantes.
C'est aussi une bonne source de potassium (300 mg /100 g). Elle a une teneur intéressante en vitamine B9 (52 µg/100 g). Elle apporte enfin une quantité non négligeable de vitamine E (4 mg/100 g).

Pains, céréales, féculents

BOULETTES DE COLIN À LA SAUCE PIMENTÉE

Ingrédients pour 1 personne :

- 180 g de filet de colin
- 240 g de **patates douces**
- 1 gousse d'ail
- 1 pincée de cumin en poudre
- ½ oignon
- ½ piment
- 1 tomate
- 1 c. à s. de persil ciselé
- Sel et poivre en grains

- Éplucher et écraser la gousse d'ail.
- Éplucher les **patates douces** et les faire cuire à la vapeur 15 min.
- Faire cuire le filet de colin 10 min à la vapeur, puis l'émietter à la fourchette. Incorporer l'ail haché.
- Réduire les patates douces en purée.
- Bien mélanger la purée de **patate douce**, le colin et le cumin. Saler et poivrer.
- Former des boulettes à l'aide de deux cuillères et réserver au chaud.
- Émincer finement l'oignon et le piment. Les faire revenir dans une poêle à revêtement antiadhésif à sec.
- Laver la tomate et la couper en dés, les ajouter dans la poêle. Verser 10 ml d'eau et laisser réduire. Ajouter l'oignon et le piment.
- Faire dorer les boulettes dans une poêle à revêtement antiadhésif à sec en les retournant régulièrement, jusqu'à ce qu'elles soient bien dorées.
- Servir les boulettes nappées de la sauce tomate pimentée et décorer de persil ciselé.

20. LA LEVURE DE BIÈRE

RÉGIME VÉGÉTARIEN ○ PÉRIODE DE CROISSANCE
○ GROSSESSE

DESCRIPTION

La **levure de bière** est composée d'une colonie de champignons microscopiques, généralement de l'espèce Saccharomyces cerevisiae ou Candida utilis.
Elle est vendue comme complément alimentaire et présentée sous forme de gélules, comprimés ou paillettes à saupoudrer sur une salade, des légumes, dans un laitage…

PROPRIÉTÉS NUTRITIONNELLES

Son intérêt principal est d'être l'une des plus importantes sources de vitamine B1 (2 mg/10 g), essentielle au métabolisme des glucides et au bon fonctionnement du système nerveux.
Elle est aussi riche en vitamine B9 (acide folique) avec 200 µg pour 1 cuillerée à soupe (10 g), particulièrement importante au cours de la grossesse.
La **levure de bière** constitue un complément en protéines (47 g/100 g), et participe à la couverture des besoins en magnésium, zinc et fer. C'est également une source de vitamines B2, B3, B5, B6 qui participent à la bonne utilisation des protéines et sont nécessaires à la croissance et au maintien en bon état des tissus et à la santé des phanères (cheveux, ongles, peau). Enfin, elle apporte une quantité non négligeable de fibres : 2,4 g/10 g.

SALADE PRINTANIÈRE

Ingrédients pour 1 personne :

- 50 g de doucette (mâche)
- 60 g de betterave rouge cuite
- 40 g de saumon fumé
- ½ échalote
- 50 g de tomates cerise
- 8 g de noisettes concassées
- 10 g de **levure de bière** en paillettes
- Sel et poivre en grains

- Tailler le saumon en fines lanières, les disposer sur une assiette, filmer puis mettre au frais.
- Peler et émincer l'échalote.
- Découper la betterave en julienne et les tomates cerise en deux.
- Mélanger la doucette, les betteraves, la demi-échalote émincée et les noisettes concassées, saler, poivrer.
- Déposer la salade sur une belle assiette, disposer les lanières de saumon et les demi-tomates cerise par-dessus. Saupoudrer les paillettes de **levure de bière.**
- Accompagner d'une sauce au vinaigre balsamique.

21. LA FÉCULE DE POMME DE TERRE

INTOLÉRANCE AU GLUTEN

DESCRIPTION

La **fécule de pomme de terre** désigne l'amidon (appelé dans ce cas « fécule »), extrait des tubercules de pomme de terre. Pour la fabriquer, on utilise des pommes de terre dites « féculières », d'où l'on tire un lait qui sera desséché. La fécule obtenue est une poudre blanche qui ressemble à la farine. Elle est utilisée pour apporter du liant aux potages, sauces, charcuterie, etc.

PROPRIÉTÉS NUTRITIONNELLES

La principale caractéristique de la **fécule de pomme de terre** est d'être très riche en glucides complexes (amidon) avec près de 81 g/100 g. Elle a alors une faible température de gélatinisation, une viscosité élevée et un goût neutre.
De plus, elle ne contient pas de gluten et de ce fait n'est pas panifiable, mais elle présente un grand intérêt pour les préparations destinées aux régimes sans gluten.

SAUCE AURORE

Ingrédients pour 1 personne :

- 10 g de **fécule de pomme de terre**
- 150 ml de lait écrémé (demi-écrémé à 1 600 et 1 800 kcal)
- ½ c. à c. de concentré de tomate
- Sel et poivre

- Dans un bol, délayer la **fécule de pomme de terre** avec un peu de lait froid.
- Porter à ébullition le reste du lait dans une petite casserole.
- Verser ce lait chaud dans le récipient contenant la **fécule de pomme de terre**, ajouter le concentré de tomate, bien mélanger puis porter le tout sur le feu jusqu'à épaississement sans cesser de remuer.
- Saler, poivrer et napper cette sauce sur le plat de votre choix.

22. LA BISCOTTE

RÉGIME PAUVRE EN FIBRES ○ DIGESTION DIFFICILE ○ RÉGIME HYPOSODÉ

DESCRIPTION

Le terme **biscotte** signifie « qui a cuit deux fois ». Il s'agit en effet d'un produit de panification préparé comme le pain mais présenté sous forme de tranches ayant subi un séchage par un second passage au four. La légère caramélisation de la croûte donne à la biscotte son goût particulier (due à la réaction de Maillard).

PROPRIÉTÉS NUTRITIONNELLES

Les **biscottes** sont riches en glucides (amidon), qui sont hydrolysées sous forme de dextrines au cours de leur deuxième cuisson, ce qui augmente déjà leur digestibilité. Elles apportent aussi une quantité non négligeable de protéines (10 à 15 %).

D'autre part, pour une même quantité, elles sont plus caloriques que le pain (390 kcal/100 g ou 28 à 35 kcal par biscotte). En effet, des matières grasses sont ajoutées à leur préparation pour diminuer l'alvéolage du produit fini. Cependant, l'apport en lipides ne représente que 0,4 à 0,5 g par **biscotte.** En parallèle, les matières grasses augmentent leur friabilité, elles se désagrègent alors rapidement en bouche, facilitant l'action de la salive (hydrolyse de l'amidon par les amylases). Elles ont une donc une excellente digestibilité.

Particularités des **biscottes** sans sel, elles sont réalisées sans adjonction de sel ni de margarines salées et sont donc idéales en cas de régime hyposodé.

HACHIS PARMENTIER

Ingrédients pour 1 personne :

- 185 g de pommes de terre
- 90 g de viande de bœuf hachée 5 % de MG
- ½ oignon
- ¼ de gousse d'ail
- 50 g de tomate pelée
- 1 branche de thym
- 1 c. à c. de persil haché
- 1 pincée de noix de muscade râpée
- ½ œuf
- 2 biscottes
- Sel et poivre

- Préchauffer le four à 180 °C (th. 6).
- Émincer l'oignon et presser la gousse d'ail. Les faire revenir à sec dans une poêle à revêtement antiadhésif jusqu'à ce qu'ils soient translucides. Ajouter ensuite la viande hachée, la tomate pelée et un peu de son jus, le thym, le persil et la noix de muscade râpée. Laisser cuire 2-3 min, puis laisser tiédir hors du feu.
- Ajouter ensuite l'œuf battu, assaisonner.
- Éplucher les pommes de terre, les couper en morceaux, les faire cuire environ 10 min à la vapeur puis les passer au moulin à légumes, assaisonner.
- Dans un plat à gratin, déposer une couche de hachis de bœuf à la tomate, puis la couche de purée et terminer par les **biscottes** émiettées.
- Enfourner pour environ 25 min.

23. LE PETIT-BEURRE

ALIMENTATION DU SPORTIF ○ PÉRIODE DE CROISSANCE

DESCRIPTION

Le **petit-beurre** est un biscuit sablé qui a été inventé en 1886 par Louis Lefèvre-Utile dans la ville de Nantes en s'inspirant des productions anglaises de l'époque. Il lui dessine une forme rectangulaire aux bords découpés et aux quatre coins saillants. Il est fabriqué à partir d'ingrédients simples : de la farine, du beurre, du sucre et du lait.

PROPRIÉTÉS NUTRITIONNELLES

Avec simplement un ajout de sel, de poudre à lever et d'arôme, le **petit-beurre** est un des biscuits ayant le moins d'additifs sur le marché.
100 g de biscuits contiennent 8,2 % de protéines et près de 10,9 % de lipides, avec un apport calorique assez important de 435 kcal/100 g. Cependant, pour 3 biscuits, celui-ci reste plutôt raisonnable : 103 kcal. Au petit déjeuner, lors d'une collation ou au goûter, ces biscuits peuvent tout à fait s'intégrer dans une alimentation équilibrée.
De plus, les lipides essentiellement apportés par le beurre sont vecteurs de vitamines liposolubles : vitamine A (50 µg/100 g) et vitamine E (0,4 mg/100 g).
Ce biscuit étant fabriqué principalement à partir de farine de blé de qualité, il apporte des glucides (75 % dont 55 % d'amidon), des fibres et aussi des minéraux : du magnésium (18 mg/100 g), du phosphore (97 mg/100 g) et du potassium : 142 mg/100 g).

Pains, céréales, féculents

YAOURT BISCUITÉ AU MIEL ET AUX NOIX

Ingrédients pour 1 personne :

- 1 **petit-beurre**
- 1 yaourt nature à base de lait demi-écrémé
- 15 g de cerneaux de noix
- 1 c. à s. de miel
- 1 feuille de menthe fraîche

- Écraser les noix et le **petit-beurre** à l'aide d'un mortier et d'un pilon de façon à obtenir de fines brisures. Mélanger avec le miel.
- Fouetter le yaourt.
- Dans un verre transparent, disposer successivement la préparation des noix au miel et le yaourt fouetté. Décorer avec la menthe.

24. LE RIZ BLANC

RÉGIME SANS RÉSIDUS ○ INTOLÉRANCE AU GLUTEN

DESCRIPTION

Cultivé depuis l'Antiquité, le **riz** est aujourd'hui la céréale la plus cultivée dans le monde avant le blé et le maïs. En France, la consommation est de 4,5 kg par an et par habitant. Il en existe une très grande variété, entre 7 000 et 10 000. On peut les regrouper en trois catégories selon leurs formes : le riz long grain, le riz à grain moyen et le riz à grain court ou riz rond.

PROPRIÉTÉS NUTRITIONNELLES

Le **riz blanc** apporte une grande quantité de glucides, essentiellement sous forme d'amidon (78 g/100 g). Les grains d'amidon sont de très petite taille et seront donc très facilement digérés.

Pour ce qui est des protéines, il s'agit de l'une des céréales qui en contient le moins (6,5 %). Cependant le riz ne contient pas de gluten, il est donc tout indiqué en cas de maladie cœliaque. De plus, il est moins déficitaire en lysine.

D'autre part, le **riz blanc** subit un blanchiment qui supprime la couche externe du grain de riz, éliminant 80 % des fibres, il est donc préconisé pour certaines infections intestinales. Ce traitement supprime l'acide phytique et améliore l'absorption de ses minéraux : potassium (98 mg/100 g), magnésium (35 mg/100 g) et phosphore (100 mg/100 g).

AUBERGINE FARCIE
AU RIZ ET TOMATES PROVENÇALES

Ingrédients pour 1 personne :

- 1 aubergine
- 50 g de **riz** (poids cru)
- 100 g de tomates pelées concassées en conserve
- ½ citron
- 1 oignon
- 1 c. à s. de basilic
- 1 pincée de thym
- 1 c. à c. d'huile d'olive
- Sel et poivre

- Préchauffer le four à 180 °C (th. 6).
- Laver l'aubergine et la couper en deux dans la longueur.
- Vider la chair sans percer la peau et laisser ½ cm d'épaisseur.
- Couper la chair en petits dés et la citronner pour qu'elle ne noircisse pas.
- Peler l'oignon et l'émincer finement.
- Dans une poêle, faire revenir la chair de l'aubergine dans l'huile avec l'oignon émincé.
- Laisser mijoter pendant 5 min.
- Saler et poivrer.
- Ajouter les tomates, le **riz** cru et un peu de basilic. Laisser mijoter à feu doux pendant 20 min.
- Avec la farce ainsi obtenue, farcir les ½ aubergines et les saupoudrer de thym. Placer les aubergines dans un plat allant au four et enfourner pour 45 min.

25. LE PILPIL

RÉGIME RICHE EN FIBRES ○ RÉGIME VÉGÉTARIEN
○ DIABÈTE

DESCRIPTION

Le **pilpil** est un blé biologique qui est, au cours de sa fabrication, précuit à basse température puis séché et concassé. Il peut remplacer le riz dans toutes les préparations et s'utilise de la même manière que le boulgour ou la semoule de blé classique.
Le **pilpil** est très répandu dans la gastronomie d'Europe centrale.

PROPRIÉTÉS NUTRITIONNELLES

Le **pilpil** a une valeur nutritionnelle proche de la semoule. Il est riche en protéines végétales (12,5 %) et constitue une excellente source de glucides (63 %) à assimilation lente tout comme le grain de blé complet. Aussi, il a une forte teneur en fibres (9,5 g/100 g), idéal pour un bon transit intestinal, même si les fibres limitent l'absorption de ses minéraux. Cependant, le **pilpil** est riche en potassium : 500 mg, en magnésium : 107 mg, en phosphore : 350 mg et a une teneur intéressante en calcium : 42 mg/100 g.

POÊLÉE DE POTIRON ET PILPIL À L'ORIENTALE

Ingrédients pour 1 personne :

- 300 g de potiron
- 50 g de **pilpil** cru
- ½ oignon
- ½ c. à c. de raz-el-hanout
- ½ yaourt nature velouté 0 % de MG (velouté classique à 1 600 et 1 800 kcal)
- ½ c. à c. de curry en poudre
- 1 c. à c. de menthe ciselée
- 1 c. à c. de coriandre ciselée
- 1 c. à c. de jus de citron sans sucre ajouté
- 15 g de raisins secs
- Sel et poivre

- Couper le potiron en dés.
- Éplucher et émincer l'oignon. Le faire dorer à sec dans une poêle à revêtement antiadhésif avec le raz-el-hanout, puis ajouter le **pilpil**. Faire revenir quelques minutes, puis baisser le feu et ajouter 3 fois le volume de **pilpil** en eau.
- Laisser cuire jusqu'à totale absorption et rectifier la quantité d'eau si nécessaire pour la cuisson du boulgour.
- Mélanger le yaourt, le curry, les herbes, le jus de citron et les raisins secs.
- Une fois le **pilpil** cuit et l'eau totalement évaporée, ajouter les dés de potiron dans la poêle. Saler et poivrer.
- Réchauffer environ 5 min à feu doux et à couvert, puis servir aussitôt. Napper de la sauce au yaourt.

26. LA FÉCULE DE MAÏS

INTOLÉRANCE AU GLUTEN

DESCRIPTION

La mouture obtenue à partir d'une céréale donne un glucide complexe appelé amidon. Cet amidon des tubercules, racines ou tiges de certaines plantes est désigné sous le terme de **fécule**. Les **fécules** sont plus fines et plus blanches que les farines.

La **fécule de maïs** est obtenue à partir de l'amidon que l'on extrait de l'albumen du grain de maïs. C'est une fine poudre blanche aux propriétés gélifiantes trois fois supérieures à la farine de blé.

Petite astuce : *délayer la fécule de maïs dans un petit volume d'eau froide avant de l'incorporer dans un mélange chaud afin d'éviter la formation de grumeaux.*

PROPRIÉTÉ NUTRITIONNELLES

La **fécule de maïs** contient peu de protéines et lipides, mais jusqu'à 91 % de glucides complexes (amidon). Elle est donc plus énergétique que la farine de blé. Cependant, avec ses propriétés gélifiantes plus importantes, on utilise moins de fécule pour lier une sauce notamment. Elle peut s'avérer très utile pour alléger des recettes dans le cadre d'un régime hypocalorique. Par ailleurs, elle est dépourvue de gluten et est un remplacement idéal de la farine de blé en cas d'intolérance.

Pains, céréales, féculents

VELOUTÉ D'ASPERGES

Ingrédients pour 1 personne :

- 300 g d'asperges vertes
- 300 ml d'eau
- ½ cube de bouillon de volaille ou de légumes dégraissé
- 10 g de **fécule de maïs**
- 75 ml de lait demi-écrémé
- Le jus de ½ citron
- Sel et poivre du moulin

- Peler les asperges à l'économe. Couper à environ 2 cm de l'extrémité pour retirer la partie qui reste fibreuse.
- Laver rapidement les asperges sous un filet d'eau (ne pas les faire tremper).
- Porter l'eau avec le cube de bouillon à ébullition et plonger les asperges.
- Laisser cuire 7 à 8 min à gros bouillon. Vérifier la cuisson avec la pointe d'un couteau. Mixer le tout.
- Délayer dans un verre la **fécule de maïs** avec le lait froid.
- Verser le mélange lait-**fécule de maïs** dans la préparation d'asperges et faire épaissir sans cesser de remuer à feu doux.
- Ajouter un filet de jus de citron, saler et poivrer selon votre goût.
- Savourer !

27. LA FARINE DE BLÉ COMPLET

RÉGIME RICHE EN FIBRES

DESCRIPTION

La **farine de blé complet** est le produit de la mouture du grain de blé entier. Elle contient ainsi les trois parties de la céréale, soit l'endosperme (albumen), le germe et le son. Cela lui donne une couleur brunâtre et un léger goût de noisette. C'est l'élément de base du pain complet, cependant elle est adaptée à tous les usages culinaires, aussi bien en cuisine qu'en pâtisserie.
Petite astuce : *afin d'acheter une véritable farine complète, il faut s'assurer que le produit contient bien du blé entier, sa désignation dans le commerce est T150.*

PROPRIÉTÉS NUTRITIONNELLES

La **farine de blé complet** contient plus de protéines (11,5 g/100 g) et lipides (2,2 g/100 g) que la farine blanche, mais sensiblement moins de calories (324 kcal/100 g contre 346 kcal/100 g).
Son principal atout est qu'elle apporte trois fois plus de fibres : 9 %, qui favorisent la satiété et facilite le transit intestinal. La **farine complète** renferme 1,10 % et 1,50 % de sels minéraux alors que les farines les plus raffinées ne contiennent que 0,55 % de résidus minéraux. Ainsi, on note des teneurs remarquables en potassium (350 mg/100 g), en magnésium (120 mg/100 g) et en phosphore (330 mg/100 g), à nuancer avec l'important apport de fibres.
Enfin, on retrouve des vitamines du groupe B (B1 et B6) mais aussi de la vitamine E (1,5 mg/100 g) de par la présence de germe de blé dans la **farine complète.**

MUFFINS COURGETTES-CUMIN

Ingrédients pour 2 personnes :

- 300 g de courgettes
- 5 g de beurre
- 2 œufs
- 1 c. à s. de crème fraîche
- 60 g de **farine de blé complet**
- 1 c. à c. de levure
- 1 c. à c. de cumin en poudre
- 1 c. à c. de graines de cumin
- Sel

- Laver, peler et couper les courgettes en dés. Les cuire à la vapeur.
- Faire fondre le beurre légèrement.
- Séparer les blancs des jaunes d'œufs.
- Mélanger les jaunes d'œufs, le beurre fondu et la crème fraîche dans un saladier.
- Ajouter la **farine** et la levure, bien mélanger pour obtenir une pâte lisse. Ajouter les dés de courgettes.
- Monter les blancs en neige ferme et les ajouter au mélange précédent délicatement, assaisonner de cumin en poudre et de sel.
- Verser la pâte dans des moules à muffin et les parsemer de quelques graines de cumin.
- Mettre au four pendant 15 min environ.

28. LES CÉRÉALES RICHES EN FIBRES ET SON DE BLÉ

RÉGIME RICHE EN FIBRES ∘ RÉGIME HYPOCALORIQUE ∘ DIABÈTE

DESCRIPTION

Il est recommandé de consommer 25 à 30 g de fibres par jour. Une consommation suffisante de fibres aide à réduire les risques de maladies cardiovasculaires ou de diabète. Les industriels proposent aujourd'hui des **céréales riches en fibres et son de blé.**

PROPRIÉTÉS NUTRITIONNELLES

Ces **céréales** contiennent plus de 85 % de son de blé. En effet, le son de blé est essentiellement constitué de fibres qui ont un effet positif sur la sensation de satiété mais aussi sur le transit. Ces fibres, insolubles au contact de l'eau, gonflent, permettant ainsi d'augmenter le volume du bol alimentaire et d'accélérer son déplacement dans le tube digestif.

Cela aide ainsi à un meilleur transit intestinal. Il est conseillé d'en consommer 4 ou 5 cuillerées à soupe par jour (soit environ 40 g), ce qui représente un apport énergétique modéré de 134 kcal pour une teneur en fibres de 11 g. Une seule portion de 40 g de **céréales** riches en fibres apporte donc plus de $1/3$ des besoins journaliers.

Il est cependant important d'augmenter l'apport quotidien en fibres progressivement afin d'éviter d'éventuels désagréments digestifs (ballonnements, gaz…). De plus, il est nécessaire de boire suffisamment d'eau tout au long de la journée.

Enfin, ces **céréales** sont également riches en 6 vitamines du groupe B (B1, B2, B3, B6, B9 et B12) et en fer.

YAOURT MIELLÉ AUX CÉRÉALES ET ABRICOTS

Ingrédients pour 1 personne :

- 20 g de **céréales** riches en fibres
- 1 c. à s. de miel
- 1 yaourt nature 0 % de MG
- 2 abricots

- Mélanger les **céréales** avec le miel.
- Fouetter le yaourt de façon à incorporer un peu d'air.
- Laver puis couper en cubes les abricots, les ajouter au yaourt.
- Dans un verre transparent, disposer successivement la préparation céréales-miel et le yaourt fouetté aux dés d'abricots.
- Déguster bien frais.

29. LE PIMENT

SOURCE D'ANTIOXYDANTS ○ RÉGIME
HYPOCHOLESTÉROLÉMIANT ○ DIGESTION DIFFICILE

*Manger une petite quantité de piment aiderait
à diminuer les maux de tête provoqués
par les sinusites ou grippes.*

DESCRIPTION

Le terme **piment** est utilisé pour désigner le fruit des plantes du genre Capsicum, de la famille des solanacées. Il est originaire d'Amérique du Sud et centrale. La taille, la forme, la couleur et le goût du piment varient selon l'espèce. Les nombreuses variétés peuvent se classer de doux à très fort. Outre leurs qualités piquantes, les **piments** ont une saveur ou un parfum. Un habanero n'a pas le même goût qu'un **piment** thaï.
Petite astuce : boire de l'eau ne permet pas « d'éteindre le feu » des piments. Cependant, la caséine du lait atténue l'action de la capsaïcine sur les récepteurs de la douleur.

PROPRIÉTÉS NUTRITIONNELLES

Les **piments** sont peu caloriques avec seulement 30 kcal/100 g en moyenne. D'autant plus que de petites quantités suffisent à donner du goût à vos préparations. Leur principal atout est leur teneur en vitamine C, avec plus de 120 mg/100 g qui favorise notamment l'absorption du fer contenu dans les végétaux et accélère la cicatrisation. Ils apportent aussi de bonne quantité de vitamine A (937 UI/100 g). Ces deux vitamines voient leur teneur encore augmenter avec le séchage de la plante. Comme vu précédemment, les **piments** contiennent de

Épices, herbes, aromates

la capsaïcine, alcaloïde extrêmement puissant qui fait saliver et active la digestion. Celle-ci enfin aiderait à faire baisser votre taux de cholestérol : le taux global de cholestérol, le taux de triglycérides et le taux de mauvais cholestérol.

GASPACHO PIMENTÉ POIVRON-TOMATE

Ingrédients pour 2 personnes :

- 1 poivron rouge
- 1 poivron jaune
- ½ oignon
- 1 c. à c. de vinaigre balsamique
- 3 tomates
- ½ c. à c. de **piment**
- 1 gousse d'ail
- Sel et poivre

- Laver les poivrons et les couper en deux. Enlever les pépins et détailler en lamelles.
- Peler et couper l'oignon.
- Faire revenir le poivron rouge et l'oignon à sec dans une casserole environ 10 min.
- Ajouter ensuite le vinaigre balsamique, les tomates coupées en morceaux et le **piment.**
- Laisser cuire environ 15 min, puis mixer avec la gousse d'ail.
- Couper le poivron jaune en petits dés.
- Servir le gaspacho parsemé de dés de poivrons jaunes crus.

30. LA MENTHE

TONIFIANTE ○ DIGESTION DIFFICILE

*À éviter en cas d'allergie.
Le menthol extrait des huiles essentielles de menthe soulage à court terme les petits maux de gorge.*

DESCRIPTION

La **menthe** pousse dans tous les pays tempérés du monde. Il en existe plusieurs variétés, la menthe verte étant la plus répandue. Notons aussi la menthe poivrée, très odorante, et la menthe pouliot. On tire de la **menthe** une huile essentielle qui entre dans la composition de confiseries et de liqueurs, ou qui sert à la production de menthol, largement employé dans l'industrie pharmaceutique.

Afin de bien la choisir, veillez à ce que ses feuilles soient sans taches, bien vertes et fraîches.

PROPRIÉTÉS NUTRITIONNELLES

La **menthe** est dépourvue de lipides (moins de 0,8 g/100 g) et moyennement calorique avec un apport énergétique de 42 kcal /100 g, d'autant plus que les quantités consommées sont minimes. Pourtant, c'est une bonne source d'antioxydants, notamment de vitamine A (bêta-carotène) avec 740 µg/100 g. Elle peut aussi participer à la couverture des besoins en folates avec une teneur de près de 25 % (105 µg/100 g). Elle contient enfin une quantité non négligeable de minéraux : 458 mg de potassium, 212 mg de calcium et 11,87 mg de fer, même s'il s'agit de fer non héminique dont l'absorption est moins importante que pour le fer héminique des viandes, par exemple. Autant de bonnes raisons de l'ajouter dans vos plats, sauces, salades et desserts, elle se prête à toutes les préparations.

COCKTAIL PÉTILLANT, MELON, CITRON VERT ET MENTHE

Ingrédients pour 1 personne :

- 1 feuille de **menthe** fraîche
- ½ citron vert
- 250 g de melon
- 150 l d'eau gazeuse peu salée

- Couper la feuille de **menthe** fraîche en 3. Déposer chaque morceau dans un espace de bac à glaçons, couvrir d'eau et mettre au congélateur le temps que les glaçons prennent forme.
- Presser le citron vert pour en extraire le jus.
- Enlever les graines du melon, prélever la chair et la mixer avec le jus de citron vert et l'eau gazeuse.
- Verser dans un verre, ajouter en dernier les trois petits glaçons à la **menthe.**
- Déguster aussitôt.

31. LE PERSIL

SOURCE D'ANTIOXYDANTS ○ PÉRIODE
DE CROISSANCE ○ DIURÉTIQUE

DESCRIPTION

Le **persil** est une plante de la famille des ombellifères. Il en existe trois espèces principales : le persil frisé composé de feuilles très vertes, le persil plat aux feuilles lisses, qui sont tous deux utilisés comme condiment, et le persil bulbeux cultivé pour ses racines blanches, qui est utilisé comme légume.

Conseils : *après achat, conservez le persil frais en bouquet dans un verre d'eau. Sachez aussi qu'il se congèle parfaitement : il vous suffit de bien le laver, de ciseler ses feuilles et de les placer dans un sac hermétique.*

PROPRIÉTÉS NUTRITIONNELLES

Le **persil** est très riche en vitamine C, variant de 150 à 200 mg/100 g, plus que les oranges et autres agrumes. Cependant, celle-ci est détruite à la cuisson. Il faut donc, de préférence, l'utiliser cru et frais. Il a aussi des teneurs intéressantes en bêta-carotène (ou provitamine A) avec 7 mg/100 g, en vitamines du groupe B qui sont toutes présentes avec des apports notables de B2, B3 et B9 et enfin en vitamine E (3 mg/100 g), le **persil** étant l'un des « légumes » les plus riches en cette vitamine.

Il contient enfin une bonne quantité de minéraux. Il est riche en potassium (800 mg/100 g), en calcium (200 mg/100 g) et apporte une bonne quantité de fer, même s'il s'agit de fer non héminique (5,5 mg/100 g). Le **persil** est donc une herbe à parsemer sur tous vos plats, qui aidera à la couverture de vos besoins quotidiens. Le **persil** a un effet diurétique du fait de sa teneur en flavonoïdes et sa forte teneur en potassium. Ses flavonoïdes, antioxydants, sont reconnus pour leur effet protecteur sur le système cardiovasculaire.

MOUSSE AUX HERBES

Ingrédients pour 1 personne :

- ¼ de concombre
- 100 g de faisselle nature
- 2 c. à s. de **persil** haché
- 2 c. à s. de ciboulette ciselée
- Le jus de ¼ de citron

- Laver le concombre, l'éplucher et l'épépiner. Égoutter la faisselle.
- Mixer ensemble le concombre, la faisselle, les herbes et le jus de citron.
- Réserver au frais et servir.

32. LE CURCUMA

SOURCE D'ANTIOXYDANTS ○ DIGESTION DIFFICILE

DESCRIPTION

Le **curcuma** est une plante herbacée originaire du sud de l'Asie, appelé aussi « safran des Indes ». Sa partie souterraine ou rhizome est séchée et réduite en poudre pour obtenir une épice très populaire. Il est un des principaux ingrédients du curry, un mélange d'épices omniprésent dans la cuisine créole et indienne. Il renferme de la curcumine qui colore en jaune les produits alimentaires (colorant naturel E100).

PROPRIÉTÉS NUTRITIONNELLES

Le **curcuma** en poudre a une valeur énergétique de 354 kcal/100 g. Cependant, en cuisine, il ne sera utilisé qu'une demi-cuillerée à café par personne environ, soit 9 kcal, quantité négligeable par rapport aux apports journaliers nécessaires.

Il apporte une bonne quantité de sels minéraux, notamment de potassium (2 525 mg/100 g), de magnésium (193 mg/100 g), de fer (41 mg/100 g), de zinc (4 mg/100 g) et de cuivre (0,6 mg/1,0 g). Le **curcuma** contient un puissant antioxydant, la curcumine, qui aide à lutter contre le vieillissement prématuré des cellules et qui fait l'objet de nombreuses recherches grâce à ses effets préventifs contre certains cancers.

À noter que, consommé seul, le **curcuma** ne passe pas la barrière intestinal. Il est conseillé de le solubiliser dans une huile végétale de bonne qualité et de le coupler au poivre afin d'augmenter son absorption.

POÊLÉE DE LÉGUMES CURCUMA-COCO

Ingrédients pour 2 personnes :

- 1 aubergine
- 1 concombre
- 1 poivron rouge
- ½ c. à c. de **curcuma** en poudre
- 4 c. à s. de lait de coco
- Quelques feuilles de coriandre fraîche
- Sel et poivre

- Laver les légumes, les peler et épépiner le concombre.
- Couper le poivron en deux, éliminer les pépins et les parties blanches.
- Couper tous les légumes en dés de même calibre.
- Faire revenir les dés d'aubergine et de poivrons à sec dans une poêle à revêtement antiadhésif, avec le **curcuma,** pendant 10 min. Ajouter les dés de concombre et poursuivre la cuisson encore 5 min.
- En fin de cuisson, baisser le feu, ajouter le lait de coco, bien remuer. Saler, poivrer.
- Servir aussitôt parsemé de coriandre fraîche ciselée.

33. LE GINGEMBRE

RÉGIME PAUVRE EN SEL ET HYPOCALORIQUE

Le gingembre est un tonifiant, il stimule la digestion et est réputé pour ses vertus aphrodisiaques. C'est aussi un antinauséeux, recommandé notamment pour les personnes sujettes au mal des transports ou les femmes enceintes.

DESCRIPTION

Le **gingembre** est une plante herbacée originaire d'Asie du Sud, cultivée pour son rhizome (tige souterraine). Il a une chair jaunâtre, fibreuse, à la saveur à la fois citronnée, poivrée et pimentée. Il est très utilisé comme condiment en cuisine orientale et fut l'une des premières épices à être consommées en Europe, mais il est aussi reconnu pour ses qualités médicinales. Il est vendu en poudre ou entier et peut entrer dans la composition de tous les plats, de l'entrée au dessert.

PROPRIÉTÉS NUTRITIONNELLES

Le **gingembre** entier apporte jusqu'à 60 kcal/100 g et près de 320 kcal sous forme de poudre.
Cependant comme toutes les épices, il est utilisé avec parcimonie et relève et parfume facilement tous les plats, ce qui en fait un allié des régimes minceur.
Il est très minéralisé, avec des teneurs intéressantes en potassium (1 343 mg/100 g), en fer (14 mg/100 g), en calcium (50 mg /100 g) et enfin en sélénium (38,5 µg/100 g de gingembre en poudre). Il est cependant pauvre en sodium et s'intègre parfaitement dans les régimes pauvres en sel.

SOUPE DE CAROTTE AU GINGEMBRE

Ingrédients pour 1 personne :

- 200 g de carottes
- ½ échalote
- 200 ml de bouillon de volaille dégraissé
- 1 lamelle de **gingembre** frais ou 1 c. à c. de **gingembre** en poudre
- 1 c. à s. de crème
- Quelques feuilles de persil plat et de coriandre fraîche
- Sel et poivre

- Laver, peler et couper les carottes en morceaux.
- Peler et émincer finement l'échalote. La faire revenir à sec dans une casserole à revêtement antiadhésif, puis ajouter les morceaux de carotte.
- Mouiller avec le bouillon de volaille, ajouter le **gingembre** et laisser cuire 15 à 20 min à frémissement.
- Mixer l'ensemble en ajustant la quantité de bouillon. Incorporer la crème et rectifier l'assaisonnement.
- Dresser dans une assiette creuse et servir parsemé de persil et coriandre finement ciselés.

34. L'ANIS

DIGESTION DIFFICILE ○ ALLAITEMENT

La badiane est utilisée dans la fabrication d'un antiviral (Tamiflu®).

DESCRIPTION

On distingue tout d'abord l'**anis** vert et la badiane. L'**anis** vert est une plante cultivée dans le Bassin méditerranéen aux fleurs blanches dont on consomme les fruits à la saveur sucrée et anisée. La badiane est le fruit du badianier, un arbre d'Asie. Elle se présente sous forme d'étoile ce qui lui vaut son appellation d'**anis** étoilé, elle a une saveur plus forte que l'**anis** vert. Tous deux sont utilisés en pâtisserie, en confiserie (dragée) et dans la fabrication de liqueurs, la badiane entre aussi dans la composition du « cinq épices » : anis, poivre de Sichuan, cannelle, clou de girofle, graines de fenouil.
Attention à ne pas confondre badiane chinoise et badiane du Japon, cette dernière étant toxique.

PROPRIÉTÉS NUTRITIONNELLES

Avec les quantités utilisées (moins de 1 g), la consommation d'**anis** vert ou de badiane apporte une quantité négligeable de calories, vitamines et minéraux.
Cependant l'**anis** vert et la badiane sont reconnus pour leurs vertus antispasmodiques, pour calmer les douleurs digestives, les ballonnements, mais aussi pour faciliter l'expectoration en cas de toux.
L'**anis** vert peut favoriser la montée de lait chez les femmes qui viennent d'accoucher.

Épices, herbes, aromates

CLAFOUTIS CAROTTE-POMME-ANIS

Ingrédients pour 2 personnes :

- 1 carotte
- ¼ de pomme
- 1 étoile d'**anis**
- 1 échalote
- 1 œuf
- 10 g de fécule de maïs
- 125 ml de lait demi-écrémé
- Sel et poivre

- Préchauffer le four à 180 °C (th. 6).
- Éplucher et émincer l'échalote.
- La faire revenir à sec dans une casserole à revêtement antiadhésif.
- Laver, éplucher et couper la carotte et la pomme en petits dés.
- Les ajouter dans la casserole, saler, poivrer et laisser cuire 10 à 15 min en ajoutant un fond d'eau.
- Préparer l'appareil en mélangeant l'œuf, la fécule de maïs et le lait.
- Assaisonner et ajouter l'**anis** réduit en poudre.
- Chemiser deux ramequins de papier cuisson et répartir le mélange carotte-pomme cuit et égoutté, puis recouvrir avec l'appareil.
- Enfourner environ 25 à 30 min. Servir bien chaud.

35. LA MOUTARDE

TONIFIANTE ANTISEPTIQUE LAXATIVE

*À éviter en cas de régime pauvre en sel.
La moutarde favorise la sécrétion des sucs gastriques et des glandes salivaires. Utilisée avec parcimonie, elle stimule l'appétit et facilite la digestion.*

DESCRIPTION

Il existe environ une quarantaine d'espèces de moutardes, dont on peut retenir plus particulièrement la moutarde noire, la moutarde blanche, la moutarde brune et la moutarde sauvage. La saveur de ces dernières est très piquante, plus prononcée que la moutarde jaune. La moutarde blanche produit de grands grains jaunes au goût amer bien que moins piquant que celui des autres **moutardes.**

La **moutarde** sous forme de pâte est le produit obtenu par le broyage, suivi ou non du tamisage ou du blutage, de graines, soit de moutarde noire, soit de moutarde brune, soit d'un mélange de ces deux variétés, dans du jus de raisin vert ou dans du vin blanc ou rouge ou dans un moût de raisin, ou vinaigre.

PROPRIÉTÉS NUTRITIONNELLES

La **moutarde,** suivant sa composition (**moutarde** forte, mi-forte, à l'ancienne), contient entre 120 à 165 kcal/100 g, ce qui est très modéré pour un condiment. Cependant, il faut être vigilant quant au choix du produit, on retrouve dans les premiers ingrédients de certaines **moutardes** de l'eau mais aussi de l'huile végétale, leur apport calorique est donc multiplié par quatre, soit près de 450 kcal/100 g (moutarde gourmande, moutarde au pesto…).

Elles ont des teneurs intéressantes en magnésium (77,9 mg/100 g), en calcium (91,2 mg/100 g) mais sont riches en sodium et déconseillées en cas de régime pauvre en sel (2 360 mg/100 g). Enfin, la **moutarde** apporte une quantité non négligeable en vitamine E (qui varie entre les moutardes classiques et gourmandes) de 1,05 mg/100 g.

FILET MIGNON SAUCE AIGRE-DOUCE

Ingrédients pour 4 personnes :

- 500 g de filet mignon de porc
- 2 échalotes
- 2 c. à s. de miel
- 2 c. à s. de **moutarde**
- 2 c. à s. de coulis de tomate
- ½ c. à c. de cannelle
- Sel et poivre

- Éplucher et émincer les échalotes. Les faire revenir à sec dans une poêle à revêtement antiadhésif, puis baisser le feu et ajouter le miel, la **moutarde**, le coulis de tomate et la cannelle. Laisser réduire 5 min et rectifier l'assaisonnement.
- Préchauffer votre four à 220 °C (th. 7/8).
- Déposer le filet mignon sur une feuille de papier cuisson suffisamment grande pour pouvoir la refermer.
- Badigeonner la viande avec la sauce aigre-douce. Saler et poivrer.
- Refermer la feuille de papier cuisson hermétiquement en papillote et entourer le tout d'une feuille de papier d'aluminium bien fermée.
- Enfourner pour environ 45 min. Déguster bien chaud.

36. LE RAIFORT

RÉGIME HYPOCALORIQUE

Déconseillé en cas de régime sans résidus, pauvre en fibres et pauvre en potassium.

DESCRIPTION

Le **raifort** est une grande plante herbacée de la famille des crucifères, cultivée pour sa racine à usage condimentaire. La pulpe blanche de la racine de **raifort** est râpée et sert ainsi de condiment en substitut à la moutarde. Sa saveur très forte, piquante et poivrée est caractéristique. Elle est employée couramment en Allemagne et en Alsace pour relever les sauces, crudités et viandes, mais on la retrouve également dans la cuisine anglaise pour accompagner le rosbif.

Le wasabi, appelé « moutarde japonaise », est fabriqué à partir de la racine de la plante du même nom, qui appartient à un genre voisin.

PROPRIÉTÉS NUTRITIONNELLES

La racine de **raifort** est principalement riche en vitamine C et contient aussi les vitamines B1, B2 et B6, du potassium et du soufre. Elle est peu calorique, ainsi une cuillerée de **raifort** râpé apporte seulement 6 kcal. Riche en fibres, elle aurait des propriétés dépuratives et stimulantes, mais sa digestibilité est mauvaise.

De plus, selon une étude parue en 1998 (Journal of Food Science, vol. 63, n° 4, 1998), elle contient un purgeant chimique appelé isothiocyanate d'allyle (AITC) qui lui confère une action antibactérienne et protège contre la Listeria, l'Escherichia coli, le Staphylococcus aureus et d'autres bactéries pathogènes alimentaires.

RÔTI DE DINDE AU RAIFORT

Ingrédients pour 4 personnes :

- 1 rôti de dinde de 600 g
- 1 oignon
- 2 gousses d'ail
- 300 ml de pur jus d'orange
- 1 branche de thym
- **Raifort**
- 1 c. à s. d'huile d'olive
- Sel et poivre

- Éplucher et émincer l'oignon, peler et écraser l'ail.
- Faire revenir l'oignon dans une poêle à revêtement antiadhésif avec l'huile d'olive, puis ajouter l'ail et poursuivre quelques minutes.
- Tapisser le fond d'un plat allant au four d'ail et d'oignon.
- Préchauffer le four à 200 °C (th. 7).
- Dans la même poêle, faire dorer le rôti de dinde sur toutes les faces à feu vif, puis le déposer dans le plat.
- Déglacer la poêle avec le jus d'orange, puis arroser le rôti.
- Ajouter le thym dans le plat, saler, poivrer et recouvrir de **raifort** râpé selon votre goût.
- Enfourner pour 25 min.

37. LE CORNICHON

RÉGIME HYPOCALORIQUE ○ SOURCE
D'ANTIOXYDANTS

*À éviter en cas de gastrite et de régime pauvre
en sel. L'acidité des cornichons favorise
les sécrétions digestives, stimule l'appétit
et facilite donc la digestion.*

DESCRIPTION

Le **cornichon** est une variété de concombres récoltée encore verte et immature, à la peau rugueuse, originaire d'Asie occidentale. Il est consommé principalement comme condiment.
Pour une conservation optimale, les **cornichons** sont confits dans du vinaigre après avoir été lavés, mis à dégorger dans du sel et plongés en saumure. Ils sont égouttés et mis dans des bocaux avec du vinaigre blanc plus ou moins aromatisé, ce qui leur confère leur piquant. Le **cornichon** accompagne parfaitement les viandes froides, charcuteries, salades ou encore les plats en gelée.

PROPRIÉTÉS NUTRITIONNELLES

Les **cornichons,** tout comme les concombres, contiennent plus de 93 % d'eau, ils sont donc très peu énergétiques avec seulement 13 kcal/100 g. De plus, les quantités consommées (2 à 3 **cornichons** en accompagnement) sont minimes et l'apport calorique est d'autant plus négligeable. Seulement, ce qui est vrai pour l'énergie, l'est aussi pour les vitamines et minéraux, les **cornichons** participent donc très peu à la couverture de nos besoins. Cependant, on peut noter deux exceptions : la provitamine A, avec une teneur de près de 800 µg/100 g, ce qui lui confère une qualité antioxydante, protégeant contre certaines maladies par la neutralisation des radicaux libres (molécules d'oxygène instables) présents dans le corps, et le sodium. Ce dernier est particulièrement élevé avec en moyenne 700 mg/100 g, dû à son mode de conservation.

SALADE ITALIENNE

Ingrédients pour 1 personne :

- 1 tomate
- 4 **cornichons**
- 100 g de cœurs d'artichaut
- 20 g de parmesan en copeaux
- 2 tranches de jambon sec découenné
- 1 c. à c. d'huile d'olive
- Sel et poivre

- Laver la tomate et la couper en fines lamelles. Couper les **cornichons** en rondelles.
- Égoutter les cœurs d'artichauts, les couper en quatre. Les mélanger avec les lamelles de tomates, les copeaux de parmesan et les **cornichons**.
- Couper les tranches de jambon sec en deux et les rouler.
- Dans une assiette, mettre le mélange de légumes, puis disposer les rouleaux de jambon sec.
- Napper d'huile d'olive et assaisonner à votre goût.

38. LE KETCHUP

SOURCE D'ANTIOXYDANTS

DESCRIPTION

Contrairement à ce que l'on pourrait croire, le **ketchup** vient d'Asie et non des États-Unis. Sa recette traditionnelle était à base de saumure de poisson ou de bananes ! Aujourd'hui, on désigne sous le terme « **ketchup** », le condiment fait de tomates, vinaigre, épices, sucre et sel. Il rehausse la saveur de nombreux plats et sandwichs.

PROPRIÉTÉS NUTRITIONNELLES

La composition dépendant du fabricant, il convient de choisir une bouteille ne contenant ni conservateur, ni colorant, ni arôme artificiel, ni épaississant pour une qualité optimale.
Le **ketchup** ayant une recette simple et de qualité est un condiment relativement peu calorique avec moins de 90 kcal/100 g de produit. Il contient essentiellement du sucre qui est assimilé rapidement et n'apporte aucune matière grasse. Il a de plus un fort pouvoir antioxydant lié à sa teneur importante en lycopène, issu des tomates, indispensable dans la prévention des maladies cardiovasculaires.

Épices, herbes, aromates

HAMBURGER MAISON

Ingrédients pour 1 personne :

- 1 pain à hamburger
- 2 feuilles de laitue
- ½ tomate
- 1 cornichon
- ½ oignon
- 100 g de steak haché de bœuf 5 % de MG
- 1 c. à s. de fromage blanc nature 20 % de MG
- 1 c. à c. de moutarde forte
- 1 c. à s. de **ketchup**
- 1 tranche de bacon
- 1 tranche de cheddar
- Sel et poivre

- Laver la laitue, l'essorer et la tailler en lanières.
- Couper la tomate, le cornichon et l'oignon en fines rondelles.
- Faire revenir le steak haché de chaque côté dans une poêle à revêtement antiadhésif.
- Saler, poivrer. Le sortir et réserver. Le remplacer par les rondelles d'oignons, les faire cuire jusqu'à ce qu'elles soient translucides.
- Préchauffer le gril du four.
- Mélanger le fromage blanc et la moutarde forte et badigeonner l'intérieur d'une moitié de pain avec ce mélange. Badigeonner l'autre moitié de **ketchup.**
- Déposer des rondelles d'oignon, un peu de laitue, des rondelles de tomates, des rondelles de cornichon sur chaque moitié.
- Poser le steak haché sur la moitié inférieure, le surmonter de la tranche de bacon puis de la tranche de fromage. Refermer avec l'autre moitié de pain.
- Passer sous le gril du four jusqu'à ce que le fromage soit fondu et le pain légèrement doré.

39. LA CANNELLE

DIABÈTE ○ HYPERLIPIDÉMIE

Elle a des effets antiviraux et est parfois utilisée en infusion pour lutter contre les rhumes et la grippe.

DESCRIPTION

La **cannelle** est l'écorce du cannelier, arbre cultivé aux Antilles, au Brésil ou encore en Guyane, dont on utilise aussi l'huile essentielle dans les produits pharmaceutiques ou cosmétiques. Plusieurs espèces de cannelier sont utilisées comme celles de Ceylan et de Chine. La **cannelle** est présentée en bâtonnets pour parfumer le vin chaud, le lait, ou moulue pour sublimer les compotes ou les pâtisseries, mais elle est également agréable dans les plats salés et leur apporte une note d'exotisme. Pensez à ajouter une pincée de **cannelle** dans vos laitages et diminuez ainsi petit à petit les quantités de sucre ajoutées, avec un réel bénéfice santé à la clé. Pour une conservation optimale, elle doit être stockée dans un endroit frais, sec et à l'abri de la lumière.

PROPRIÉTÉS NUTRITIONNELLES

La **cannelle** moulue est très riche en fibres, qui constituent plus de 50 % de son poids, favorisant le transit intestinal même si les quantités consommées ne sont pas importantes. Elle est aussi concentrée en antioxydants (polyphénols) aux effets bénéfiques sur la santé : prévention des maladies inflammatoires et cardiovasculaires notamment.

Elle a aussi des teneurs exceptionnelles en fer (38 mg/100 g), en calcium (1 228 mg/100 g) mais aussi en manganèse (17 mg/100 g) qui participe à la prévention des dommages causés par les radicaux libres. Par ailleurs, des études ont montré qu'une consommation quotidienne de 1 g à 6 g de **cannelle** moulue pendant 40 jours entraînait une diminution du glucose sanguin et de certains lipides sanguins.

SALADE D'ORANGE À L'ORIENTALE

Ingrédients pour 1 personne :

- 1 orange non traitée
- 1 c. à c. de miel
- 10 g de d'amandes effilées
- 1 pincée de **cannelle**
- 2 feuilles de menthe fraîche

- Peler l'orange à vif et la couper en dés. Conserver le jus et quelques zestes (fins et sans parties blanches).
- Mélanger le jus récupéré avec le miel.
- Torréfier les amandes quelques minutes dans une poêle à sec.
- Dans une petite coupelle, dresser les dés d'orange, arroser de sirop au miel, saupoudrer d'amandes et de **cannelle** et parsemer de quelques zestes d'orange et de menthe fraîche ciselée.

40. L'ANETH

SOURCE D'ANTIOXYDANTS ○ DIURÉTIQUE
○ DIGESTION DIFFICILE

DESCRIPTION

L'**aneth** est une plante aromatique de la famille des apiacées dont l'origine provient du Bassin méditerranéen et de l'Asie occidentale. Elle est souvent confondue avec le fenouil qui lui est apparenté. Ses fleurs, jaune pâle, sont regroupées en ombelles. Ce sont elles qui renferment les graines. Les feuilles ciselées parfument les poissons, les salades, les sauces, etc. Elles se congèlent facilement pour en profiter toute l'année.

PROPRIÉTÉS NUTRITIONNELLES

L'**aneth** frais a un apport calorique modéré de 43 kcal/100 g. Une cuillerée à soupe suffit à parfumer un plat, lui donnant une saveur anisée et épicée. Il participe activement à la couverture des besoins de notre organisme en certaines vitamines, notamment en vitamine B9 (folates) avec une teneur de 150 µg/100 g, vitamine E ou tocophérol (1,7 mg/100 g) et vitamine C (85 mg/100 g), qui sont deux vitamines antioxydantes. Cette dernière étant détruite à la cuisson, il sera préférable d'ajouter l'aneth frais sur vos préparations. Il est aussi riche en potassium (738 mg/100 g) à l'effet diurétique et en calcium (208 mg/100 g).

GASPACHO DE BETTERAVE À L'AIL, CRÈME À L'ANETH

Ingrédients pour 1 personne :

- 100 g de betterave rouge cuite
- ½ gousse d'ail épluchée
- 100 g de fromage blanc nature 20 % de MG
- 2 branches d'**aneth**
- Le jus de ¼ de citron
- Sel et poivre en grains

- Mixer la betterave, l'ail et la moitié du fromage blanc.
- Assaisonner et verser la préparation dans un petit bol.
- Effeuiller l'**aneth**, mélanger avec le reste de fromage blanc et le jus de citron.
- Dresser une quenelle de fromage blanc à l'aneth à l'aide de deux cuillères à soupe et déposer sur le gaspacho à la betterave.

41. LA CIBOULETTE

SOURCE D'ANTIOXYDANTS ○ GROSSESSE
○ DIGESTION DIFFICILE

À noter que plusieurs études épidémiologiques ont démontré que la consommation de ciboulette (ainsi que d'ail et d'oignon) pourrait prévenir certains cancers (estomac et œsophage notamment).

DESCRIPTION

La **ciboulette** est une plante aromatique bulbeuse originaire de l'Asie orientale, dont on consomme les fines tiges. Elle appartient à la famille des alliacées, la même que celle de l'ail, de l'oignon ou encore de l'échalote. Avec le cerfeuil, le persil et l'estragon, la **ciboulette** entre dans la composition du mélange « fines herbes ».
Elle peut être cueillie régulièrement du printemps à l'automne. Cela assure le renouvellement du feuillage, qui reste ainsi fin et savoureux. Sa culture est très facile, au jardin ou au balcon en été, ou en pot l'hiver. Les feuilles fraîches sont utilisées crues et ciselées pour aromatiser les crudités, les salades et diverses préparations culinaires. Cuites, elles entrent aussi dans certaines sauces, omelettes…

PROPRIÉTÉS NUTRITIONNELLES

La **ciboulette** a un faible apport énergétique avec 25 kcal/100 g. De plus, elle apporte une bonne quantité d'antioxydants : vitamine C (48 mg/100 g) et surtout de bêta-carotène (1 380 µg/100 g). Elle participe à la couverture des besoins en vitamine B9 (107 µg/100 g), qui a un rôle essentiel dans la production des acides aminés nécessaires à la croissance cellulaire. Enfin, elle a des teneurs intéressantes en calcium (78 mg/100 g) et potassium (260 mg/100 g).

VERRINE FRAÎCHE DE PRINTEMPS

Ingrédients pour 1 personne :

- 100 g de concombre
- 100 g de radis roses
- 50 g de faisselle nature 20 % de MG
- 4 brins de **ciboulette** fraîche
- 1 feuille de menthe fraîche
- Le jus de ¼ de citron
- Sel et poivre

- Laver le concombre, l'éplucher et l'épépiner.
- Laver et équeuter les radis. Couper les légumes en petits dés.
- Égoutter la faisselle.
- Ciseler la **ciboulette,** la menthe et presser le citron.
- Mélanger les herbes, le jus de citron, la faisselle et assaisonner.
- Dresser en verrine avec les dés de concombre et recouvrir avec la moitié de la faisselle aux herbes.
- Ajouter les dés de radis et terminer avec le reste de faisselle aux herbes.
- Décorer d'un brin de **ciboulette** et servir aussitôt.

42. LE BASILIC

SOURCE D'ANTIOXYDANTS ○ GROSSESSE PÉRIODE DE CROISSANCE ○ OSTÉOPOROSE (ET PRÉVENTION)

Il calme efficacement les maux de gorge grâce à sa richesse en camphre, qui a la propriété de soulager les affections des voies respiratoires.

DESCRIPTION

Originaire d'Inde, le **basilic** a longtemps été utilisé comme une plante médicinale avant de rentrer dans nos cuisines. C'est une petite plante herbacée aux fleurs blanches dont on compte de nombreuses variétés comme le basilic citron, le « Fin Vert », le pourpre… le plus utilisé étant le « Grand Vert » et sa sous-variété Genovese. Il est l'un des piliers de la gastronomie méditerranéenne, plus particulièrement italienne et provençale, un indispensable de la soupe au pistou et du pesto. Il est disponible toute l'année, mais c'est en été qu'il sera le plus parfumé.

PROPRIÉTÉS NUTRITIONNELLES

Avec un apport calorique de 47 kcal/100 g, vous pouvez parsemer généreusement vos plats de **basilic,** qui ne pèsera pas beaucoup sur la balance énergétique. D'autant plus qu'il a des propriétés antioxydantes importantes, avec une quantité non négligeable de vitamine C (22 mg/100 g) mais surtout un taux record de bêta-carotène (provitamine A) : 3 546 µg/100 g.
Il participera à la couverture de vos besoins en vitamine B9 (folates, 74,5 µg/100 g).
Enfin, il a des teneurs intéressantes en minéraux, notamment pour le couple calcium-phosphore (202 mg/100 g

Épices, herbes, aromates

et 53 mg/100 g) indispensable pour le métabolisme des tissus osseux.

COULIS DE TOMATE AU BASILIC

Ingrédients pour 4 personnes :

- 500 g de tomates pelées au jus
- 1 petit bouquet de **basilic** frais
- 1 oignon
- 1 gousse d'ail
- Sel et poivre en grains

- Éplucher la gousse d'ail et l'oignon. Les faire fondre dans une poêle à revêtement antiadhésif sans matières grasses en ajoutant 1 cuillerée à soupe d'eau.
- Ajouter les tomates coupées en dés, le sel et le poivre.
- Baisser le feu et laisser mijoter 15 min.
- Mixer la préparation et passer au chinois pour obtenir un coulis bien lisse.
- Laver le **basilic** et le ciseler le plus finement possible. L'ajouter dans la sauce juste avant de servir.

43. LA CORIANDRE

SOURCE D'ANTIOXYDANTS ○ DIURÉTIQUE
○ DIGESTION DIFFICILE

DESCRIPTION

La **coriandre,** de la famille des ombellifères, est une plante aromatique provenant d'Orient, appelée aussi « persil chinois » ou « persil arabe ». Ses feuilles aromatisent tout : poisson, volaille, ragoût, omelette, sauce, salade. Les graines ont une saveur légèrement sucrée et citronnée. Elles épicent les marinades, les conserves de légumes, de cornichons et bon nombre de condiments au vinaigre. Moulues, elles parfument le couscous, le riz ou encore les soupes marocaines. Elles entrent dans la composition des épices à pain d'épices et dans certains currys. En feuilles ou en graines, la **coriandre** est toujours à employer avec une certaine parcimonie à cause de la force de son goût.

PROPRIÉTÉS NUTRITIONNELLES

La **coriandre** peut être consommée pour ses feuilles (fraîches ou séchées) ainsi que pour ses graines, dont les valeurs nutritionnelles sont différentes. Cependant, si l'on tient compte des quantités habituellement consommées, on peut les étudier ensemble et l'apport énergétique sera négligeable. On note particulièrement leur teneur en vitamine K (310 µg/100 g) indispensable à la coagulation sanguine. Leur richesse en potassium (521 mg/100 g), associée à leur faible apport en sodium (35 mg/100 g), leur confère un effet diurétique.

Enfin, les feuilles de **coriandre** fraîches contiennent des caroténoïdes, dont le bêta-carotène (3 930 µg/100 g) aux 930 effets antioxydants.

Épices, herbes, aromates

FILETS DE COLIN FROIDS ET SALSA À LA CORIANDRE

Ingrédients pour 4 personnes :

- 4 filets de colin (4 × 180 g)
- 1 tomate cœur de bœuf
- 1 tomate noire de Crimée
- 1 tomate ronde
- 1 tomate green zebra
- 2 échalotes
- 1 bouquet de **coriandre**
- Le jus de 1 citron
- Sel et poivre en grains

- Faire cuire les filets de colin à la vapeur.
- Monder les tomates dans un grand volume d'eau salée.
- Les épépiner et les couper en tout petits dés.
- Peler et hacher les échalotes.
- Ciseler finement le bouquet de **coriandre** lavé et séché à l'aide d'une feuille de papier absorbant.
- Mélanger les dés de tomates, le jus de citron, la **coriandre** finement ciselée, les échalotes hachées et assaisonner à votre goût.
- Servir les filets de colin froid recouvert de salsa à la **coriandre.**

44. LES GRAINES DE FENOUIL

SOURCE D'ANTIOXYDANTS ○ OSTÉOPOROSE
(ET PRÉVENTION) ○ ALLAITEMENT

Les graines de fenouil sont avant tout utilisées pour combattre les troubles digestifs, les douleurs de l'estomac (gastrites) et du colon (colites), tout en stimulant l'appétit. Elles peuvent favoriser les montées et sécrétions de lait chez les femmes allaitantes.

DESCRIPTION

Le **fenouil** est originaire du Bassin méditerranéen. Il fait partie de la famille des ombelifères. Nous consommons son « bulbe » (cru ou cuit) ainsi que ses tiges, ses feuilles et ses graines (condiments). Ces dernières sont de forme allongée, assez grosses, de couleur vert pâle à jaune paille, fortement nervurées. Les **graines de fenouil** parfument les courts-bouillons, les poissons, mais aussi certains pains et pâtisseries.

PROPRIÉTÉS NUTRITIONNELLES

Les **graines de fenouil** sont fortement minéralisées. Aussi, même utilisées en petite quantité, elles participeront activement à la couverture des besoins de votre organisme en magnésium (385 mg/100 g), en potassium (1 694 mg/100 g), ainsi qu'en calcium (1 196 mg/100 g) et phosphore (487 mg/100 g), ces deux derniers étant indispensables pour le métabolisme des tissus osseux. Elles apportent aussi de bonnes quantités d'oligo-éléments tels le cuivre (1 mg/100 g) ou le zinc (3,7 mg/100 g) qui sont deux antioxydants. Enfin, on peut noter qu'elles ont une teneur intéressante en vitamine B3 (6 mg/100 g) qui est

Épices, herbes, aromates

indispensable au métabolisme des protéines, des lipides et des glucides.

AUBERGINE AU FOUR

Ingrédients pour 1 personne :

- 1 aubergine
- 1 gousse d'ail écrasée
- 1 oignon haché
- 1 c. à c. de **graines de fenouil**
- 4 c. à s. de coulis de tomate
- 50 g de boulgour (poids cru)
- 1 c. à s. de persil haché
- 20 g d'emmental râpé
- 1 c. à s. de crème fraîche 30 % de MG
- Sel et poivre

- Préchauffer le four à 180 °C (th. 6).
- Cuire le boulgour dans deux fois son volume d'eau jusqu'à totale absorption, puis couvrir et laisser reposer pour terminer la cuisson.
- Peler l'aubergine et la couper dans la longueur en tranches de ½ cm d'épaisseur. Saler pour que l'aubergine rende son eau. Attendre 20 min, puis essuyer délicatement les tranches avant de les disposer dans un plat allant au four.
- Recouvrir avec l'ail écrasé, l'oignon haché, les **grains de fenouil** écrasés, le persil haché, le coulis de tomate et le boulgour. Saler, poivrer et enfourner pour 40 min.
- Passer le four en position gril recouvrir avec l'emmental râpé et la crème mélangés et laisser gratiner quelques minutes.

45. LE THYM

SOURCE D'ANTIOXYDANTS ○ GROSSESSE
○ PÉRIODE DE CROISSANCE

Son huile essentielle est concentrée en phénol (thymol), substance qui lui confère des vertus antiseptiques efficaces sur le mal de gorge, les aphtes et la gingivite notamment.

DESCRIPTION

Le **thym** est une plante buissonnante originaire du Bassin méditerranéen où il est appelé « farigoule ». Il existe plusieurs centaines d'espèces dont le serpolet (thym sauvage) ou le thym citron. Le **thym** s'utilise aussi bien frais que sec, on préférera cependant ce dernier pour les préparations à cuisson longue telles que les pot-au-feu, potages, ragoûts. Il est l'un des ingrédients essentiels du bouquet garni.

PROPRIÉTÉS NUTRITIONNELLES

Le **thym,** comme il est utilisé en petite quantité, participe peu à l'apport énergétique journalier. Cependant, on peut noter ses propriétés antioxydantes grâce à sa forte teneur en bêta-carotène (2 264 µg/100 g). Il aidera aussi à la couverture des besoins en vitamine B9 (274 µg/100 g), mais aussi en calcium avec un taux record de 1 890 mg/100 g et en fer (124 mg/100 g).

Épices, herbes, aromates

CHAMPIGNONS FARCIS AU CHÈVRE FRAIS, MIEL ET THYM

Ingrédients pour 4 personnes :

- 12 gros champignons de Paris
- 160 g de fromage de chèvre frais
- 75 ml de lait demi-écrémé
- 4 c. à s. de miel
- 2 branches de **thym**
- Le jus de 1 citron
- Sel et poivre en grains

- Préchauffer le four à 180 °C (th. 6).
- Laver puis brosser les champignons. Les arroser de jus de citron afin qu'ils ne noircissent pas.
- Retirer les pieds des champignons et les hacher finement.
- Effeuiller les branches de **thym.**
- Écraser le fromage de chèvre frais dans un grand saladier à l'aide d'une fourchette.
- Incorporer le lait pour détendre la préparation.
- Ajouter les pieds de champignons hachés puis le miel. Assaisonner de sel, poivre et saupoudrer de **thym.**
- Farcir les têtes de champignons et les placer dans un plat allant au four chemisé d'une feuille de papier cuisson.
- Enfourner pour 15 min environ.

46. LE ROMARIN

RÉGIME HYPOCALORIQUE ○ DIURÉTIQUE ○ DIGESTION DIFFICILE

Comme les autres plantes aromatiques, le romarin possède avant tout des vertus médicinales qui sont très étendues. Il est reconnu pour ses propriétés hépato-protectrices, antiulcéreuses et antispasmodiques.

DESCRIPTION

Le **romarin** ou « encensier » ou encore « herbes aux couronnes » provient de la région méditerranéenne et est cultivé dans tous les pays d'Europe au climat tempéré. Il s'agit d'un sous-arbrisseau aromatique aux fleurs bleu lilas, utilisé pour ses feuilles à la saveur amère et à l'odeur de camphre. Frais ou sec, on le retrouve aussi bien en cuisine que dans les industries cosmétiques, ainsi qu'à des fins médicinales.

PROPRIÉTÉS NUTRITIONNELLES

Le **romarin** se caractérise par sa richesse en minéraux, notamment en calcium (317 mg/100 g) et en potassium (668 mg /100 g) et son faible apport en sodium (26 mg /100 g), qui lui procure des vertus diurétiques. Cependant, sa richesse en fibres (14,1 g/100 g) et son utilisation en petite quantité rendent sa valeur nutritionnelle peu significative.
Il est avant tout intéressant pour son parfum et permet de relever les plats sans apports caloriques, faisant de lui un allié des régimes hypocaloriques.

THON RÔTI AU ROMARIN

Ingrédients pour 1 personne :

- 125 g de darne de thon
- ½ gousse d'ail hachée
- 1 c. à c. de **romarin**
- Sel et poivre

- Éplucher et hacher la gousse d'ail.
- Mettre la darne de thon dans une poêle à revêtement antiadhésif et la laisser dorer 10 min de chaque côté avec l'ail haché et saupoudrer de **romarin.** Saler et poivrer.
- Servir immédiatement.

47. L'ESTRAGON

RÉGIME HYPOCALORIQUE ○ SOURCE
D'ANTIOXYDANTS

*L'estragon stimule l'appétit et favorise
une bonne digestion.*

DESCRIPTION

L'**estragon** est une plante originaire d'Asie centrale, cultivée pour ses feuilles très aromatiques, récoltée avant la floraison. Il s'associe parfaitement aux poissons, fruits de mer, œufs et se distingue dans les sauces telles que la béarnaise ou la sauce gribiche.
À noter qu'il supporte parfaitement la cuisson et remplace aisément le sel et le poivre.

PROPRIÉTÉS NUTRITIONNELLES

L'**estragon** n'est habituellement pas consommé en grande quantité, il ne peut donc pas procurer tous les bienfaits santé qui lui sont attribués. Reste que l'ajout d'**estragon** aux aliments, de façon régulière et significative, permet de contribuer, ne serait-ce que de façon minime, à l'apport en antioxydants. En effet, il a des teneurs intéressantes en vitamine C (50 mg/100 g), en bêta-carotène ou provitamine A (2 520 µg/100 g). Il faut noter enfin qu'il apporte une quantité non négligeable de zinc (3,9 mg/100 g), indispensable au métabolisme de la vitamine A.

Épices, herbes, aromates

LAPIN AUX HERBES EN PAPILLOTE

Ingrédients pour 1 personne :

- 1 cuisse de lapin
- 1 c. à s. d'**estragon** ciselé
- 1 c. à s. de persil ciselé
- 1 c. à s. de ciboulette ciselée
- ½ gousse d'échalote
- Sel et poivre

- Préchauffer le four à 180 °C (th. 6).
- Faire revenir à sec la cuisse de lapin sur les deux faces dans une poêle à revêtement antiadhésif.
- Déposer la cuisse de lapin dorée sur une feuille de papier cuisson.
- Ajouter toutes les herbes et l'échalote émincée finement.
- Saler et poivrer.
- Fermer la papillote et enfourner pour environ 40 min.

48. LE SAFRAN

RÉGIME HYPOCALORIQUE ○ SOURCE D'ANTIOXYDANTS

On dit du safran qu'il a des vertus aphrodisiaques mais aussi médicinales, le safran étant réputé antidépressif et antispasmodique. Enfin, ses pigments jouent un rôle de stimulant digestif.

DESCRIPTION

Le **safran** est une épice aromatique issue d'une fleur, le crocus à safran ou Crocus sativus en latin, sativus signifiant « filament ». Ce sont en effet les trois filaments que produisent ces fleurs qui sont recueillis manuellement puis séchés. Les filaments que la fleur produit sont de couleur brun-orangé. Leur saveur chaude et amère libère une odeur piquante. Plus de 100 000 crocus sont nécessaires pour récolter 500 g de **safran,** il s'agit d'une épice plutôt rare et chère.

PROPRIÉTÉS NUTRITIONNELLES

Le **safran** est l'un des végétaux les plus riches en vitamine B2. Il renferme des caroténoïdes précurseurs de la vitamine A. Cependant, le pouvoir colorant et aromatique du **safran** étant très puissant, il suffit d'environ deux filaments par personne pour parfumer un plat. De ce fait, il apportera une couleur et un parfum à tous vos plats sans apporter de calories.

Épices, herbes, aromates

POULET SAFRANÉ À LA POMME

Ingrédients pour 2 personnes :

- 250 g d'escalopes de poulet
- 1 pomme
- 2 tomates
- 2 pincées de **safran**
- 2 c. à s. de crème fraîche
- 1 brin de coriandre
- Sel, poivre

- Couper les escalopes de poulet en dés et les faire revenir à sec dans une poêle à revêtement antiadhésif.
- Laver et éplucher la pomme. Couper les tomates en dés et râper la pomme.
- Les ajouter au poulet ainsi que le **safran** et mélanger. Laisser cuire 10 à 15 min.
- Ajouter la crème, saler, poivrer. Poursuivre la cuisson 5 min.
- Servir décoré de coriandre ciselée fraîche.

49. L'ORIGAN

SOURCE D'ANTIOXYDANTS ○ PÉRIODE
DE CROISSANCE ○ DIGESTION DIFFICILE

*Il est reconnu comme antidouleur aux vertus antiseptiques et antispasmodiques.
Son huile essentielle est utilisée pour soulager les maux de l'hiver, grâce à ses pouvoirs expectorant et antitussif.*

DESCRIPTION

L'**origan** est une plante aromatique souvent confondue avec la marjolaine. Elle est originaire du Bassin méditerranéen et d'Asie centrale. Il en existe une trentaine de variétés qui poussent partout en Europe et qui sont récoltées pendant l'été, de juillet à septembre. Toutes les parties de la plante sont utilisées : tiges, feuilles et fleurs. Elle est parfaite dans les plats à base de tomates, fromage frais, légumes, viandes grillées et pizza notamment. Elle fait partie des « herbes de Provence ».

PROPRIÉTÉS NUTRITIONNELLES

L'**origan** sec contient près de 260 kcal/100 g, mais les quantités habituellement consommées se limitent à 5 g environ, aussi l'apport calorique reste négligeable. Cependant, il a tout de même des teneurs exceptionnelles en vitamines et minéraux et participera à la couverture de vos besoins en calcium (1 597 mg/100 g), en fer (36 mg/100 g) et en potassium (1 260 mg/100 g), ainsi qu'en vitamine PP (niacine : 4 mg/100 g), B6 (1 mg/100 g) et folates (237 µg/100 g). Enfin, son apport en antioxydants en fait un assaisonnement « santé » : bêta-carotène

(1 000 µg/100 g), alpha-tocophérol (18 mg/100 g) et zinc (2,7 mg/100 g).

ÉMINCÉ DE DINDE À LA PROVENÇALE

Ingrédients pour 1 personne :

- 150 g d'escalope de dinde
- ¼ d'oignon
- 12 g d'olives vertes dénoyautées
- 100 g de tomates pelées au jus
- 1 c. à c. de paprika
- 1 c. à c. de thym déshydraté
- 1 c. à c. d'**origan** déshydraté
- Sel et poivre en grains

- Éplucher et émincer l'oignon, couper l'escalope de dinde en morceaux réguliers et les olives en fines rondelles.
- Couper les tomates en petits dés et réserver.
- Faire revenir l'oignon émincé dans une poêle à revêtement antiadhésif jusqu'à ce qu'il soit translucide.
- Réserver et mettre à la place les morceaux de dinde, les faire dorer sur toutes les faces avec le paprika, le thym et l'**origan.**
- Baisser le feu, ajouter l'oignon précuit, les dés de tomate et un peu de leur jus. Cuire pendant 5 min. Saler et poivrer en fin de cuisson.

50. LE CLOU DE GIROFLE

PÉRIODE DE CROISSANCE ○ DIGESTION DIFFICILE

Les propriétés antiseptiques et anesthésiques du clou de girofle sont reconnues. Il lutte aussi contre les maux d'estomac ou les infections urinaires. Il soulage les douleurs, notamment les douleurs dentaires. Enfin, il serait un anti-nauséeux et soulagerait la toux.

DESCRIPTION

Le **clou de girofle** est le bouton de la fleur du giroflier, arbre originaire d'Indonésie. Il provient de l'archipel des Moluques, dit « archipel des Épices ». Vert après mûrissement, il devient rouge puis est récolté et séché. Il est utilisé en Europe depuis le Moyen Âge comme condiment. On l'utilise entier ou en poudre dans les ragoûts et pot-au-feu, il entre aussi dans la composition du pain d'épices.

PROPRIÉTÉS NUTRITIONNELLES

Le **clou de girofle** en poudre est essentiellement remarquable par ses teneurs en minéraux : en calcium (646 mg/100 g), en magnésium (264 mg/100 g) et enfin en fer (8,7 mg/100 g), même s'il s'agit de fer non héminique dont l'absorption sera moindre. Comme le **clou de girofle** est utilisé avec parcimonie à cause de son parfum assez fort, il est important de consommer le bouillon de vos préparations culinaires afin de profiter tout de même de ses bienfaits, les sels minéraux étant solubles dans l'eau.

Épices, herbes, aromates

RÔTI DE DINDE PIQUÉ DE CLOUS DE GIROFLE, SAUCE FRAÎCHE À LA TOMATE

Ingrédients pour 4 personnes :

- 500 g de rôti de dinde
- Quelques **clous de girofle**
- Le jus de 1 citron
- 2 c. à s. de basilic ciselé
- 1 oignon finement haché
- 8 c. à s. de coulis de tomate
- 1 pincée de piment d'Espelette
- Sel et poivre

- Préchauffer le four à 200 °C (th. 6-7).
- Piquer les **clous de girofle** dans le rôti. Le déposer dans un plat allant au four.
- Mélanger le jus de citron, le sel, le poivre, un peu de basilic et l'oignon haché. Répartir sur le rôti et enfourner pour 20 min.
- Mélanger le coulis de tomate avec le reste de basilic et le piment d'Espelette. Assaisonner.
- Sortir le rôti du four, retirer les **clous de girofle** et le servir tranché finement, accompagné de la sauce tomate.

51. LE PAPRIKA

SOURCE D'ANTIOXYDANTS ○ PÉRIODE
DE CROISSANCE ○ DIGESTION DIFFICILE
○ OSTÉOPOROSE (ET PRÉVENTION)

Le paprika (à base de piment) contient de la capsaïcine, utilisée pour ses propriétés décongestionnantes et expectorantes. C'est aussi un excellent stimulant gastrique.

DESCRIPTION

Le **paprika** est une épice en poudre obtenue à partir du piment doux. Il est cueilli à maturité, séché puis moulu afin d'obtenir une poudre très fine, d'un rouge très profond. Le **paprika** est plus ou moins piquant suivant la variété : généralement, plus il est foncé, plus il est doux. Il est très utilisé dans les pays de l'Est où on le retrouve dans le goulash, mais parfumera aussi les omelettes, les légumes, les poissons, les farces et sauces.

PROPRIÉTÉS NUTRITIONNELLES

Le **paprika** est avant tout réputé pour sa teneur en vitamine C (71 mg/100 g), de ce fait, il sera préférable de l'ajouter après cuisson afin de ne pas détruire cette vitamine. Il contient aussi d'autres antioxydants tels que le bêta-carotène (27 679 µg/679 g) ou l'alpha-tocophérol (30 mg/100 g). À noter qu'il apporte de bonnes quantités de vitamines du groupe B (B1, B2, PP, B6, B9). En ce qui concerne les minéraux, les présences de fer (23,8 mg/100 g), de magnésium (185 mg/100 g), de phosphore (345 mg/100 g), et de potassium (2 344 mg/100 g) sont remarquables. Ses bienfaits sont à nuancer du fait de son utilisation avec parcimonie en cuisine.

Épices, herbes, aromates

GOULASH DE DINDE

Ingrédients pour 1 personne :

- 150 g d'escalope de dinde
- ½ oignon
- ¼ de gousse d'ail
- 1 c. à c. de fond de volaille
- 200 g de tomates pelées
- 1 c. à c. de **paprika**
- Sel et poivre

- Couper l'escalope de dinde en gros dés. Émincer finement l'oignon et presser l'ail.
- Faire revenir les morceaux de dinde dans une casserole à revêtement antiadhésif et saupoudrer de **paprika.**
- Les retirer de la casserole, réserver et les remplacer par l'oignon émincé. Le faire revenir jusqu'à ce qu'il soit translucide.
- Ajouter à nouveau les dés de dinde, les saupoudrer de fond de volaille, ajouter l'ail, les tomates et leur jus. Saler et poivrer.
- Baisser le feu, couvrir et laisser mijoter à feu doux pendant 15 min.
- Servir immédiatement.

52. LA VANILLE

SOURCE D'ANTIOXYDANTS ○ RÉGIME HYPOCALORIQUE

La vanille facilite la digestion. Elle serait un antidépresseur, un antistress naturel et favoriserait la mémoire. L'extrait de vanille est également un antiseptique naturel.

DESCRIPTION

La **vanille** provient du vanillier, plante originaire du Mexique, appartenant à la famille des orchidées. Elle est aujourd'hui aussi cultivée à Madagascar, à la Réunion, en Indonésie, ou encore à Tahiti. Son fruit, la gousse de vanille, est cueilli avant maturité encore vert et sera notamment séché. Il renferme une pulpe de grains noirs très aromatiques. La **vanille** est commercialisée en gousse, en poudre ou sous forme d'extrait. Elle parfume tous les desserts et relève aussi les poissons et les viandes blanches.

PROPRIÉTÉS NUTRITIONNELLES

La **vanille** contient essentiellement des sucres et de la vanilline. Cette dernière est l'un des plus importants composants de l'arôme caractéristique de la **vanille.** Elle a des propriétés antioxydantes qui agissent contre le vieillissement cellulaire.
La **vanille** est aussi un bon régulateur de l'appétit. Elle apporte peu de sucre et de calories pour la quantité utilisée et possède pourtant un arôme puissant. De ce fait, elle remplacera avantageusement le sucre dans vos préparations au quotidien.

Épices, herbes, aromates

NOIX DE SAINT-JACQUES POÊLÉES À LA VANILLE

Ingrédients pour 1 personne :

- 160 g de noix de Saint-Jacques
- 1 cm de gousse de **vanille**
- 2 c. à s. de vinaigre balsamique
- 1 c. à c. bombée de fromage blanc nature 20 % de MG
- Sel et poivre

- Fendre la gousse de **vanille** en deux et récupérer les grains de **vanille** avec la pointe d'un couteau.
- Dans une poêle à revêtement anti-adhésif, saisir les noix de Saint-Jacques 2 min de chaque côté.
- Saupoudrer de **vanille** les noix de Saint-Jacques et les disposer dans l'assiette. Saler et poivrer.
- Déglacer la poêle avec le vinaigre balsamique.
- Hors du feu, ajouter le fromage blanc en mélangeant vivement.
- Napper les noix de Saint-Jacques de la sauce et déguster bien chaud.

53. LA CITRONNELLE

PÉRIODE DE CROISSANCE ○ DIGESTION DIFFICILE ○ OSTÉOPOROSE (ET PRÉVENTION)

La citronnelle a des propriétés anti-infectieuse, antibactérienne et anti-inflammatoire.

DESCRIPTION

La **citronnelle** ou citronnelle des Indes est une plante tropicale persistante, de la famille des graminées originaire d'Asie du Sud. Elle doit son nom à son odeur prononcée de citron. Elle est cultivée pour ses tiges et feuilles longues et minces. Son utilisation en cuisine est vaste. Traditionnelle en Thaïlande ou Indonésie pour parfumer les soupes, poissons, cari ou au Maroc pour le thé, elle se marie parfaitement avec le gingembre, le piment, l'échalote et est parfaite en marinade. Elle se consomme crue ou cuite.

PROPRIÉTÉS NUTRITIONNELLES

La **citronnelle** apporte peu de calories, un peu moins de 100 kcal/100 g, composées essentiellement de glucides (25 g/100 g), ce qui sera négligeable dans vos préparations au vu des quantités consommées. On note cependant des teneurs intéressantes en minéraux et notamment en potassium (723 mg/100 g), en phosphore (101 mg/100 g), en calcium (65 mg/100 g) et en fer (8,17 mg/100 g). Riche en potassium et pauvre en sodium (6 mg/100 g), la citronnelle est un diurétique naturel.

Épices, herbes, aromates

SOUPE THAÏLANDAISE AUX CREVETTES

Ingrédients pour 1 personne :

- 8 crevettes roses décortiquées
- 3 dl d'eau
- ½ bâton de **citronnelle**
- 1 petit piment
- 2 petits épis de maïs
- 1 c. à c. de sauce soja
- 100 g de pousses de soja
- 1 c. à c. de jus de citron vert
- 1 pincée de gingembre en poudre

- Laver puis émincer la **citronnelle** et le piment.
- Faire cuire la **citronnelle,** le piment, le maïs, la sauce soja et le jus de citron vert dans l'eau, dans une petite casserole à feu doux pendant 15 min.
- Ajouter 8 crevettes roses décortiquées et les pousses de soja.
- Avant de servir, saupoudrer d'un peu de gingembre.

54. LE CUMIN

SOURCE D'ANTIOXYDANTS ○ PÉRIODE DE CROISSANCE
OSTÉOPOROSE (ET PRÉVENTION) ○ ALLAITEMENT

Le cumin est recommandé en cas de digestion difficile, il limite les flatulences et les ballonnements. Il est reconnu pour activer la montée de lait chez les femmes allaitantes.

DESCRIPTION

Le **cumin** est une plante de la famille des ombellifères, originaire de l'Orient (Chine, Japon et Inde notamment), qui produit de petites graines aromatiques. Son utilisation culinaire est très répandue dans la cuisine indienne et du nord de l'Afrique. Il entre dans la composition de plusieurs mélanges d'épices, comme le cari, le chi, le garam masala ou le raz-el-hanout et dans de nombreuses spécialités : les tagines au Maroc, le gouda au Pays-Bas, le chili en Amérique du Sud…

PROPRIÉTÉS NUTRITIONNELLES

Malgré son utilisation en petite quantité, le **cumin** à une forte densité nutritionnelle. Il apporte des quantités intéressantes de vitamines du groupe B : B1 (0,6 mg/100 g), B2 (0,3 mg/100 g), B3 (4,6 mg/100 g), B6 (0,4 mg/100 g). Il est riche en phosphore (499 mg /100 g), magnésium (366 mg/100 g), calcium (931 mg/100 g) et fer (66,4 mg/100 g).

Le **cumin** a enfin un fort pouvoir antioxydant, contenant des bêta-carotènes (762 µg/100 g), alpha-tocophérols (3,3 mg/100 g), zinc (4,8 mg/100 g) et sélénium (5,2 µg/100 g).

Épices, herbes, aromates

COURGETTES POÊLÉES AU CUMIN

Ingrédients pour 2 personnes :

- 3 courgettes
- 1 oignon doux
- ½ verre d'eau
- 1 c. à c. de **cumin**
- Sel et poivre en grains

- Éplucher les courgettes et les couper en petits dés.
- Éplucher et émincer l'oignon, puis le faire revenir dans un wok bien chaud avec un peu d'eau.
- Ajouter les courgettes, le sel, le poivre et le **cumin.** Laisser cuire 10 min. Les courgettes doivent être cuites tout en restant croquantes.

55. LA CARDAMOME

SOURCE D'ANTIOXYDANTS

Elle aurait des propriétés expectorantes et antitussives, ce qui en ferait un allié contre les maux de l'hiver. Enfin, en infusion, elle facilite la digestion.

DESCRIPTION

La **cardamome** (et non cardamone) est une plante originaire d'Asie. Elle fleurit et produit des capsules vertes, celles-ci sont séchées et ce sont les graines brunes qu'elles contiennent qui sont utilisées. Elles sont très aromatiques avec un parfum légèrement poivré.
Il existe trois sortes de **cardamome :** la verte qui est la plus parfumée, la blanche qui n'existe pas à l'état naturel, ce sont les capsules de cardamome verte décolorées, et enfin la cardamome brune. On retrouve la **cardamome** essentiellement dans les plats indiens ou africains. Elle reste peu utilisée en Europe, elle parfume pourtant parfaitement les riz et les viandes et donne une note particulière aux desserts.

PROPRIÉTÉS NUTRITIONNELLES

La **cardamome** est riche en minéraux et plus particulièrement en potassium (1 119 mg/100 g), calcium (383 mg/100 g), magnésium (229 mg/100 g) et en fer (14 mg/100 g). Elle est source de phosphore, vitamine C, et vitamine du groupe B (B1 et B6). Elle apporte aussi des oligo-éléments tels que le sélénium et le zinc au pouvoir antioxydant.
La **cardamome** moulue est enfin fortement énergétique avec 433 kcal/100 g, essentiellement composée

de glucides. Cependant, cette épice est à doser avec parcimonie et dévoilera ses arômes pour de minimes quantités, de quoi en user dans toutes vos préparations.

ENTREMET VANILLE-CARDAMOME

Ingrédients pour 2 personnes :

- 300 ml de lait d'amande
- 2 gousses de **cardamome**
- 1 g d'agar-agar
- ½ gousse de vanille
- 30 g de sucre en poudre

- Dans une casserole, faire chauffer le lait d'amande avec les gousses de **cardamome** préalablement ouvertes en deux, et la gousse de vanille grattée.
- Porter à ébullition, puis laisser infuser hors feu pendant 20 min minimum.
- Retirer les gousses, puis ajouter l'agar-agar.
- Remettre sur le feu vif pendant 1 min. Ajouter ensuite le sucre en pluie, puis verser la préparation dans deux ramequins ou verres transparents.
- Laisser tiédir, puis placer au réfrigérateur pendant 30 min au moins avant dégustation.

56. LE POIVRE

RÉGIME SANS SEL

*Le poivre favorise l'appétit et facilite la digestion.
À noter que de grandes quantités de poivre
ont un effet excitant et qu'il peut s'avérer irritant.*

DESCRIPTION

Le **poivre** est l'épice la plus répandue dans le monde. Il est obtenu à partir des baies de plantes de la famille des pipéracées. On distingue différents **poivres** selon la maturité des baies : vert, blanc, noir, rouge ou encore gris. À noter que le **poivre** moulu perd rapidement de sa saveur et qu'il sera préférable de le choisir en grains afin de libérer toutes ses saveurs à chaque utilisation. Le **poivre** peut s'intégrer à toutes les recettes salées et, de façon plus surprenante, en dessert, associé avec des fruits. Il est aussi l'élément de base de certaines préparations telle que la sauce au **poivre.**

PROPRIÉTÉS NUTRITIONNELLES

Le **poivre** se caractérise essentiellement par sa richesse en sels minéraux et notamment en potassium (1 259 mg/100 g), magnésium (194 mg/100 g), calcium (437 mg / 100 g) et fer (28,8 mg/100 g). Il est aussi pauvre en sodium (44 mg/100 g).

Épices, herbes, aromates

CANARD AUX TROIS POIVRES

Ingrédients pour 1 personne :

- 100 g de filet de canard dégraissé
- 1 tour de moulin de **poivre** noir, de **poivre** blanc et de **poivre** 5 baies
- 1 c. à s. de vinaigre balsamique
- 1 c. à c. d'huile de tournesol
- Quelques feuilles de menthe fraîche
- Sel

- Réaliser une marinade avec le vinaigre, l'huile, les feuilles de menthe, le sel et les trois **poivres.**
- Laisser mariner la viande au frais pendant 20 min au moins.
- Faire griller le filet de canard dans une poêle à revêtement antiadhésif, le déglacer avec la marinade et l'arroser continuellement.

57. LE CERFEUIL

SOURCE D'ANTIOXYDANTS ○ DIURÉTIQUE
OSTÉOPOROSE (ET PRÉVENTION)

*À noter qu'il favoriserait la cicatrisation
grâce à ses propriétés antiseptiques.*

DESCRIPTION

Le **cerfeuil** est une plante aromatique de la famille des ombellifères, originaire de Russie. Il existe deux grandes variétés de **cerfeuil** : le cerfeuil commun et le cerfeuil frisé, ce dernier ayant une saveur moins prononcée. Il se récolte d'avril à septembre et fait partie du mélange « fines herbes » avec la ciboulette, le persil et l'estragon. Il s'emploie dans toutes les recettes et plus particulièrement les salades, les potages, les grillades et les sauces. Il est préférable de le choisir frais ou surgelé plutôt que séché ou déshydraté, où il perd de ses qualités organoleptiques.

PROPRIÉTÉS NUTRITIONNELLES

Le **cerfeuil** frais apporte peu de calories, d'autant plus que les quantités utilisées ne sont pas importantes (54 kcal/100 g). En parallèle, c'est une excellente source de vitamines : vitamines du groupe B (B1, B2, B6 et B9), vitamine C (37 mg/100 g) et de bêta-carotènes (5 500 µg/100 g), ces deux derniers étant des antioxydants majeurs. Il est aussi riche en sels minéraux et notamment en calcium (260 mg/100 g) et potassium (600 mg/100 g).

Épices, herbes, aromates

DOS DE CABILLAUD EN PAPILLOTE, CRÈME CITRON-CERFEUIL

Ingrédients pour 1 personne :

- 180 g de dos de cabillaud
- ¼ de citron bio
- 1 c. à s. de crème fraîche
- 1 c. à s. de **cerfeuil** frais ciselé
- Sel et poivre 5 baies

- Presser le citron et récupérer quelques zestes très fins.
- Mélanger la crème, le jus de citron, quelques zestes et le **cerfeuil** ciselé. Assaisonner avec le poivre 5 baies et saler.
- Sur une feuille de papier cuisson, déposer le dos de cabillaud et napper de sauce.
- Fermer la papillote hermétiquement et cuire 5 min au four à micro-ondes.
- Déguster aussitôt.

58. LE LAURIER

DIGESTION DIFFICILE ○ PÉRIODE DE CROISSANCE ○ OSTÉOPOROSE (ET PRÉVENTION)

Attention, certains lauriers comme le laurier rose sont toxiques.

DESCRIPTION

Il existe un grand nombre de plantes que nous désignons sous le terme **« laurier »,** il est cependant important de noter que seul le **laurier** dit « sauce » est comestible. Ce sont les feuilles d'un petit arbuste originaire d'Asie et du pourtour méditerranéen. En cuisine, il compose le bouquet garni et entre dans de multiples recettes méridionales, à base de tomate notamment. Il supporte les cuissons longues (pot-au-feu, ragoûts) et parfume toutes les eaux de cuisson.

PROPRIÉTÉS NUTRITIONNELLES

Les feuilles de **laurier** sont utilisées pour leur parfum, aussi elles n'apporteront aucunes calories. Cependant, elles libèrent en même temps que leur saveur des vitamines hydrosolubles et des minéraux dans le bouillon, qui sera à consommer, sans le saler ni le sucrer. On note alors que les feuilles de laurier apportent des quantités non négligeables de calcium (834 mg/100 g), de magnésium (120 mg/100 g), de potassium (529 mg/100 g) et de vitamines du groupe B (B6, PP et B9), même si ces dernières sont partiellement détruites à la cuisson.

Épices, herbes, aromates

BLAFF DE POISSON

Ingrédients pour 1 personne :

- 180 g de filet de colin
- ½ oignon
- 1 gousse d'ail
- 1 bouquet garni : thym, **laurier,** persil, 1 carotte
- ½ citron vert
- 2 c. à s. de lait de coco
- Sel et poivre en grains

- Émincer finement l'oignon, presser la gousse d'ail.
- Préparer le court-bouillon avec le bouquet garni et la carotte en rondelles et y pocher le poisson pendant 10 min. Bien l'égoutter.
- Faire revenir l'oignon et l'ail dans une poêle à revêtement antiadhésif à sec, jusqu'à ce qu'ils soient translucides.
- Ajouter le poisson, un peu de bouillon et le jus de citron vert. Laisser mijoter pendant 5 min.
- Hors du feu, ajouter le lait de coco. Bien mélanger.
- Ajuster l'assaisonnement et servir aussitôt.

59. LE MYRTE

SOURCE D'ANTIOXYDANTS ○ PÉRIODE
DE CROISSANCE ○ OSTÉOPOROSE (ET PRÉVENTION)

Le myrte contient du myrtol qui lui procure des vertus médicinales. Aussi, il est conseillé pour soulager les maladies des voies respiratoires comme la sinusite ou la bronchite chronique et du système urinaire, grâce à son pouvoir antiseptique. Le myrte favoriserait aussi le sommeil.

DESCRIPTION

Le **myrte** est un arbrisseau originaire du pourtour méditerranéen. On utilise ses feuilles et ses baies. Les feuilles sont récoltées de mai à septembre, les baies sont d'un noir bleuté et mûrissent dès le mois de septembre.
Les feuilles et les baies de **myrte** assaisonnent parfaitement le mouton, le bœuf, les volailles et les poissons gras (hareng, maquereau). Leur saveur rappelle celle du romarin et des baies de genièvre. Elles parfument parfaitement les grillades et les braisés. Les baies sont cuisinées en gelée et ajoutées aux salades et aux tartes aux fruits.

PROPRIÉTÉS NUTRITIONNELLES

Les feuilles de **myrte** sont riches en tanins, polyphénols aux propriétés antioxydantes. Elles apportent des minéraux essentiels tels que le calcium (81 mg/100 g) et le phosphore (27 mg/100 g). Elles contiennent enfin peu de calories au vu des quantités consommées.

Épices, herbes, aromates

MAQUEREAUX AUX ARTICHAUTS ET FEUILLES DE MYRTE

Ingrédients pour 2 personnes :

- 140 g de filets de maquereaux
- 8 artichauts poivrades
- 2 gousses d'ail
- 2 c. à c. d'huile d'olive
- ½ citron
- 1 c. à s. de feuilles de **myrte**
- 1 c. à s. de persil haché
- Sel et poivre

- Préchauffer le four à 200 °C (th. -7).
- Laver les artichauts. Retirer les feuilles dures, couper les queues en quartiers. Retirer le foin.
- Les faire blanchir 3 min dans un grand volume d'eau bouillante.
- Découper deux grands carrés de papier cuisson pour y placer au centre les cœurs d'artichauts poivrades.
- Ajouter les gousses d'ail pelées et hachées finement et déposer sur le dessus les filets de maquereaux.
- Les napper d'huile d'olive, du jus du demi-citron, saler et poivrer.
- Répartir les herbes (persil et feuilles de **myrte**) et fermer les papillotes.
- Enfourner pour 15 min.
- Servir bien chaud.

60. LE BÂTON DE RÉGLISSE

MALADIES DES VOIES RESPIRATOIRES

*À éviter en cas de grossesse et d'hypertension.
Il est reconnu que la réglisse (la glycyrrhizine) aide à traiter les maladies des voies respiratoires (laryngite, bronchite, etc.) grâce à ses effets expectorants et antitussifs, ainsi que pour la prévention des ulcères de l'estomac et du duodénum. Elle possède aussi des propriétés antispasmodiques. Enfin, c'est un bon substitut pour les personnes souhaitant arrêter de fumer.*

DESCRIPTION

La **réglisse** est une plante originaire d'Asie très répandue aujourd'hui en Europe et plus particulièrement dans le Bassin méditerranéen. Ce sont ses racines (rhizomes) qui sont utilisées. Elles sont soit coupées, lavées, séchées et consommées sous forme de bâton, soit transformées en poudre et servent alors dans l'industrie agroalimentaire, notamment dans la composition du pastis, de l'antésite ou de bonbons. La réglisse est utilisée dans la cuisine asiatique, simplement en lamelles ou dans le mélange cinq épices (cinq parfums chinois). Elle a une saveur douce et anisée.

PROPRIÉTÉS NUTRITIONNELLES

La **réglisse** contient un puissant édulcorant, la glycyrrhizine (50 fois supérieur au sucre de canne), elle est donc intéressante pour sucrer en apportant moins de calories. Un bâton apporte seulement 41 kcal.

RIZ AU LAIT RÉGLISSÉ

Ingrédients pour 1 personne :

- 20 g de riz rond type arborio cru
- 1 bâtonnet de **réglisse**
- 150 ml de lait demi-écrémé
- 1 cm de gousse de vanille
- 1 c. à c. de sucre

- Couper le bâtonnet de **réglisse** en petits tronçons.
- Faire frémir le lait à feu vif, puis le laisser tiédir en ajoutant les tronçons de réglisse et les laisser infuser. Puis retirer la **réglisse** à l'aide d'une écumoire.
- Laver le riz, puis le blanchir 2 min à l'eau bouillante salée.
- L'égoutter, puis le cuire dans le lait réglissé frémissant avec la gousse de vanille grattée, à demi-couvert, pendant 20 à 30 min, jusqu'à ce que le lait soit absorbé par le riz.
- Laisser reposer 5 min puis ajouter le sucre.
- Placer au réfrigérateur jusqu'au service.

61. LA SALICORNE

SOURCE D'ANTIOXYDANTS GROSSESSE
À éviter en cas de régime hyposodé.

DESCRIPTION

La **salicorne** est une plante de la famille des chénopodiacées (comme la betterave). Elle est présente sur tous les continents. En France, elle pousse dans l'eau salée des marais de la côte atlantique ou de Camargue. Elle est aussi appelée « haricot de mer » et ce sont ses pousses, des tiges vertes et tendres, que nous consommons. Confites dans du vinaigre, elles sont servies en hors-d'œuvre, accompagnent parfaitement les viandes froides et apportent un goût acidulé aux salades et omelettes. La **salicorne** se prépare aussi comme les haricots verts.

PROPRIÉTÉS NUTRITIONNELLES

La **salicorne** couple les avantages des légumes et des algues, c'est-à-dire qu'elle est très riche en vitamines, sels minéraux et oligo-éléments de par sa provenance marine. Elle a une teneur particulièrement importante en iode qui a un rôle primordial dans la fabrication des hormones thyroïdiennes sécrétées par la glande thyroïde. Elle est source de phosphore, vitamines A, C et D. Elle a enfin des apports intéressants en calcium, magnésium, fer, silice, zinc et manganèse. Son apport calorique est faible, moins de 15 kcal/100 g.

SALADE AU HARENG ET SALICORNE

Ingrédients pour 1 personne :

- 185 g de pommes de terre
- 100 g de harengs marinés (sans huile)
- 1 pêche bien mûre
- 100 g de concombre
- ½ cœur de laitue
- ¼ d'oignon rouge
- 1 c. à s. de **salicorne** au vinaigre
- 1 yaourt nature classique
- Le jus de ½ citron
- Sel et poivre

- Laver, éplucher et couper en lamelles les pommes de terre. Les cuire à la vapeur, puis laisser tiédir.
- Laver la pêche et la couper en quartiers puis en fines lamelles.
- Laver puis couper le concombre en rondelles et émincer le cœur de laitue.
- Hacher finement l'oignon. Couper les harengs en petits morceaux.
- Couper la salicorne en petits morceaux.
- Mélanger le yaourt, la **salicorne** et le jus de citron.
- Mélanger tous les ingrédients ensemble, saler et poivrer, puis les enrober de sauce au yaourt.

62. L'ORTIE

SOURCE D'ANTIOXYDANTS ○ OSTÉOPOROSE (ET PRÉVENTION) ○ PÉRIODE DE CROISSANCE ○ RÉGIME HYPOCALORIQUE ○ ALLAITEMENT

Elle aurait des propriétés anti-infectieuses, intéressantes pour traiter aphtes et gingivite notamment. L'ortie est galactogène et stimule la production de lait chez les jeunes mamans.

DESCRIPTION

L'**ortie** est une plante herbacée de la famille des urticacées, originaire d'Europe et d'Asie. Toute la plante est recouverte de poils urticants. Cependant, il existe différentes espèces et c'est la grande ortie ou ortie commune qui est utilisée dans notre alimentation. Elle sert également à des fins alimentaires, industrielles (pour sa fibre) et agricoles (en tant qu'engrais vert et insecticide).

PROPRIÉTÉS NUTRITIONNELLES

L'**ortie** est moyennement énergétique avec un apport de 46 kcal/100 g, composé essentiellement de protéines végétales. Elle est aussi riche en antioxydants et plus particulièrement en vitamines A (742 µg/100 g), C (333 mg/100 g) et E (14 mg/100 g). Elle apporte une grande quantité de folates (vitamine B9 : 212 µg/100 g). Elle a enfin des teneurs très intéressantes en minéraux et est source de magnésium (80 mg/100 g), calcium (713 mg/100 g) et phosphore (138 mg/100 g).

SOUPE D'ORTIE

Ingrédients pour 2 personnes :

- 100 g de feuilles d'**orties**
- 2 carottes
- 1 courgette
- 1 oignon
- 500 ml d'eau
- ½ cube de bouillon de légumes dégraissé
- Poivre

- Laver et éplucher les carottes et la courgette. Les couper en morceaux.
- Laver et essorer les feuilles d'**orties.**
- Peler et hacher l'oignon.
- Le faire revenir à sec dans une casserole à revêtement antiadhésif. Lorsqu'il commence à se colorer, ajouter 500 ml d'eau, le ½ cube de bouillon de légumes et le poivre.
- Ajouter les feuilles d'**ortie,** les carottes et la courgette.
- Laisser cuire 15 min.
- Mixer la préparation et rectifier l'assaisonnement si besoin.

63. LA SAUGE

SOURCE D'ANTIOXYDANTS

DESCRIPTION

La **sauge** est originaire du Bassin méditerranéen et d'Asie. Ce sont ses feuilles vertes duveteuses à la saveur amère et camphrée qui sont utilisées en cuisine et plus particulièrement dans la gastronomie italienne.
Elle se marie parfaitement bien avec la fougasse, la polenta, les aubergines, les pommes de terre et la viande de veau. Elle s'utilise aussi en infusion.
À noter qu'il est préférable de la choisir en feuilles entières plutôt que moulue : elle préserve ainsi ses qualités organoleptiques.

PROPRIÉTÉS NUTRITIONNELLES

La **sauge,** pour une portion (2 g), apporte à peine 6 kcal. Elle est donc excellente si vous devez surveiller votre poids. Elle contient de plus des acides carnosique et rosmarinique qui font d'elle l'une des fines herbes les plus riches en antioxydants.
Elle a des teneurs en vitamines intéressantes : elle est source de vitamine K, celle-ci étant indispensable à la coagulation et à la formation osseuse, de bêta-carotène (3 485 µg/100 g) et de folates (274 µg/100 g). Elle se distingue enfin par sa composition en minéraux et notamment en calcium, fer, magnésium, sélénium et zinc.

SALTIMBOCCA DE VEAU À LA SAUGE

Ingrédients pour 1 personne :

- 100 g d'escalope de veau très fine
- 1 tranche de jambon de Parme découennée
- 3 feuilles de **sauge**
- Sel et poivre en grains

- Aplatir l'escalope de veau au maximum, la séparer en trois morceaux de même calibre.
- Couper la tranche de jambon de Parme en 3, les déposer sur chaque portion de veau, surmontée d'une feuille de **sauge.**
- Rouler chaque portion, les piquer à l'aide d'un cure-dent.
- Faire revenir ces saltimbocca dans une poêle à revêtement antiadhésif, sur tous les côtés, pendant 10 min.
- Ajouter un peu de sel, de poivre et un fond d'eau pour déglacer la poêle.
- Laisser mijoter 2 à 3 min jusqu'à évaporation du liquide.
- Servir immédiatement.

64. L'AMANDE

RÉGIME VÉGÉTARIEN/VÉGÉTALIEN ○ SOURCE D'ANTIOXYDANTS ○ ALIMENTATION DU SPORTIF ○ RÉGIME HYPOCHOLESTÉROLÉMIANT ○ PÉRIODE DE CROISSANCE

DESCRIPTION

Les **amandes** sont les fruits de l'amandier, originaire d'Asie. Ce sont des fruits à coque qui possèdent une chair charnue et sèche. Il ne faut pas confondre amande douce et amande amère (forme sauvage), cette dernière étant toxique. Elles sont consommées entières, effilées, en pâte ou sous forme de lait et s'intègrent à tous les desserts. Elles sont aussi excellentes avec le poisson (la truite par exemple), les volailles, dans les farces, et le couscous notamment. On les retrouve enfin dans l'orgeat, sirop fabriqué à base d'**amandes.**

PROPRIÉTÉS NUTRITIONNELLES

Les **amandes** font parties des graines oléagineuses, c'est-à-dire qu'elles sont riches en lipides (plus de 50 %). Ceux-ci sont essentiellement constitués d'acides gras mono-insaturés (36 %) et d'acides gras polyinsaturés (10 %) dont les Oméga-3, dits essentiels, car le corps ne peut les synthétiser. La consommation d'**amandes** permet donc de diminuer les risques de maladies cardiovasculaires. Elles sont riches en protéines (20 %), en glucides (17 %) et en fibres (15 %), ce qui en fait un excellent encas, en veillant à limiter les quantités car elles apportent tout de même près de 635 kcal/100 g. Elles ont d'autre part des teneurs intéressantes en calcium (266 mg/100 g), potassium (728 mg/100 g), magnésium (296 mg/100 g) et phosphore (520 mg/100 g). Enfin, elles

Matières grasses et oléagineux

sont une source de vitamine E, antioxydant important (20 mg/100 g).

NEMS AUX FRUITS

Ingrédients pour 1 personne :

- ½ pomme
- ½ poire
- 50 g de framboises
- ½ c. à c. de miel
- 1 c. à s. d'eau de fleur d'oranger
- 15 g d'**amandes** concassées
- ½ c. à c. de cannelle en poudre
- 1 feuille de brick

- Laver les fruits. Éplucher la pomme et la poire et les couper en petits dés.
- Les faire dorer dans une poêle à revêtement antiadhésif bien chaude.
- Baisser le feu et ajouter les framboises, le miel et l'eau de fleur d'oranger. Laisser cuire jusqu'à ce que la préparation soit bien fondante. Retirer du feu et laisser tiédir.
- Préchauffer votre four à 180 °C (th. 6).
- Mélanger les **amandes** concassées dans un saladier avec la cannelle.
- Couper la feuille de brick en deux. Au centre, mettre une couche du mélange **amandes**-cannelle puis une couche de fruits. Rouler sous forme de nem en prenant soin de rentrer les deux extrémités. Renouveler l'opération pour le deuxième nem.
- Disposer les nems dans un plat allant au four, sur du papier cuisson et enfourner pour 10 à 15 min en surveillant la cuisson.
- La cuisson est parfaite lorsque la feuille de brick est dorée.

65. LA NOIX

RÉGIME HYPOCHOLESTÉROLÉMIANT ○ RÉGIME VÉGÉTARIEN/VÉGÉTALIEN ○ ALIMENTATION DU SPORTIF

DESCRIPTION

La **noix** est un fruit à coque provenant du noyer originaire d'Asie. Son amande est séparée en deux cerneaux à circonvolutions. En France, on retrouve deux **noix** d'Appellation d'origine contrôlée (AOC) : la noix de Grenoble et la noix du Périgord. On les consomme simplement entières à croquer ou intégrées aux préparations salées et sucrées : en salade, avec le fromage ou en pâtisserie (brownies, tartes, nougats, etc.).

PROPRIÉTÉS NUTRITIONNELLES

Même si on les appelle souvent « fruits secs », les **noix** sont en réalité des fruits oléagineux majoritairement riches en lipides à hauteur de 65 % de leur composition et de plus de 46 % d'acides gras polyinsaturés dont les fameux Oméga-3. La **noix** contient une proportion idéale entre les acides gras Oméga-3 et Oméga-6, assurant un excellent état cardiovasculaire.

En effet, pour satisfaire les apports nutritionnels recommandés en acides gras Oméga-3, il suffit de 5 **noix** par jour environ. Elles sont aussi riches en protéines (15 %), en glucides (13 %) et sont fortement énergétiques (655 kcal/100 g). Elles sont concentrées en minéraux et 100 g couvrent 46 % des besoins en phosphore, 35 % en magnésium, 15 % en calcium. Enfin, elles apportent des oligo-éléments comme le zinc et le cuivre.

TOASTS POMME-CHÈVRE AUX NOIX

Ingrédients pour 1 personne :

- 1 pomme granny-smith
- 30 g de cabécou
- 15 g de **noix**
- Poivre

- Enlever le trognon de la pomme à l'aide d'un vide-pomme.
- Couper la pomme en fines tranches, en faire de même avec le cabécou, en le coupant à l'horizontale.
- Poêler autant de tranches de pommes qu'il y a de tranches de cabécou, sans matières grasses.
- Émincer finement le reste des tranches de pommes.
- Concasser les **noix**.
- Déposer une tranche de cabécou par tranche de pomme, poivrer puis les déposer ensuite sous le gril du four pour faire fondre le fromage légèrement.
- Servir ces « toasts » avec le reste de pomme émincée, la **noix** concassée et une salade verte au jus de citron.

66. LA PURÉE DE NOISETTES

RÉGIME HYPOCHOLESTÉROLÉMIANT
RÉGIME VÉGÉTARIEN/VÉGÉTALIEN ○ SOURCE
D'ANTIOXYDANTS

DESCRIPTION

On connaît le célèbre beurre de cacahuètes fortement consommé outre-Atlantique, mais la **purée de noisettes** est bien moins utilisée. Pourtant, il s'agit d'un produit 100 % naturel, obtenu après un séchage au feu de bois des noisettes, qui sont ensuite broyées à la meule de pierre. Les petites peaux et les brisures sont enfin éliminées par tamisage. Cette purée est idéale à tartiner sur du pain ou des biscottes et s'intègre facilement à toutes les préparations telles que les pâtisseries, mais aussi en version salée avec les légumes ou la volaille.

PROPRIÉTÉS NUTRITIONNELLES

La **purée de noisettes** est source de lipides d'origine végétale (61 %), naturellement sans cholestérol, elle est riche en acides gras Oméga-3, qui participent au bon fonctionnement du système cardiovasculaire. Il faut noter que grâce à son mode de fabrication, les acides gras insaturés sont préservés. D'autre part, cette purée apporte une bonne quantité de protéines végétales (13 %). Elle aide à la couverture des besoins en minéraux tels que le potassium (630 mg/100 g), le phosphore (220 mg/100 g), le calcium (220 mg/100 g) et le magnésium (150 mg/100 g). Elle a aussi une teneur non négligeable en oligo-éléments : zinc, cuivre et manganèse (la noisette en étant très riche), qui joue un rôle important dans le système immunitaire.

Matières grasses et oléagineux

Enfin, la **purée de noisettes** est riche en vitamine E qui protège l'organisme de l'oxydation.
Attention cependant : elle est fortement énergétique avec un apport de 611 kcal /100 g.

VERRINE POIRE-NOISETTE FAÇON CRUMBLE

Ingrédients pour 1 personne :

- 1 poire
- 2 petits-beurre
- 1 c. à s. de **purée de noisettes**

- Laver et éplucher la poire. La couper en petits dés.
- Émietter les petits-beurre.
- Monter en verrine une couche de dés de poire, la **purée de noisettes,** le reste de poire et terminer avec les petits-beurre émiettés.

67. LES GRAINES ET HUILE DE LIN

RÉGIME HYPOCHOLESTÉROLÉMIANT ○ RÉGIME RICHE EN FIBRES ○ ALIMENTATION DU SPORTIF ○ RÉGIME VÉGÉTARIEN

DESCRIPTION

Le **lin** est une plante cultivée pour ses fibres et ses graines oléagineuses brunes, luisantes et aplaties. Celles-ci peuvent être utilisées dans les céréales, les pâtisseries, saupoudrées sur les salades, et agrémentent aussi les yaourts, compotes, chapelure, en apportant un bon goût de noisette. À partir de ces graines mûres pressées à froid est extraite une huile réservée à l'assaisonnement. En effet, elle est très fragile et rancit rapidement, elle doit donc être conservée dans un lieu frais, à l'abri de la chaleur et de la lumière, être consommée rapidement après ouverture et ne pas être chauffée.

PROPRIÉTÉS NUTRITIONNELLES

Les **graines de lin** sont fortement énergétiques (534 kcal/100 g) avec plus de 40 % de lipides, 20 % de protéines et 28 % de glucides. Elles sont riches en acides gras polyinsaturés, notamment en Oméga-3, acides gras essentiels dans la constitution des membranes cellulaires. Elles sont constituées aussi de fibres solubles qui agissent sur le confort digestif. Elles ont une forte densité nutritionnelle, aident à la couverture des besoins en vitamines du groupe B (B1, B3, B6 et B9) et apportent près de 86 % des apports nutritionnels conseillés en phosphore, 48 % en calcium, 81 % en magnésium, 45 % en fer. Enfin, elles ont des teneurs remarquables en oligo-éléments : zinc, cuivre, manganèse et sélénium.

Leur **huile** (100 % de lipides) est concentrée en acides gras Oméga-3 et notamment en acides alpha-linoléniques (pouvant aller de 35 à 65 %) mais aussi en acides gras essentiels de la famille des Oméga-6, comme l'acide linoléique (20 %) et l'acide oléique (10 %).

POINTES D'ASPERGES CHAUDES EN VINAIGRETTE

Ingrédients pour 4 personnes :

- 500 g de pointes d'asperges blanches
- 4 c. à c. d'**huile de lin**
- 4 c. à c. de jus de citron
- Sel et poivre

- Laver les pointes d'asperges, les éplucher puis les ficeler en botte à l'aide de fil alimentaire.
- Porter une grande casserole d'eau salée à ébullition.
- Plonger les asperges et les faire cuire environ 25 min.
- Pendant ce temps, préparer la vinaigrette en mélangeant l'**huile**, le jus de citron, le sel et le poivre.
- Bien égoutter les pointes d'asperges, les enrober de vinaigrette citronnée.
- Disposer dans le plat de présentation.

68. L'HUILE D'OLIVE

RÉGIME HYPOCHOLESTÉROLÉMIANT ○ SOURCE D'ANTIOXYDANTS

DESCRIPTION

L'**huile d'olive** est utilisée en cuisine depuis l'Antiquité par les Grecs et les Romains. Elle est extraite des olives préalablement broyées soit par pression, soit par centrifugation. Pour obtenir 1 l d'huile, 4 à 10 kg d'olives sont nécessaires suivant leur variété et leur niveau de maturité. L'un des grands avantages de cette **huile** est qu'elle peut être utilisée à la fois crue et cuite. À noter cependant qu'elle ne doit pas être portée à trop haute température (température critique : 210 °C), au-delà de laquelle elle se détériore.

PROPRIÉTÉS NUTRITIONNELLES

L'**huile d'olive** est très intéressante nutritionnellement, de par sa richesse en acides gras mono-insaturés et notamment en acide oléique, l'un des composants fondamentaux de cette huile. Il a la propriété de diminuer le taux de cholestérol sanguin et d'augmenter le taux de « bon » cholestérol (HDL). L'**huile d'olive** présente également des antioxydants naturels : les polyphénols permettant de lutter contre la formation de radicaux libres et le vieillissement cellulaire. Enfin, elle peut renfermer jusqu'à 30 mg/100 ml de vitamine E et il est admis qu'une cuillerée à soupe (15 ml) permettrait de couvrir la moitié des apports nutritionnels conseillés en cette vitamine.
À noter que celle-ci est un puissant antioxydant. Attention cependant, l'huile d'olive, comme les autres huiles, est fortement énergétique et apportera 9 kcal/g.

Matières grasses et oléagineux

CARPACCIO DE BŒUF

Ingrédients pour 1 personne :

- 125 g de filet de bœuf nature tranché en carpaccio
- 6 feuilles de basilic frais
- 1 c. à c. d'**huile d'olive**
- Fleur de sel et poivre en grains

o Répartir les tranches de viande en rosace sur une assiette, parsemer de basilic. Arroser avec l'huile d'olive, ajouter une pincée de fleur de sel et poivrer.
o Placer 30 min au frais.
o Retirer les feuilles de basilic et déguster sans attendre !

69. L'HUILE DE NOIX

RÉGIME HYPOCHOLESTÉROLÉMIANT ○ SOURCE D'ANTIOXYDANTS ○ RÉGIME VÉGÉTARIEN

DESCRIPTION

Cette huile extraite des noix par pression est d'une couleur jaune-vert et très parfumée. C'est une huile fragile à cause de sa forte teneur en acides gras polyinsaturés, sa température critique est d'ailleurs faible (140 °C). Aussi, afin de préserver ses qualités organoleptiques, il sera préférable de la conserver à l'abri de la chaleur, de la lumière, au réfrigérateur après ouverture et de ne l'utiliser que crue, pour l'assaisonnement. Pour obtenir 1 l d'huile, près de 2 kg de noix décortiquées sont nécessaires. On dénombre 3 niveaux de qualité : l'**huile de noix** raffinée, l'**huile de noix** pure (la plus courante) et l'**huile de noix** vierge qui a un goût plus prononcé et des qualités nutritionnelles plus importantes.

PROPRIÉTÉS NUTRITIONNELLES

Comme la noix dont elle est extraite, cette huile est très calorique (899 kcal/100 g) et n'est composée que de lipides. Leur répartition est la suivante : 9 % d'acides gras saturés, 23 % d'acides gras mono-insaturés, 63 % d'acides gras polyinsaturés. Elle est riche en Oméga-3 et 6 et apporte plus de 10 % d'acide alpha-linolénique (ALA), précurseur des acides gras Oméga-3 à longues chaînes que sont l'EPA et le DHA, indispensables pour le cerveau et le système cardiovasculaire. Enfin, elle est une bonne source de vitamine E avec près de 63 mg pour 100 ml.

ROULÉS DE CABILLAUD AUX ÉPINARDS

Ingrédients pour 1 personne :

- 200 g d'épinards hachés, natures et surgelés
- 180 g de filet de cabillaud
- 1 c. à c. d'**huile de noix**
- 1 pincée de curry
- 1 c. à s. de persil haché
- Sel et poivre

- Mettre les épinards dans une poêle à revêtement antiadhésif pour les décongeler. Attendre que l'eau de constitution se soit complètement évaporée. Saler, poivrer, ajouter le curry et le persil.
- Bien aplatir le filet de cabillaud. Saler, poivrer et répartir la farce aux épinards dessus.
- Rouler le cabillaud pour envelopper la farce, faire tenir l'ensemble dans une feuille de papier cuisson.
- Placer au réfrigérateur pendant 1 h pour que la forme prenne bien.
- Préchauffer le four à 200 °C (th. 6-7).
- Couper le rouleau en tranches épaisses, les enfourner pour 15 min.
- Servir bien chaud, nappé d'**huile de noix.**

70. L'HUILE DE COLZA

RÉGIME HYPOCHOLESTÉROLÉMIANT
∘ GROSSESSE ∘ RÉGIME VÉGÉTARIEN

DESCRIPTION

Le colza est une plante à fleurs jaunes originaire de Russie, dont on extrait une huile très fluide, de couleur jaune or, au goût peu prononcé. Elle est cultivée aujourd'hui dans toutes les régions tempérées, il s'agit de la seconde huile la plus consommée en France, après le tournesol. Elle est aussi utilisée dans la fabrication de la margarine. L'**huile de colza** ne doit pas être trop chauffée. Il est préférable de l'utiliser froide, pour les assaisonnements et autres préparations comme les vinaigrettes, mayonnaises, etc.

PROPRIÉTÉS NUTRITIONNELLES

Comme toutes les autres huiles, l'**huile de colza** apporte 900 kcal/100 ml, sa différence se joue de par sa composition en triglycérides. Elle est très riche en acides gras mono-insaturés et polyinsaturés dont l'acide alpha-linolénique de la famille des Oméga-3. Elle est donc très intéressante pour le bon fonctionnement cardiovasculaire et celui du cerveau.
Elle a une teneur intéressante en vitamine E (30 mg/100 ml), antioxydant qui protège contre le vieillissement cellulaire. Une cuillerée à soupe (15 ml) permettrait de couvrir la moitié des apports nutritionnels conseillés en cette vitamine.

POULET AU VINAIGRE DE FRAMBOISE

Ingrédients pour 4 personnes :

- 300 g de filets de poulet
- 200 g de haricots verts
- 4 œufs
- 1 salade frisée
- 2 betteraves rouges cuites
- 1 oignon rouge
- 2 c. à s. d'**huile de colza**
- 2 c. à s. de vinaigre de framboise
- 2 c. à s. d'eau
- Sel et poivre

- Équeuter les haricots verts et les laver sous l'eau froide. Les cuire à la vapeur pendant 5 min et les réserver.
- Faire cuire les œufs dans un grand volume d'eau salée pendant 10 min. Puis les plonger dans de l'eau très froide afin d'arrêter la cuisson et faciliter l'écalage. Les réserver au frais.
- Découper les filets de poulet en lanières et les faire dorer dans une poêle à revêtement antiadhésif à sec. Réserver.
- Laver la salade frisée et l'effeuiller.
- Couper les betteraves en dés.
- Peler et hacher l'oignon rouge.
- Dans un bol, mélanger l'**huile de colza,** le vinaigre de framboise et l'eau. Saler et poivrer.
- Répartir la frisée, les dés de betteraves, les haricots verts et l'oignon rouge dans 4 assiettes.
- Disposer les lanières de poulet sur le dessus ainsi qu'un œuf dur coupé en deux par assiette.
- Arroser de sauce au vinaigre de framboise et déguster.

71. L'HUILE DE GERME DE BLÉ

RÉGIME HYPOCHOLESTÉROLÉMIANT ○ SOURCE D'ANTIOXYDANTS ○ RÉGIME VÉGÉTARIEN

DESCRIPTION

Cette huile est produite à partir du germe de blé Triticum vulgare. Elle est de couleur jaune-brun, a une saveur très parfumée et une texture épaisse et onctueuse. De par sa richesse en acides gras insaturés, il est indispensable de la conserver au réfrigérateur et à l'abri de la lumière notamment. De même, elle est à utiliser exclusivement crue pour l'assaisonnement et déconseillée en cuisson.

PROPRIÉTÉS NUTRITIONNELLES

L'**huile de germe de blé** est avant tout remarquable pour sa forte teneur en vitamine E (alpha-tocophérol) avec près de 154 mg/100 ml, une seule cuillerée à café permet de couvrir les besoins journaliers en cette vitamine. Elle lui confère un pouvoir antioxydant qui aide à lutter contre les radicaux libres et le vieillissement cellulaire. Elle est aussi une bonne source d'acides gras insaturés dont les fameux Oméga-3 et 6. Enfin, l'**huile de germe de blé** contient des phytostérols qui ont une structure proche de celle du cholestérol. Ceux-ci se fixent sur les sites d'absorption du cholestérol au niveau de l'intestin et en limitent le passage dans le sang.

SALADE DE CHOU ROUGE ET POMME RÂPÉE À L'HUILE DE GERME DE BLÉ

Ingrédients pour 1 personne :

- 150 g de chou rouge
- 1 pomme type golden
- Le jus de ½ citron
- 1 c. à c. de moutarde
- 1 c. à s. d'**huile de germe de blé**
- Quelques graines de céleri

- Laver le chou et peler la pomme, puis les râper finement.
- Mélanger le jus de citron, la moutarde, l'**huile de germe de blé,** napper la salade.
- Parsemer de graines de céleri et servir aussitôt.

72. L'HUILE DE CAMELINE VIERGE

SOURCE D'ANTIOXYDANTS ○ RÉGIME HYPOCHOLESTÉROLÉMIANT

DESCRIPTION

La **cameline** est originaire d'Europe du Nord et d'Asie centrale, elle est également connue sous le nom de sésame d'Allemagne ou de graine oléagineuse sibérienne. En France, on parle de « lin bâtard ». La **cameline** est de la même famille que la graine de colza. Son huile vierge, de couleur jaune or à la saveur d'amande, est idéale pour sublimer vos salades ou vos plats de légumes. Attention cependant : il s'agit d'une huile exclusivement d'assaisonnement.

PROPRIÉTÉS NUTRITIONNELLES

L'**huile de cameline**, composée de 100 % de lipides, a à la fois une faible teneur en acides gras saturés et un fort taux d'acides gras polyinsaturés Oméga-3 (33 à 40 %) et Oméga-6. Ceci en fait une huile de haute qualité. C'est en effet l'une des huiles les plus riches en acide linolénique (Oméga-3) permettant de rétablir la balance Oméga-6-Oméga-3, largement supérieure aux recommandations en Europe (rapport plus proche de 14 que de 5 comme conseillé).
Par ailleurs, elle est également très stable grâce à sa teneur en vitamine E et sa richesse en phytostérols.

Matières grasses et oléagineux

SALADE CROQUANTE AUX COURGETTES ET SAINT-JACQUES

Ingrédients pour 1 personne :

- 150 g de courgettes
- 60 g de noix de Saint-Jacques
- Le jus de ½ citron
- 1 c. à c. d'**huile de cameline vierge**
- 1 c. à c. de menthe fraîche ciselée
- 1 biscotte
- 10 g de noisettes concassées
- 1 c. à c. de coriandre moulue
- Sel et poivre en grains

- Laver et râper les courgettes en julienne.
- Mélanger les courgettes crues avec le jus de citron, l'**huile,** la menthe, la coriandre, un peu de sel et de poivre.
- Écraser la biscotte en une chapelure fine, ajouter les noisettes concassées bien finement et la coriandre.
- Rouler les noix de Saint-Jacques dans cette panure et les faire dorer quelques minutes de chaque côté à sec dans une poêle à revêtement antiadhésif.
- Disposer les noix de Saint-Jacques encore tièdes sur la salade de courgettes.

73. LE BEURRE

ÉNERGÉTIQUE ○ PÉRIODE DE CROISSANCE
SOURCE D'ANTIOXYDANTS

DESCRIPTION

La fabrication du **beurre** reste inchangée depuis près de 5 000 ans. Il s'agit d'une matière grasse préparée à partir de la crème du lait (crue ou pasteurisée). Après l'écrémage, des ferments lactiques sont ajoutés à la crème, c'est la maturation. Vient ensuite l'étape du barattage, où la crème épaissie est battue pour voir apparaître les grains de **beurre** dans le babeurre qui sera éliminé. Enfin, le **beurre** est malaxé, puis moulé en briques. On trouve dans le commerce du beurre cru (non pasteurisé), doux (sans sel ajouté), demi-sel (0,5 à 5 % de sel), salé (5 à 10 % de sel) ou encore allégé (à teneur réduite en matières grasses). Sur notre table, il est le plus couramment utilisé cru en tartines et se glisse dans toutes les préparations pour en relever les arômes.

PROPRIÉTÉS NUTRITIONNELLES

Le principal intérêt du **beurre** est sa richesse en vitamine A (700 à 800 µg/100 g). Elle est indispensable à une bonne vision, à la croissance cellulaire, au maintien du bon état de la peau et a une action sur le système immunitaire. Le beurre est également une source de vitamines D et E.
À noter qu'une étude réalisée par l'Institut Polytechnique LaSalle-Beauvais vient de montrer que le **beurre** cuit n'était pas si nocif qu'on le dit. En effet, il existe des composés chimiques pouvant être néfastes qui sont produits au cours de sa cuisson, mais à de faibles taux. Pour que cela ait un réel danger pour notre santé, il faudrait en

consommer de fortes quantités. Comme tous les aliments, il ne faut pas en abuser.

MADELEINES LÉGÈRES À L'EAU DE FLEUR D'ORANGER

Ingrédients pour 4 personnes/ ± 8 madeleines :

- 1 œuf
- 3 c. à s. de sucre en poudre
- 25 g de farine fluide
- 25 g de fécule de pommes de terre
- ½ sachet de levure chimique
- 30 g de **beurre** doux
- Quelques gouttes d'eau de fleur d'oranger
- 1 pincée de cannelle
- 1 c. à c. de miel
- 2 cm de gousse de vanille

- Mélanger l'œuf et le sucre jusqu'à ce que le mélange blanchisse.
- Ajouter la farine, la fécule de pomme de terre et la levure.
- Travailler le **beurre** en pommade et ajouter le mélange précédent petit à petit en remuant bien la pâte.
- Une fois la pâte bien homogène, ajouter l'eau de fleur d'oranger, la cannelle, le miel et les graines de vanille.
- Laisser reposer au moins 1 h au réfrigérateur.
- Préchauffer le four à 210 °C (th. 7).
- Remplir les moules à madeleine jusqu'aux ¾ et enfourner pendant 12 à 15 min selon la taille des moules.
- Vérifier la cuisson à l'aide de la pointe d'un couteau qui doit ressortir sèche, puis démouler.
- Déguster tièdes ou une fois refroidies, selon vos goûts.

74. LA CRÈME

SOURCE D'ANTIOXYDANTS

DESCRIPTION

La **crème** provient exclusivement du lait. À partir de 100 l de lait entier et après écrémage, on obtient 10 l de **crème** et 90 l de lait écrémé à 0,1 % de MG. Dans le commerce, on trouve la crème double (45 % de MG), la crème fraîche apportant 30 % de MG, la crème légère (12 à 30 %), ou encore allégée sous forme de pot (crue ou pasteurisée), brique (stérilisée) ou bombe (chantilly sous pression).

Même s'il s'agit d'un dérivé du lait, on ne parlera pas de produit laitier, elle est utilisée comme corps gras. La **crème** s'est imposée dans la gastronomie française, elle contribue à l'onctuosité des sauces et autres préparations.

PROPRIÉTÉS NUTRITIONNELLES

La **crème** contient moins de matières grasses que les huiles et le beurre, elle sera donc moins énergétique. Ce taux varie d'une crème à une autre. Ainsi, on trouve de la crème fraîche « double » (45 % de MG), de la crème fraîche classique apportant 30 % de MG, de la crème légère (12 à 30 %), ou encore allégée (contenant différents additifs). Ses lipides sont constitués principalement d'acides gras saturés, cependant ils sont en majorité à chaîne courte et seront particulièrement digestes. Ceux-ci sont vecteurs de vitamines liposolubles essentielles, telles que la vitamine A (180 à 250 µg/100 g) et la vitamine E (0,8 mg/100 g). Parmi les autres constituants, on retrouve des protéines lactiques de très bonne qualité (2,3 g/100 g). Enfin, elle a un apport non négligeable en calcium (75 à 94 mg/100 g).

CRÈME CITRONNÉE À LA CIBOULETTE

Ingrédients pour 1 personne :

- 1 c. à s. de **crème** 30 % de MG
- ½ citron
- 5 brins de ciboulette fraîche
- Mélange de poivre et baies roses
- Sel

- Laver et ciseler finement la ciboulette.
- Presser le ½ citron.
- Mélanger la **crème** avec le jus de citron et la ciboulette ciselée.
- Saler, ajouter le poivre et les baies roses.

75. L'HUILE DE PÉPINS DE RAISIN

SOURCE D'ANTIOXYDANTS
○ MALADIES CARDIOVASCULAIRES (ET PRÉVENTION)

DESCRIPTION

Les pépins de raisins renferment une grande quantité de lipides, c'est pourquoi une huile peut en être extraite. D'une couleur verdâtre, à la saveur discrète, l'**huile de pépins de raisin** peut être utilisée dans toutes les préparations : sauces crudités, marinades, mayonnaises, mais aussi en cuisson et même pour les fritures à condition de ne pas la surchauffer (180 °C maximum). Elle est tout de même sensible à l'oxydation et il sera préférable de la conserver dans un endroit frais (< 20 °C), à l'abri de l'air et de la lumière.

PROPRIÉTÉS NUTRITIONNELLES

Constituée de 100 % de lipides, elle est riche en acides gras polyinsaturés (près de 70 %) et apporte 19 % de mono-insaturés et 11 % d'acides gras saturés. Elle est concentrée en Oméga-6 dont l'acide linoléique qui n'est pas synthétisé par l'organisme et est dit « essentiel ». Ce sont les constituants du système nerveux, ainsi que des membranes cellulaires, ils protègent le système cardio-vasculaire en aidant à réduire le taux de LDL (« mauvais » cholestérol).

Cette huile possède en outre des composés phénoliques (oligomères pro-cyanidiques et procyanidine) qui ont des propriétés antioxydantes, tout comme la vitamine E (25 mg/100 g). Elle aide donc à lutter contre les radicaux libres et le vieillissement cellulaire.

TARTARE DE SAUMON MARINÉ À L'HUILE DE PÉPINS DE RAISIN

Ingrédients pour 1 personne :

- 125 g de pavé de saumon extra-frais
- 2 c. à c. d'**huile de pépins de raisin**
- 1 c. à c. de baies roses
- 1 pincée de gingembre en poudre
- ¼ de citron vert
- Sel et poivre

- Avec un couteau bien aiguisé, couper le saumon en petits dés.
- Dans un grand bol, disposer le saumon en dés, l'arroser d'**huile de pépins de raisin.**
- Ajouter les baies roses, le gingembre en poudre, le citron vert pressé, saler et poivrer.
- Laisser mariner au moins 30 min au réfrigérateur.
- Avant de servir bien frais en verrine, rectifier l'assaisonnement.

76. L'HUILE DE TOURNESOL

SOURCE D'ANTIOXYDANTS
○ MALADIES CARDIOVASCULAIRES (ET PRÉVENTION)

DESCRIPTION

Le tournesol était cultivé par les Amérindiens avant d'être importé en France au cours du XVIe siècle. L'**huile de tournesol** y est encore aujourd'hui l'huile la plus consommée. Elle possède une saveur neutre et, de ce fait, servira pour toutes les préparation (assaisonnement et cuisson) sans dénaturer le goût des aliments. Elle convient aussi aux fritures jusqu'à 180 °C, c'est une huile très stable.

PROPRIÉTÉS NUTRITIONNELLES

L'**huile de tournesol** est composée à hauteur de 20 % d'acides gras mono-insaturés (majoritairement de l'acide oléique). De plus, une huile de tournesol spécifique dite « oléique » en contient près de 55 %. Ceux-ci permettent une diminution du risque cardiovasculaire : baisse du taux sanguin de cholestérol total et de LDL (« mauvais » cholestérol), à noter aussi qu'ils pourraient augmenter le taux de HDL (« bon » cholestérol). Les **huiles de tournesol** sont aussi riches en acides gras polyinsaturés et plus particulièrement en acide linoléique, précurseur de la famille des Oméga-6.
Enfin, elle a une teneur importante en vitamine E (entre 73 et 90 mg /100 g), puissant antioxydant cellulaire.

Matières grasses et oléagineux

TIMBALE DE FLÉTAN SAUCE YAOURT AU CUMIN

Ingrédients pour 1 personne :

- 180 g de filet de flétan
- ½ oignon
- 1 yaourt nature classique à base de lait demi-écrémé
- 1 c. à c. d'**huile de tournesol**
- 1 c. à c. de cumin
- Sel et poivre

- Préchauffer le four à 180 °C (th. 6).
- Peler l'oignon, le couper en rondelles et le disposer dans un plat à gratin.
- Couper la chair de poisson en cubes de taille moyenne et les mettre sur l'oignon.
- Dans un bol, mélanger le yaourt avec l'**huile,** le cumin, le sel et le poivre.
- Napper le poisson avec ce mélange et enfourner à 180 °C (th. 6) pendant 30 min.

77. LE PIGNON DE PIN

SOURCE D'ANTIOXYDANTS ○ RÉGIME HYPOCHOLESTÉROLÉMIANT ○ DIABÈTE ○ RÉGIME VÉGÉTARIEN

DESCRIPTION

Le **pignon,** aussi appelé « noix de pin », est la graine qui se développe entre les écales de la pomme de certains pins et notamment du pin parasol (pin pignon). Il a un goût proche de l'amande, peut être consommé nature à croquer, parsemé sur une salade, et s'intègre aussi dans toutes les pâtisseries. On le retrouve dans des plats typiques de légumes mais aussi dans les sauces et notamment le pesto. Enfin, il peut être utilisé pour parfumer le thé.

PROPRIÉTÉS NUTRITIONNELLES

Les **pignons de pin** sont fortement énergétiques avec 695 kcal/100 g, répartis ainsi : 14 % de protéines, 6 % de glucides et près de 65 % de lipides. Ils sont donc une très bonne source de protéines végétales, même si celles-ci ont une qualité moins optimale que les protéines animales. Pour ce qui est des graisses, il s'agit en majorité d'acides gras polyinsaturés (35 %) et notamment de la famille Oméga-3, bons pour le système cardio-vasculaire. Ils ont des teneurs importantes en minéraux : 227 mg de magnésium, 527 mg de phosphore, 662 mg de potassium et 4,6 mg/100 g de fer. Ils contiennent des antioxydants comme la vitamine E (8,5 mg/100 g) et le zinc (5,6 mg/100 g). Enfin, ils renferment des phytostérols (236 mg/100 g), qui ont une structure similaire à celle du cholestérol des produits d'origine animale et dont

Matières grasses et oléagineux

la consommation aide à réduire le taux de cholestérol sanguin.

ROULÉS DE SAUMON AUX ÉPINARDS

Ingrédients pour 1 personne :

- 125 g de filet de saumon
- 150 g d'épinards hachés nature surgelés
- ¼ de gousse d'ail
- 1 pincée de curry en poudre
- 1 c. à s. de persil haché
- 1 c. à s. de **pignons de pin**
- Sel et poivre en grains

- Peler et presser la gousse d'ail. La faire revenir à sec dans une poêle à revêtement antiadhésif.
- Ajouter les épinards pour les décongeler. Attendre que l'eau de constitution se soit complètement évaporée. Saler, poivrer, ajouter le curry, le persil et les **pignons de pin.**
- Bien aplatir le filet de saumon. Saler, poivrer et répartir la farce dessus.
- Rouler le saumon pour envelopper la farce, faire tenir l'ensemble en l'enrobant de papier cuisson.
- Placer au réfrigérateur pendant 1 h pour que la forme prenne bien.
- Préchauffer le four à 200 °C (th. 6-7).
- Couper le rouleau en tranches épaisses, les faire cuire au four pendant 15 min. Servir aussitôt.

78. LES GRAINES DE SÉSAME

SOURCE D'ANTIOXYDANTS ○ RÉGIME RICHE EN FIBRES ○ RÉGIME VÉGÉTARIEN ○ MALADIES CARDIOVASCULAIRES (ET PRÉVENTION)

DESCRIPTION

Le **sésame** est une plante essentiellement cultivée pour sa graine. Elle est très utilisée en cuisine pour sa saveur proche de la noisette, plus particulièrement au Moyen-Orient pour la préparation du « tahini » (crème de **sésame**). Il est aussi répandu dans les pâtisseries européennes et la fabrication de pains biologiques. On tire enfin de ces graines une huile très répandue dans les plats asiatiques (fondue, wok notamment).

PROPRIÉTÉS NUTRITIONNELLES

Les **graines de sésame** sont très riches en lipides avec un apport de près de 50 % dont 26 % d'acides gras polyinsaturés, 18 % mono-insaturés et seulement 6 % saturés. Elles contiennent essentiellement de l'acide linoléique, précurseur de la famille des Oméga-6. Par ailleurs, elles sont concentrées en minéraux et oligo-éléments et plus particulièrement en calcium (plus de 100 % des besoins), en phosphore (638 mg/100 g), magnésium (356 mg/100 g), fer (14,7 mg/100 g), zinc, cuivre et sélénium. De plus, la **graine de sésame** a une teneur élevée en phytostérols (près de 400 mg/100 g). Elle est riche en tocophérols (gamma-tocophérol : 381 µg/g) et est l'un des aliments qui contient le plus de lignanes dont la sésamine, aux propriétés antioxydantes. Enfin, elle apporte près de 10 g/100 g de fibres, bénéfiques pour le transit intestinal.

Matières grasses et oléagineux

BROCHETTE DE CREVETTES AU SÉSAME SUR LIT DE SALADE CROQUANTE

Ingrédients pour 1 personne :

- 160 g de crevettes roses entières
- 1 c. à s. de **graines de sésame**
- 50 g de tomates cerise
- 1 petit oignon nouveau
- 150 g de sucrine
- 1 c. à c. d'huile de **sésame**
- 1 filet de jus de citron
- 1 pincée de paprika
- 1 pincée de gingembre en poudre
- Sel et poivre

- Décortiquer les crevettes en ne conservant que l'extrémité de la queue.
- Les piquer sur une brochette en bois et les rouler dans les **graines de sésame** sur les deux faces.
- Laver les tomates et les couper en deux. Éplucher et émincer l'oignon nouveau. Rincer et émincer la sucrine. Dresser ce mélange sur assiette.
- Préparer une vinaigrette avec l'huile de **sésame,** le jus de citron, le paprika et le gingembre. Saler et poivrer. Napper les crudités.
- Faire griller la brochette de crevette au **sésame** sur les deux faces sous le gril du four, à la poêle sans matières grasses ou au barbecue.
- Déposer la brochette sur les crudités et servir aussitôt.

79. LA PISTACHE

RÉGIME HYPOCHOLESTÉROLÉMIANT
◦ RÉGIME RICHE EN FIBRES
◦ RÉGIME VÉGÉTARIEN

DESCRIPTION

La **pistache** est le fruit du pistachier originaire d'Asie, qui se plaît sous le climat méditerranéen. C'est une graine verte entourée d'une coque dure qui s'ouvre à maturité. Elle est consommée simplement grillée et salée à l'apéritif et intègre un grand nombre de préparations telles que les terrines, farces, mais aussi les gâteaux et les glaces.

PROPRIÉTÉS NUTRITIONNELLES

La **pistache** est une graine très riche en calories apportant plus de 570 kcal/100 g, réparties ainsi : 21 % de protéines végétales, 27 % de glucides et enfin 46 % de lipides. Ces derniers sont essentiellement des acides gras insaturés et plus particulièrement de l'acide oléique ayant la propriété de diminuer le taux de cholestérol sanguin et augmenter le taux de « bon » cholestérol (HDL). Elles sont aussi riches en fibres (10 g/100 g), facilitant le transit intestinal. Les **pistaches** participent enfin à la couverture de nos besoins en phosphore, calcium, fer, magnésium, cuivre et sélénium.

CARPACCIO DE FRAISES AU SIROP DE BASILIC ET À LA PISTACHE

Ingrédients pour 1 personne :

- 250 g de fraises
- 2 feuilles de basilic frais
- 8 g de **pistaches** décortiquées non salées
- 1 c. à c. de sucre
- ½ citron bio

- Presser le ½ citron. Récupérer quelques zestes fins et sans partie blanche.
- Porter sur le feu le jus de citron, les zestes coupés finement, le sucre et les feuilles de basilic ciselées.
- Laisser réduire quelques minutes à feu doux, puis filtrer.
- Rincer et équeuter les fraises. Les couper en fines lamelles et disposer joliment sur une assiette à dessert plate.
- Concasser les **pistaches** et les faire dorer quelques minutes dans une poêle à sec.
- Arroser les fraises du sirop réduit et parsemer sur le dessus les **pistaches** torréfiées.

80. LES HUILES COMBINÉES

RÉGIME HYPOCHOLESTÉROLÉMIANT ○ SOURCE D'ANTIOXYDANTS ○ OSTÉOPOROSE (ET PRÉVENTION) ○ PÉRIODE DE CROISSANCE

DESCRIPTION

Les **huiles** n'ont pas toutes les mêmes bienfaits car elles n'ont pas toutes la même composition en acides gras. Aussi, des mélanges d'**huiles** de graines ou de fruits différents ont fait leur apparition sur le marché depuis une vingtaine d'années, afin d'équilibrer nos apports en certains acides gras, notamment en Oméga-3 et 6. En effet, notre consommation actuelle est largement excédentaire en Oméga-6. Mais l'intérêt ne s'arrête pas à une visée « santé ». Certaines **huiles** n'ayant pas ou peu de goût, comme l'huile de tournesol ou de colza, les mélanger à une **huile** au goût plus prononcé, comme l'huile d'olive notamment, permet d'apporter plus de saveurs.

PROPRIÉTÉS NUTRITIONNELLES

L'avantage de ces **huiles combinées** est de pouvoir associer plusieurs huiles végétales différentes afin d'obtenir la composition en acides gras la plus performante pour les besoins de l'organisme. Ils se répartissent donc ainsi : 8,5 % d'acides gras saturés, 60,5 % d'acides gras mono-insaturés et 31 % de polyinsaturés, avec un rapport Oméga-6 et Oméga-3 de 5. En effet, les dernières études scientifiques menées sur le rapport entre les acides gras Oméga-6 et Oméga-3 dans l'alimentation confirment que celui-ci devrait être de 4 à 5/1, notre consommation actuelle étant largement excédentaire en Oméga-6.

Les **huiles combinées** sont aussi enrichies en vitamine D et en apportent jusqu'à 25 microgrammes pour 100 g.

Deux cuillerées à soupe (2 X 15 g) permettent de couvrir 30 % des apports nutritionnels conseillés journaliers. Enfin, elles aident à la couverture des besoins en vitamine E (60 mg/100 g).

ROSACE DE POMMES DE TERRE

Ingrédients pour 1 personne :

- 185 g de pommes de terre
- 1 c. à c. d'**huile combinée**
- 1 c. à c. de noix de muscade râpée
- Sel et poivre

- Préchauffer le four à 150 °C (th. 5).
- Laver et peler les pommes de terre. Les émincer en fines tranches à l'aide d'une mandoline.
- Sur une plaque couverte de papier cuisson, disposer les tranches de pommes de terre de manière à former une rosace.
- Badigeonner le dessus d'**huile combinée** à l'aide d'un pinceau.
- Saler, poivrer, râper un peu de noix de muscade et recouvrir d'une seconde feuille de papier cuisson.
- Enfourner pour 20 à 30 min, jusqu'à ce que la rosace soit « soudée » et légèrement dorée en surface.

81. LA CRÈME DE SOJA

INTOLÉRANCE AU LACTOSE ○ RÉGIME VÉGÉTARIEN/VÉGÉTALIEN

DESCRIPTION

On distingue deux **crèmes de soja** : une première liquide, qui est une préparation non fermentée à base de fèves de soja 100 % végétale et une seconde épaisse, lacto-fermentée 100 % végétale. Selon les fabricants, on retrouve aussi dans les ingrédients des huiles végétales, lécithine et épaississants. Ces crèmes, en bricks ou pots, s'utilisent en remplacement de la crème classique à base de lait de vache pour des sauces, des soupes, des gratins et des desserts. Cependant, la chantilly ne peut pas être réalisée à base de **crème de soja.**

PROPRIÉTÉS NUTRITIONNELLES

La **crème de soja** est relativement peu énergétique pour une matière grasse : 187 kcal/100 g. Son apport en lipides est de 18 % environ, on peut alors la comparer à la crème légère au lait de vache à 15 % de MG. Ainsi, elle contient moins d'acides gras saturés, seulement 2,2 g, plus de 15,5 g d'acides gras insaturés de bonne qualité et pas de cholestérol. Elle est donc intéressante en cas de dyslipidémie. Elle apporte 3 % de protéines composées de tous les acides aminés essentiels et 4 % de glucides cependant dépourvus de lactose. Enfin, elle a des teneurs en vitamines et minéraux non négligeables et notamment en vitamines du groupe B, phosphore et magnésium.

FLAN D'ÉPINARDS AU SAUMON

Ingrédients pour 1 personne :

- 200 g d'épinards hachés
- 60 g de saumon frais
- 1 œuf
- 2 c. à s. de **crème de soja**
- 1 pincée de piment d'Espelette
- 1 pincée de sarriette
- Sel

- Séparer le blanc du jaune d'œuf. Battre énergiquement le blanc d'œuf avec un peu de sel.
- Incorporer la **crème de soja** avec les épinards, puis le jaune d'œuf et assaisonner avec le piment d'Espelette et la sarriette.
- Chemiser deux ramequins de papier cuisson.
- Disposer une couche d'épinards, le saumon émietté, puis encore une couche d'épinards dans les ramequins.
- Disposer les ramequins au bain-marie dans un plat creux.
- Enfourner à 190 °C (th. 6-7) pour 25 à 30 min.

82. LA MARGARINE ENRICHIE EN STÉROLS VÉGÉTAUX

RÉGIME HYPOCHOLESTÉROLÉMIANT

La prise de margarine enrichie en stérols végétaux est exclusivement réservée à ceux qui ont trop de cholestérol et déconseillée à ceux ayant un besoin spécifique en cholestérol comme les enfants, adolescents ou encore les femmes pendant la grossesse et l'allaitement.

DESCRIPTION

La **margarine** est une émulsion constituée d'une phase grasse et d'une phase aqueuse à base d'eau ou de lait. Le type d'huile ou de graisse utilisé dans sa composition est très variable et les caractéristiques nutritionnelles du produit final en dépendent. Aussi, on retrouve sur le marché de la **margarine** pour fritures, pour pâtisseries, 100 % végétale, ou enfin diététique et notamment enrichie en stérols végétaux. On distingue deux types de **margarine enrichie en stérols végétaux :** spéciale tartine ou tartine et cuisson.

PROPRIÉTÉS NUTRITIONNELLES

Tout d'abord, il a été prouvé que la consommation de **margarine enrichie en stérols végétaux,** permet de diminuer activement le cholestérol d'environ 7 à 10 %, dans le cadre d'une bonne hygiène de vie ; les stérols végétaux entrant en compétition avec le cholestérol au cours de la digestion, ils limitent son absorption. L'intérêt de la **margarine** ne s'arrête pas là : elle contient moins de lipides que le beurre (35 % en moyenne) et près de 70 % de moins d'acides gras saturés ; elle apporte plus d'acides gras polyinsaturés et notamment des Oméga-6 et 3, essentiels. Enfin, elle a des teneurs intéressantes en vitamines liposolubles A (900 µg/100 g) et E (66 mg/100 g), antioxydantes.

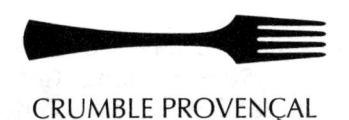

CRUMBLE PROVENÇAL

Ingrédients pour 1 personne :

- 1 courgette
- 5 tomates cerise
- 1 échalote
- 1 pincée de menthe
- 1 pincée de romarin
- 1 pincée de thym
- 1 pincée de marjolaine
- Sel et poivre

Pour le crumble :

- 5 g de **margarine enrichie en stérols végétaux** spéciale cuisson
- 3 biscottes
- Quelques feuilles de basilic frais

- Laver les légumes. Éplucher les courgettes et l'échalote. Les couper en dés.
- Couper les tomates cerise en deux. Placer le tout dans un plat allant au four.
- Ajouter l'assaisonnement, bien mélanger et enfourner pour 50 min.
- Dans un petit mixeur, mettre la **margarine** froide, les biscottes concassées et les feuilles de basilic. Mixer et réserver au réfrigérateur.
- Après 50 min de cuisson des légumes, répartir le crumble dessus et enfourner encore 10 min.
- Servir bien chaud !

83. LE SAUMON

RÉGIME HYPOCHOLESTÉROLÉMIANT
○ OSTÉOPOROSE (ET PRÉVENTION)

DESCRIPTION

Le **saumon** possède une chair rose orangée et peut atteindre jusqu'à 1,50 m de long. Comme la truite, il fait partie de la famille des salmonidés. La plupart des **saumons** consommés aujourd'hui en France proviennent de fermes d'élevage. Le **saumon** est ainsi devenu plus abordable financièrement, mais sa chair apparaît moins fine et plus grasse que celle du saumon sauvage.

PROPRIÉTÉS NUTRITIONNELLES

Le **saumon** est un poisson gras qui apporte en moyenne 12,9 % de lipides avec des variantes allant de 10 à 17 % selon les espèces et les origines. Ces lipides sont constitués essentiellement d'acides gras insaturés dont les fameux Oméga-3 ayant des effets protecteurs sur le système cardiovasculaire. On note également la présence des précieux EPA et DHA, des acides gras essentiels qui agissent comme précurseurs pour un bon fonctionnement immunitaire, circulatoire et hormonal.
Le **saumon** contient en moyenne 20 % de protéines d'excellente qualité puisqu'elles renferment tous les acides aminés essentiels. La couleur de la chair varie de rose clair à orange foncé, avec l'ajout fréquent de caroténoïdes dans l'alimentation des saumons dans les élevages, ce qui participe à l'enrichir en vitamine A. Le **saumon** contient 10 µg/100 g de vitamine D, ce qui en fait une source intéressante de cette vitamine indispensable à notre santé osseuse.

Côté minéraux, le **saumon** apporte du magnésium, du fer et surtout du phosphore en quantités intéressantes. Le sélénium, antioxydant recherché, est également bien représenté.

À noter que les **saumons** sont des poissons carnivores, il est donc courant de trouver des traces de métaux lourds dans sa chair, d'autant plus importantes s'il est sauvage.

BROCHETTE DE SAUMON À L'ASIATIQUE

Ingrédients pour 1 personne :

- 125 g de pavé de **saumon**
- ½ blanc d'œuf
- 1 c. à s. de coriandre en poudre
- 1 pincée de gingembre en poudre
- 1 c. à s. de sauce soja
- 1 c. à s. de coriandre fraîche ciselée
- Sel et poivre en grains

- Couper le pavé de **saumon** en gros cubes. Les enfiler sur un pique à brochette.
- Séparer le blanc du jaune d'œuf et battre le blanc d'œuf à la fourchette dans une assiette creuse, saler et poivrer.
- Rouler la brochette de **saumon** dans le blanc d'œuf, puis la rouler dans la coriandre en poudre et le gingembre.
- Dans une casserole, faire réduire la sauce soja.
- Faire chauffer une poêle à revêtement antiadhésif sans matières grasses et y faire revenir la brochette à feu vif sur tous les côtés pour les faire dorer.
- Servir la brochette nappée de la réduction de sauce soja et saupoudrée de coriandre fraîche.

84. LA TRUITE

RÉGIME HYPOCHOLESTÉROLÉMIANT
o OSTÉOPOROSE (ET PRÉVENTION) o RÉGIME PAUVRE EN GRAISSES o RÉGIME HYPOCALORIQUE
o DIGESTION DIFFICILE

DESCRIPTION

Voisin du saumon, ce carnassier possède une chair fine et estimée. La **truite** de rivière préfère les eaux vives et aérées. Lorsque sa chair se colore en rose, on la qualifie alors de **truite** saumonée. La **truite** de mer, elle, vit dans les fleuves côtiers et descend jusqu'à la mer pour s'y nourrir.

PROPRIÉTÉS NUTRITIONNELLES

La **truite** contient 19,5 % de protéines, soit autant que la plupart des viandes. Bien qu'elle soit souvent considérée comme un poisson semi-gras voire gras, la truite n'apporte que 3,5 % de lipides ! Il s'agit en fait d'un aliment protidique relativement maigre. D'autant que la qualité de ses lipides est particulièrement intéressante. Riche en acides gras mono- et polyinsaturés (Ω 3), la truite contribue à la prévention des maladies cardiovasculaires. Côté vitamines, on retiendra en particulier des apports élevés en vitamine D, avec 2,1 µg/100 g, soit 42 % des apports nutritionnels conseillés. Avec 1,4 mg/100 g, la vitamine E est également bien représentée : une portion de 180 g de poisson couvre plus de 20 % des ANC.
Enfin, sa faible teneur en tissus conjonctifs en fait un poisson léger et facile à digérer.

TRUITE AUX HERBES EN PAPILLOTE

Ingrédients pour 1 personne :

- 1 **truite**
- 2 branches de persil
- Quelques feuilles d'estragon
- 1 échalote
- 1 c. à c. d'huile d'olive
- ¼ de verre de vin blanc
- Sel et poivre en grains

- Préchauffer le four à 180 °C (th. 6).
- Vider et nettoyer la **truite.**
- Laver les herbes et les essorer à l'aide de papier absorbant.
- Les ciseler finement et hacher l'échalote.
- Mélanger dans un bol les herbes, l'échalote ciselée, l'huile d'olive, saler et poivrer.
- Farcir la **truite** de cette préparation.
- Placer la **truite** au centre d'une feuille de papier cuisson dans un plat allant au four.
- L'arroser de vin blanc et fermer la papillote.
- Enfourner pour 20 min.

85. L'HUÎTRE

RÉGIME HYPOCHOLESTÉROLÉMIANT ○ ANÉMIE
○ SOURCE D'ANTIOXYDANTS ○ RÉGIME PAUVRE
EN GRAISSES ○ RÉGIME HYPOCALORIQUE

DESCRIPTION

L'**huître** est un mollusque bivalve et comestible, fixé aux rochers marins par une valve de sa coquille. Elles sont principalement élevées dans des parcs ostréïcoles (Arcachon, Marennes, Belon, Cancale, etc.) et semblent moins digestibles pendant l'époque de reproduction. On les consomme principalement de septembre à avril.

PROPRIÉTÉS NUTRITIONNELLES

On pensait, il y a encore peu de temps, que certains mollusques, notamment les **huîtres** et les moules, contenaient beaucoup de cholestérol. On sait désormais que c'est faux. En fait, ils sont riches d'un autre type de matières grasses : les stérols. Conséquence : non seulement ces mollusques ne sont pas déconseillés, mais il semblerait au contraire qu'ils fassent baisser l'hypercholestérolémie. Une qualité à ajouter à leur richesse en fer (100 g d'**huîtres** crues apportent $1/3$ des apports conseillés en fer chez les femmes), zinc, phosphore ou sélénium est leur faible apport calorique.

HUÎTRES CHAUDES AUX POMMES

Ingrédients pour 4 personnes :

- 24 **huîtres** creuses
- 2 belles pommes
- 2 c. à s. de crème fraîche épaisse 15 % de MG
- 300 ml de cidre doux
- Sel et poivre en grains

- Préchauffer le four en position gril.
- Ouvrir les **huîtres** et les réserver.
- Laver, puis peler les pommes, les râper finement.
- Dans une sauteuse, faire colorer les pommes râpées. Une fois fondues, ajouter la crème hors du feu.
- Pendant ce temps, réduire le cidre avec un peu de jus d'**huîtres** dans une casserole à feu vif.
- Retirer les **huîtres** de leur coquille et les réserver.
- Mettre les coquilles dans un plat allant au four.
- Placer dans chaque coquille un peu de préparation à la pomme, puis l'**huître** et arroser de sirop de cidre. Saler et poivrer à votre goût.
- Mettre sous le gril pendant 2 à 3 min et déguster chaud ou juste tiédit.

86. LA RAIE

RÉGIME PAUVRE EN GRAISSES ○ DIGESTION DIFFICILE ○ RÉGIME HYPOCALORIQUE

DESCRIPTION

La **raie** est un poisson du fond de mer, gris tacheté, ayant la forme d'un losange. Son corps est plat avec des nageoires en forme d'ailes. Sa bouche est située sous sa tête et son corps se termine par une fine queue à piquants.
Ce sont les ailes qui sont consommées, mais la chair des joues est également excellente.

PROPRIÉTÉS NUTRITIONNELLES

La **raie** est un poisson particulièrement maigre, puisqu'elle ne contient que 89 calories/100 g. Les graisses sont présentes en très faible quantité, avec seulement 1 g/100 g de lipides.
La **raie** contient d'autre part des vitamines, notamment des vitamines B1, B2 et PP (ou vitamine B3). Ce poisson contient également des sels minéraux en quantité intéressante : potassium, phosphore et magnésium. Par ailleurs, la **raie** fournit à notre corps des oligo-éléments, notamment du fer.

AILE DE RAIE ACIDULÉE

Ingrédients pour 1 personne :

- 180 g d'aile de **raie**
- ¼ de citron
- 1 c. à c. d'huile de tournesol
- 1 c. à s. de vinaigre de framboise
- 1 c. à c. de thym
- Sel et poivre

- Préchauffer le four à 180 °C (th. 6).
- Chemiser un plat allant au four de papier cuisson et déposer l'aile de raie.
- Laver puis couper le citron en fines lamelles. Les déposer sur la **raie.**
- Arroser d'huile de tournesol et de vinaigre de framboises.
- Parsemer de thym, saler, poivrer et fermer la papillote.
- Enfourner pour 20 min.

87. L'ESCARGOT

STRESS ET CRAMPES ○ ANÉMIE CHEZ LES HOMMES
RÉGIME PAUVRE EN CALORIES
(SI CUISINÉ DE FAÇON DIÉTÉTIQUE)
RÉGIME PAUVRE EN LIPIDES
(SI CUISINÉ DE FAÇON DIÉTÉTIQUE)

DESCRIPTION

L'**escargot** est un mollusque de la famille des gastéropodes à coquille spiralée. C'est le seul mollusque terrestre. Connu depuis la Préhistoire, les hommes l'ont toujours ramassé et consommé. Aujourd'hui, l'**escargot** se mange de diverses façons dans toutes les régions françaises et dans de nombreux autres pays. La plupart viennent d'élevages.

PROPRIÉTÉS NUTRITIONNELLES

N'étant quasiment que du muscle, la chair de l'**escargot** est très maigre (69 à 87 kcal/100 g et 1 % de lipides) et riche en protéines (16 %) et offre une richesse en magnésium exceptionnelle (250 mg/100 g, soit 70 % des besoins recommandés par jour chez un adulte). Il est également source de fer pour les hommes (100 g apportent plus de $1/3$ des besoins quotidiens).
Leur seul défaut est d'être cuisiné bien souvent avec de riches préparations comme le beurre aillé par exemple.

PETITES CASSOLETTES D'ESCARGOTS À LA CRÈME AIL ET PERSIL

Ingrédients pour 4 personnes :

- 400 g d'**escargots nature**
- 2 gousses d'ail
- ½ botte de persil
- 4 cuillerées à soupe de crème fraîche
- Sel et poivre

- Préchauffer le four à 180 °C (th.6).
- Peler et hacher les gousses d'ail. Les faire revenir dans une poêle à revêtement antiadhésif sans ajout de matières grasses. Une fois qu'elles sont bien dorées, ajouter les **escargots** et prolonger la cuisson 10 min à feu moyen.
- Répartir les **escargots** dans les cassolettes.
- Mixer le persil avec la crème. Saler, poivrer.
- Répartir sur les **escargots** et enfourner pour 15 min. Servir bien chaud.

88. LE CRABE

SOURCE D'ANTIOXYDANTS

À éviter chez les personnes souffrant de goutte (excès d'acide urique).

DESCRIPTION

Le **crabe** est un crustacé dont les qualités sont très appréciées. L'espèce la plus consommée est le tourteau, plus gros crabe d'Europe. Sa carapace épaisse est d'un brun orangé tendre et ses grosses pinces au bout noir le différencient des autres espèces.

PROPRIÉTÉS NUTRITIONNELLES

La chair du **crabe** est peu calorique et pauvre en graisses mais contient des acides gras essentiels Oméga-3, qui contribuent à la prévention des maladies cardiovasculaires. Elle offre une excellente source de vitamine B12, de sélénium, de cuivre et de zinc.

N.B. : *Le surimi est un concentré de protéines de poisson, auquel on ajoute entre autres des agents de conservation, du colorant artificiel ainsi que la saveur désirée (crabe, homard, pétoncle, etc.). Prêt à manger, le surimi est plus économique que les fruits de mer frais, mais offre un apport en vitamines et en minéraux moins important. La présence en sodium et en additifs est également relativement élevée.*

TOMATE SURPRISE

Ingrédients pour 1 personne :

- 1 tomate à farcir
- 50 g de germes de soja frais
- 5 radis roses
- 120 g de chair de **crabe**
- 2 c. à s. de ciboulette ciselée
- 1 c. à c. de jus de citron
- 50 g de fromage blanc nature 20 % de MG
- Sel et poivre

- Laver la tomate, ôter son chapeau et l'évider.
- Laver les pousses de soja. Préparer les radis roses et les couper en rondelles.
- Dans un saladier, mélanger la chair de **crabe,** les pousses de soja, les rondelles de radis, la ciboulette ciselée et le jus de citron.
- En dernier, compléter avec le fromage blanc. Saler et poivrer.
- Garnir la tomate de la farce au **crabe,** remettre son chapeau et réserver au frais au moins 1 h avant dégustation.
- Servir bien frais.

89. L'ANGUILLE

ANÉMIE

À éviter chez les personnes souffrant de goutte (excès d'acide urique).

DESCRIPTION

L'**anguille** commune est une espèce de poisson serpentiforme. C'est un poisson d'eau de mer et d'eau douce, classé parmi les poissons gras.
Son sang renferme une toxine, si bien qu'une injection de sang de cette espèce à l'homme provoque une paralysie respiratoire, mais rassurez-vous, sa consommation ne présente aucun danger.

PROPRIÉTÉS NUTRITIONNELLES

Avec 260 kcal/100 g, l'**anguille** est assez calorique et apporte également une quantité intéressante de protéines. Son taux de lipides est élevé, mais il s'agit de triglycérides constitués d'acides gras non saturés. Ce poisson est donc à éviter en cas d'excès d'acide urique.
Elle présente l'intérêt d'être pauvre en sodium pour un poisson (40 mg/100 g).
L'**anguille** est également riche en fer (1 mg/100 g), en zinc (3 mg/100 g) et en vitamine A (2 000 U.I./100 g).
Par ailleurs, diverses études montrent que les **anguilles** sont souvent très contaminées par les polychlorobiphényles et d'autres polluants. Leur consommation n'est pas interdite, mais plusieurs pays, dont la France, ont recommandé aux femmes enceintes et enfants de ne plus en manger.

Viandes, abats, charcuteries, poissons, fruits de mer, œufs

N.B. : *L'anguille fumée est encore plus riche en vitamine A (2 500 U.I.) que l'anguille non fumée (2 000 U.I.). Toutefois, elle est à éviter en cas de régime sans sel.*

ANGUILLE À LA PROVENÇALE

Ingrédients pour 2 personnes :

- 140 g d'**anguille**
- 2 gousses d'ail
- 2 c. à c. d'huile d'olive
- 4 tomates rondes
- 1 c. à s. d'herbes de Provence
- 1 c. à c. de paprika
- Sel et poivre

- Couper l'anguille en tronçons.
- Peler et hacher l'ail.
- Faire dorer les morceaux d'**anguille** dans une sauteuse à revêtement antiadhésif avec l'huile d'olive et l'ail haché à feu vif.
- Pendant ce temps, laver les tomates et les couper en deux. Les déposer côté chair dans la sauteuse avec les morceaux d'**anguille,** baisser le feu, et laisser cuire 10 min. Ajouter un fond d'eau si besoin.
- Parsemer d'herbes de Provence, de paprika et saler et poivrer à votre goût.
- Servir bien chaud !

90. LES COQUILLES SAINT-JACQUES

RÉGIME PAUVRE EN GRAISSES ○ RHUMATISMES
○ RÉGIME HYPOCALORIQUE ○ INFECTIONS

DESCRIPTION

La **coquille Saint-Jacques** est l'un des plus gros coquillages bivalves. Sa chair blanche et ferme est constituée d'un muscle : la noix, très prisée en gastronomie. Le corail (glandes génitales) n'a pas de saveur gustative particulière, mais il est riche en protéines.

PROPRIÉTÉS NUTRITIONNELLES

Les **noix de Saint-Jacques** sont faiblement caloriques avec seulement 74 kcal/100 g et on observe des lipides à l'état de traces (0,19 %). En revanche, ce taux monte à 106 kcal/100 g si on y ajoute le corail.
Les **coquilles Saint-Jacques** apparaissent riches en cuivre (10 mg/100 g), un oligo-élément nécessaire à la formation de l'hémoglobine et qui intervient dans la fonction immunitaire et contre le stress oxydant.
Elles sont également riches en potassium (420 mg/100 g), un minéral qui participe à la contraction musculaire, notamment celle du cœur.

NOIX DE SAINT-JACQUES AUX ASPERGES VERTES, CRÈME D'ESTRAGON SAFRANÉE

Ingrédients pour 1 personne :

- 160 g de **noix de Saint-Jacques**
- 300 g d'asperges vertes
- 1 c. à s. de vinaigre balsamique blanc
- 1 c. à s. de crème fraîche
- 1 pincée de safran
- 1 c. à c. d'estragon haché
- Sel et poivre

- Peler et bien éplucher les asperges. Les cuire à la vapeur.
- Saisir les **noix de Saint-Jacques** dans une poêle à revêtement antiadhésif, à sec. Déglacer avec le vinaigre balsamique blanc, laisser réduire, puis ajouter la crème, le safran et l'estragon. Rectifier l'assaisonnement et poursuivre la cuisson 2 min.
- Servir les Saint-Jacques et les asperges sur une assiette et napper de sauce à la crème.

91. LA LANGOUSTE ET LA LANGOUSTINE

RÉGIME HYPOCALORIQUE

La langouste : la consommation de la tête est à proscrire en cas de régime pauvre en cholestérol. La langoustine : prévention de l'ostéoporose.

DESCRIPTION

La **langouste** est un crustacé à la carapace rouge foncé, épineuse, tachetée de blanc. Elle est voisine du homard bien qu'elle ait dix pattes mais pas de pinces. Sa chair très fine et goûteuse est recherchée pour sa saveur. Elle est de consommation peu courante du fait de son prix d'achat très élevé.

La **langoustine** est un crustacé marin à la grosse carapace rose orangé, à la tête épineuse et aux pinces très fines. Ce n'est pas du tout une petite **langouste** comme son nom le laisse entendre. Elle appartient à la famille du homard et sa chair blanche possède une saveur excellente. La tête écrasée permet la réalisation de fumets et autres bouillons.

PROPRIÉTÉS NUTRITIONNELLES

Avec 91 kcal/100 g et seulement moins de 2 % de lipides, les **langoustes** et les **langoustines** sont également attrayantes pour leur faible teneur en calories et en graisses.

La **langouste,** avec 1,5 mg/100 g, est riche en vitamine E. De son côté, la **langoustine** est riche en calcium avec 210 mg/100 g.

LANGOUSTINES TIÈDES

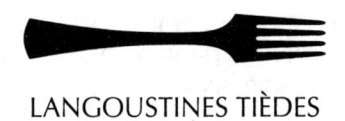

Ingrédients pour 1 personne :

- 160 g de **langoustines**
- 1 c. à c. d'ail en poudre
- 1 c. à c. de persil ciselé
- 150 g de mâche
- 15 ml de sauce pour nems
- Sel et poivre

- Dans une poêle à revêtement anti-adhésif, faire dorer sans matières grasses les **langoustines** des deux côtés, puis ajouter le sel, le poivre, l'ail et le persil.
- Sur une assiette, disposer la mâche, puis les **langoustines** tièdes et une verrine avec la sauce pour nems.
- Piquer une **langoustine,** la tremper dans la sauce et arroser la mâche du restant de sauce pour nems.

92. LES BULOTS OU BUCCINS

RÉGIME HYPOCALORIQUE ○ RÉGIME PAUVRE EN GRAISSES ○ OSTÉOPOROSE (ET PRÉVENTION) ○ STRESS ET CRAMPES

DESCRIPTION

Le **bulot** est un coquillage de la famille des escargots. Sa coquille verdâtre en forme de spirale ondulée protège l'animal de l'intérieur. Sa chair épaisse offre une saveur particulière et se consomme bouillie.

PROPRIÉTÉS NUTRITIONNELLES

Avec seulement 94 kcal/100 g, les **bulots** sont pauvres en calories mais également pauvres en lipides (moins de 3 % de graisses).
Ils sont riches en calcium (165 mg/100 g) et riches en magnésium avec 414 mg/100 g. Ce minéral, indispensable au bon fonctionnement de l'organisme, participe à la transmission de l'influx nerveux.

SALADE DE BULOTS

Ingrédients pour 1 personne :

- 130 g de **bulots**
- 125 g de pommes de terre
- Quelques brins de persil
- Quelques brins de cerfeuil
- 1 petit-suisse nature 20 % de MG
- 1 c. à c. de moutarde
- 1 c. à c. de vinaigre de cidre
- 1 pincée de curry
- 1 grande feuille de laitue
- Sel et poivre

- Cuire les pommes de terre à la vapeur. Laisser tiédir.
- Décoquiller les **bulots.** Les couper en morceaux.
- Rincer les herbes fraîches et les ciseler finement.
- Mélanger avec le petit-suisse, la moutarde, le vinaigre, le curry. Saler et poivrer.
- Éplucher et couper les pommes de terre en dés. Ajouter les **bulots** et la sauce aux herbes.
- Bien mélanger et servir aussitôt sur une assiette. Dresser sur une grande feuille de laitue.

93. LE CALMAR

RÉGIME HYPOCALORIQUE ○ RÉGIME PAUVRE EN GRAISSES ○ SOURCE D'ANTIOXYDANTS

DESCRIPTION

Le **calmar** est un mollusque voisin de la seiche qui ne possède pas de coquille. Son corps est visqueux et blanc et sa chair est ferme et savoureuse. Sous sa tête, on trouve une poche remplie d'encre. Les **calmars,** également nommés calamars ou encornets, sont comestibles dans leur quasi-intégralité : corps et tentacules mais attention, pas la tête.

PROPRIÉTÉS NUTRITIONNELLES

Avec seulement 79,6 kcal/100 g, c'est un produit peu calorique et particulièrement maigre avec moins de 1,5 g de lipides/100 g, qui se prête ainsi facilement et sans excès à des préparations à la crème ou même à quelques fritures.
Source intéressante de sélénium et vitamine B12 et B2, il est intéressant de l'inclure dans ses menus.

ANNEAUX DE CALMAR AILLÉS À L'ESTRAGON

Ingrédients pour 4 personnes :

- 640 g d'anneaux de **calmar**
- 1 branche de céleri
- 1 carotte
- 2 oignons
- 1 gousse d'ail
- Quelques brins d'estragon
- 1 c. à s. d'huile d'olive
- Sel et poivre en grains

- Laver les légumes.
- Peler et émincer les oignons, hacher le céleri, peler et couper la carotte en dés.
- Dans une grande poêle, faire revenir les dés de carottes, le céleri et l'oignon dans l'huile d'olive, puis réserver.
- Faire colorer ensuite les anneaux de **calmar** dans la même poêle pendant 5 min.
- Y ajouter la préparation précédente, ainsi que l'ail haché et l'estragon ciselé. Saler et poivrer.
- Laisser mijoter pendant 10 min à couvert et à feu doux. Ajouter un fond d'eau si besoin.
- Servir bien chaud.

94. LA SARDINE

GROSSESSE o OSTÉOPOROSE (ET PRÉVENTION)
RÉGIME HYPOCHOLESTÉROLÉMIANT

DESCRIPTION

La **sardine** est un poisson d'eau de mer bleu argenté, recouvert de grandes écailles à la chair blanche très parfumée qui contient de très fines arêtes. Elle est souvent « boudée » à cause de l'odeur forte qu'elle dégage en cuisant. Elle se conserve très peu longtemps au frais, ce qui explique qu'elle soit le plus souvent vendue en boîte.

PROPRIÉTÉS NUTRITIONNELLES

La **sardine** appartient à la famille des poissons gras. En effet, la chair de la **sardine** contient environ 12 % de lipides. Cependant, il s'agit de lipides d'excellente qualité, les fameux Oméga-3. Ceux-ci favorisent notamment un bon fonctionnement du système cardiovasculaire.
Son apport calorique est modéré lorsqu'elle est cuisinée sans matière grasse (papillote, four, gril…). Attention aux **sardines** à l'huile en boîte, préférez celles préparées au naturel ou marinées au citron et basilic.
Enfin, ce petit poisson est riche en nutriments, notamment en phosphore et en calcium lorsqu'il est en conserve, du fait de la présence des arêtes. La **sardine** est également riche en fer, en sélénium, et en vitamines B3, B12 et D.

RILLETTES DE SARDINES AUX FINES HERBES

Ingrédients pour 1 personne :

- 80 g de filets de **sardines** au naturel
- ½ échalote
- Le jus de ½ citron
- 1 petit-suisse nature 0 % de MG
- ½ c. à c. de moutarde
- 1 c. à s. de persil haché
- 1 c. à c. de ciboulette hachée
- Sel et poivre en grains

- Ciseler l'échalote, puis la faire revenir à sec dans une poêle anti-adhésive jusqu'à ce qu'elle soit translucide. En fin de cuisson, ajouter le jus de citron.
- Dans un bol, écraser à la fourchette les filets de **sardines,** le petit-suisse, l'échalote cuite avec le jus de citron, la moutarde, le persil, la ciboulette, un peu de sel et de poivre. Mélanger pour rendre la préparation homogène.
- Prendre 2 cuil. à soupe et former des quenelles.
- Les disposer sur une petite assiette et déguster sur un toast de pain complet.

95. LE MAQUEREAU

GROSSESSE ○ OSTÉOPOROSE (ET PRÉVENTION)
○ RÉGIME HYPOCHOLESTÉROLÉMIANT

DESCRIPTION

Le **maquereau** est un poisson de mer bleu argenté, rayé, au ventre blanc. Sa chair offre une saveur légèrement forte et présente peu d'arêtes, elle est souvent destinée à la conserverie. Les filets de **maquereaux** en boîtes préservent la quasi-totalité de leurs qualités nutritionnelles.

PROPRIÉTÉS NUTRITIONNELLES

Bien qu'étant considéré comme ordinaire et bon marché, le **maquereau** est un poisson qui bénéficie de nombreuses qualités nutritionnelles.
Riche en protéines de très bonne valeur biologique, il représente une excellente source d'Oméga-3. Il apporte du potassium et du phosphore, mais aussi du sélénium et de l'iode en quantité intéressante. Par ailleurs il contient des vitamines A, B3, B12 et D.

SALADE DE MAQUEREAU AUX AGRUMES

Ingrédients pour 2 personnes :

- 1 **maquereau** bien frais vidé
- ½ pomelo
- ½ orange
- Roquette
- 2 branches de persil
- 1 c. à c. d'huile d'olive
- ½ citron
- Sel et poivre du moulin

- Couper le citron en deux et un quart en lamelles. Presser l'autre quart et réserver le jus.
- Laver le **maquereau** et le faire cuire à la vapeur avec les lamelles de citron pendant 10 min.
- Peler le pomelo et l'orange à vif, prélever les suprêmes.
- Lever les filets du **maquereau** cuit et émietter la chair.
- Laver la roquette et le persil. Ciseler le persil finement.
- Dresser la roquette sur une assiette, puis déposer la chair de **maquereau** et les suprêmes d'agrumes par-dessus.
- Parsemer de persil, saler, poivrer et arroser d'huile d'olive et de jus de citron.
- Servir bien frais.

96. LA CAILLE

ANÉMIE ○ INFECTIONS ET RHUMATISMES

DESCRIPTION

Les **cailles** sont de petits oiseaux migrateurs gris, striés de noir et de brun, venant des pays chauds, arrivant dans nos régions au printemps et repartant au début de l'hiver. Identifiée comme le plus petit gallinacé du monde, la **caille** ressemble beaucoup à la perdrix, bien que plus petite. Cet oiseau demeure un gibier recherché.

PROPRIÉTÉS NUTRITIONNELLES

La **caille** présente des qualités nutritionnelles intéressantes.

Tout d'abord, sa teneur en fer est appréciable (4,43 mg/100 g), ce qui correspond à la moitié des apports journaliers pour un homme et un quart des apports journaliers pour une femme.

Relativement grasse pour une volaille, elle apporte 10,9 % de lipides mais apparaît très riche en protéines, avec 25 g/100 g.

Son apport en cuivre est également non négligeable, car 100 g de caille couvrent $1/3$ des apports journaliers recommandés pour un adulte.

CAILLE AUX CHAMPIGNONS DES BOIS

Ingrédients pour 1 personne :

- 1 **caille vidée**
- 300 g de mélange de champignons des bois
- 1 échalote
- 1 gousse d'ail
- 1 c. à c. de fond de veau dégraissé
- 1 c. à s. de persil haché
- Sel et poivre

- Saler et poivrer l'intérieur de la **caille.** Si les champignons sont frais, couper la partie terreuse et les nettoyer avec un torchon humide. Les couper en morceaux.
- Peler et émincer l'échalote et la gousse d'ail.
- Faire chauffer une cocotte à revêtement antiadhésif et colorer la **caille** de chaque côté pendant 5 min.
- Ajouter l'échalote et l'ail écrasé, puis le mélange de champignons et le fond de veau dilué dans un fond d'eau. Saler et poivrer. Couvrir et laisser cuire à petit feu pendant 20 min.
- Vérifier la cuisson en piquant les cuisses de la **caille** avec la pointe d'un couteau, aucun jus saignant ne doit sortir.
- Juste avant de servir, dresser la **caille** entourée du mélange de champignons des bois et décorer de persil haché.
- Déguster sans attendre en éliminant la peau de la caille !

97. LE HOMARD

RÉGIME HYPOCALORIQUE ○ OSTÉOPOROSE
(ET PRÉVENTION) ○ RHUMATISMES

DESCRIPTION

Ce crustacé de mer à la chair très fine et au prix très élevé demeure le plus gros crustacé européen. Il possède une imposante carapace bleutée, de longues antennes rouges sur la tête, dix pattes dont deux énormes pinces (une coupante et une broyeuse). Sa chair goûteuse est prisée mais la chair du mâle semble la meilleure. Celle de la femelle contient du corail (glandes génitales), sans saveur gustative particulière mais riche en protéines. Le **homard** breton est le meilleur du monde mais demeure le plus cher.

PROPRIÉTÉS NUTRITIONNELLES

Malheureusement trop cher pour être consommé régulièrement, le **homard** apparaît comme un aliment sain et diététique à part entière. Sa chair extrêmement maigre apporte moins de 1 % de lipides et plus de 20 % de protéines. Comme l'ensemble des produits de la mer, il est bien pourvu en sels minéraux. En effet, 100 g de chair de **homard** couvrent 25 % des apports journaliers recommandés en phosphore, plus de 30 % en zinc, plus de 110 % en cuivre et plus de 60 % en sélénium.

DUO DE HOMARD ET MOULES EN SAUCE SAFRANÉE

Ingrédients pour 2 personnes :

- 160 g de **homard**
- 130 g de moules surgelées
- 1 dose de safran en filaments
- 2 carottes
- ½ pomme
- 200 g de fenouil
- ½ citron
- 1 échalote
- 75 ml de vin blanc sec
- 6 c. à s. de crème allégée 20 % de MG
- Quelques brins de ciboulette fraîche
- Sel et poivre

- Faire infuser le safran dans ¼ de verre d'eau tiède.
- Laver et éplucher les carottes. Les couper en fins bâtonnets.
- Laver et éplucher la pomme et le fenouil, puis les couper en petits cubes.
- Faire cuire le **homard** dans de l'eau bouillante salée pendant 10 min.
- Laisser refroidir, décortiquer les pinces et la queue. Couper cette dernière tranche épaisse.
- Faire revenir l'échalote à sec dans une marmite à revêtement antiadhésif, ajouter les moules pour les décongeler. Verser le vin blanc, bien mélanger et laisser cuire à feu vif 3 à 4 min. Égoutter les moules, filtrer le jus.
- Faire cuire les légumes 10 min dans le jus des moules, puis ajouter la crème (sauf à 900 kcal) et le safran, laisser mijoter 5 min.
- Ajouter le **homard** et le réchauffer 5 min. Ajouter les moules, saler, poivrer, et parsemer de ciboulette ciselée.
- Servir bien chaud !

98. L'ÉGLEFIN OU AIGLEFIN

RÉGIME HYPOCALORIQUE ET PAUVRE EN GRAISSES
o OSTÉOPOROSE (ET PRÉVENTION) o CHUTE
DES CHEVEUX o DÉPRESSION-IRRITABILITÉ

DESCRIPTION

Ce poisson d'eau de mer est classé parmi les poissons maigres. Fumé, il change de nom, on l'appelle alors *haddock*.
Il est reconnaissable à son petit « barbillon » sur le menton et à la tache noire qui se trouve sur chaque flanc. Sa chair blanche rosée est de saveur douce et contient peu d'arêtes. On trouve même des chairs orangées, accentuées par un colorant alimentaire.
Il peut être consommé grillé, bouilli ou poché (le plus souvent dans du lait).

PROPRIÉTÉS NUTRITIONNELLES

Frais ou fumé, l'**églefin** demeure un poisson très maigre apportant moins de 1 % de lipides. Le haddock, du fait du fumage qui élimine de l'eau, apparaît légèrement plus riche en sels minéraux et contient également du sodium (sel).
L'**églefin** offre de bons apports en phosphore, sélénium et vitamine B12. Ainsi 100 g de chair d'**églefin** permettent de couvrir près d'un tiers des apports journaliers recommandés en phosphore, 50 % en sélénium et près de 60 % en vitamine B12.

PAPILLOTE D'ÉGLEFIN ET SES TAGLIATELLES DE LÉGUMES

Ingrédients pour 1 personne :

- 180 g de filet d'**églefin**
- ¼ d'oignon jaune
- 2 carottes
- 2 poireaux
- Le jus de ½ citron
- Sel et poivre en grains

- Préchauffer le four à 160 °C (th. 5-6).
- Peler l'oignon et les carottes, retirer le vert des poireaux.
- Laver tous les légumes. Émincer l'oignon.
- Couper les blancs de poireaux en tronçons de 5 cm, puis les détailler finement dans la longueur.
- Réaliser des tagliatelles de carottes en les pelant à l'aide d'un économe.
- Découper un grand rectangle de papier cuisson et déposer un nid de légumes au milieu : oignon, poireau émincé, tagliatelles de carottes, puis déposer le filet de poisson, saler, poivrer et arroser de jus de citron. Refermer la papillote pour qu'elle soit bien scellée.
- Enfourner pour 15 min.
- Servir bien chaud !

99. LA MOULE

RÉGIME HYPOCALORIQUE ET PAUVRE EN GRAISSES ○ OSTÉOPOROSE (ET PRÉVENTION) ○ ECZÉMA ○ ANÉMIE ○ TROUBLES DE LA CIRCULATION ○ DOULEURS ARTICULAIRES ○ PROBLÈMES DE THYROÏDE

DESCRIPTION

La **moule** est un coquillage marin bivalve à deux coquilles noires, lisses et légèrement bombées. Sa chair goûteuse est blanche ou orangée selon les variétés.

PROPRIÉTÉS NUTRITIONNELLES

Ce mollusque présente une bonne alternative aux poissons maigres puisqu'il apporte une quantité non négligeable de protéines (12 %) et moins de 2,5 % de lipides. Par ailleurs, il se révèle être une source intéressante de vitamines et de minéraux. 100 g de chair de moules apportent en effet dix fois les apports journaliers recommandés chez l'adulte en vitamine B12, un tiers des apports en vitamine B2, 84 % chez l'homme et 42 % chez la femme en fer, plus de 100 % en sélénium et deux fois les apports conseillés en iode.

GRATIN DE MOULES PROVENÇAL

Ingrédients pour 1 personne :

- 130 g de **moules cuites**, décoquillées, surgelées au naturel
- 1 échalote
- ½ gousse d'ail
- 1 c. à s. de crème fraîche 15 % de MG
- 150 g de tomates pelées, concassées
- 1 pincée de paprika en poudre
- 10 g de fécule de maïs
- Quelques feuilles de basilic
- 20 g d'emmental râpé
- Sel et poivre

- Préchauffer le four à 180 °C (th. 6).
- Faire bouillir de l'eau et plonger les **moules** encore surgelées pendant quelques minutes. Les égoutter.
- Dans une casserole faire revenir l'échalote pelée et l'ail haché pendant 1 min.
- Ajouter la crème, les tomates concassées, le paprika, le sel et le poivre.
- Faire bouillir 30 secondes. Ajouter la fécule de maïs diluée dans un peu d'eau, puis ajouter les **moules.**
- Ciseler les feuilles de basilic et les ajouter hors feu.
- Mettre la préparation dans un plat à gratin et la recouvrir d'emmental râpé puis la passer 10 min au four. Terminer la cuisson 5 min en position gril.

100. LE BIGORNEAU

ANÉMIE ○ CRAMPES ○ CONSTIPATION

DESCRIPTION

Le **bigorneau** est un petit coquillage de la famille des escargots que l'on trouve sur les rochers des océans. Sa coquille, vert-noir et lisse, protège l'animal à l'intérieur et sa chair un peu épaisse révèle une saveur poivrée.

PROPRIÉTÉS NUTRITIONNELLES

Pauvres en calories, les **bigorneaux** apportent moins de 1,5 % de lipides et peuvent parfaitement s'intégrer à des menus équilibrés ou minceur, à condition de ne pas être assaisonnés avec de la mayonnaise ou autre sauce grasse !
On retiendra tout particulièrement leur richesse en magnésium. 100 g de chair de bigorneaux apportent en effet plus de 70 % des apports journaliers recommandés chez l'homme et 80 % chez la femme. Leur richesse en fer est également à notifier : 80 % des apports nutritionnels conseillés chez la femme et 145 % chez l'homme.

SALADE DE BIGORNEAUX ET LENTILLES CORAIL

Ingrédients pour 1 personne :

- 300 g de **bigorneaux**
- 50 g de lentilles corail crues
- 1 feuille de laurier
- 1 bouquet garni
- 150 g de concombre
- 1 c. à c. d'huile de noix
- Le jus de ¼ de citron
- 1 c. à c. de persil haché
- 1 c. à c. de ciboulette ciselée
- 1 échalote
- Sel et poivre

- Faire chauffer un grand volume d'eau salée avec la feuille de laurier.
- Aux premiers bouillons, ajouter les **bigorneaux** et les laisser cuire 3 min.
- Les égoutter et les décoquiller. Les réserver au frais.
- Faire cuire les lentilles corail dans 3 fois leur volume d'eau non salée, avec le bouquet garni.
- Les égoutter et les réserver au frais.
- Laver et peler le concombre. Le couper en petits dés.
- Peler et émincer l'échalote.
- Mélanger l'huile, le jus du citron, les herbes, l'échalote émincée, saler et poivrer. Ajouter 1 cuillerée à café d'eau pour allonger la sauce.
- Mélanger les lentilles, les **bigorneaux** et les dés de concombre,
- Dresser la salade dans une assiette arrosée de sauce.

101. LES ŒUFS DE POISSON

OSTÉOPOROSE (ET PRÉVENTION)

DESCRIPTION

Les **œufs de poisson,** appelés également « rogue », portent différentes appellations selon le poisson dont ils proviennent : tarama (cabillaud), caviar (esturgeon), œufs de lompe ou œufs de saumon. Il s'agit de mets de choix, dont le prix varie en fonction de la variété.

PROPRIÉTÉS NUTRITIONNELLES

Comme tous les œufs, ceux des poissons sont très nourrissants car ils sont destinés à apporter aux embryons les nutriments nécessaires à leur croissance jusqu'à ce qu'ils puissent se nourrir seuls. Ils sont donc riches en macro- et micronutriments. Le caviar, par exemple, est riche en acides gras polyinsaturés, du type Oméga-3. Il apparaît également comme une source intéressante de vitamine D et de phosphore. Les œufs de lompe sont moins gras que les autres variétés d'œuf de poisson : 5 % de lipides seulement, mais sont également moins riches en protéines. Le tarama fournit de nombreux micronutriments précieux pour l'organisme. Mais ce produit demeure particulièrement calorique (310 calories/100 g) et sera à consommer avec modération. Enfin, de nombreux additifs et colorants peuvent être ajoutés à ces œufs pour les rendre plus appétissants et mieux les vendre. Veillez donc à bien regarder les étiquettes pour faire les bons choix.

VERRINE DE QUINOA, ROQUETTE ET ŒUFS DE SAUMON

Ingrédients pour 4 à 6 verrines :

- 100 g de quinoa cru
- 100 ml de jus de citron
- 50 ml d'huile d'olive
- 2 pincées de sel et poivre

Pour le pistou de roquette :

- 50 à 70 g d'**œufs de saumon**
- 120 g de roquette
- 1 botte de basilic
- 4 gousses d'ail
- 30 g de parmesan en poudre
- 30 g de pignons ou d'amandes
- 100 ml d'huile d'olive
- 1 petit pot de crème fraîche

- Rincer le quinoa à l'eau froide et le cuire dans deux fois son volume d'eau salée. Porter à ébullition puis baisser à feu doux, couvrir et laisser cuire jusqu'à totale absorption. Hors du feu, laisser gonfler à couvert encore 5 min, puis ajouter le jus de citron, l'huile d'olive et poivrer.
- Pendant ce temps, mettre la roquette, le basilic effeuillé, l'ail épluché, le parmesan et les pignons dans le bol du robot et mixer en ajoutant progressivement les 100 ml d'huile d'olive.
- Verser dans un bac en plastique et réserver au réfrigérateur.
- Alterner les couches de quinoa, de pistou et d'**œufs de saumon,** et au moment de servir, ajouter une petite quenelle de crème fraîche.

102. LE CABILLAUD OU MORUE

RÉGIME PAUVRE EN PURINE (CONTRE L'EXCÈS D'ACIDE URIQUE)
- DOULEURS ARTICULAIRES
- RÉGIME HYPOCALORIQUE
- RÉGIME HYPOCHOLESTÉROLÉMIANT

DESCRIPTION

Le **cabillaud** est un poisson d'eau de mer classé parmi les poissons maigres. Lorsqu'il est vendu séché et salé, il est alors appelé « **morue** ». On le reconnaît à sa moustache au niveau du menton, à sa grosse tête verdâtre et tachetée et à sa ligne blanche sur le dos. Sa chair blanche, fragile et goûteuse (bien qu'un peu fade) contient des arêtes.

PROPRIÉTÉS NUTRITIONNELLES

Avec seulement 105 kcal/100 g et moins de 1 % de lipides, le **cabillaud** est un aliment diététique par définition. Il est également riche en protéines avec 23 g/100 g. Côté vitamines, il présente un intérêt pour la niacine (vitamine B3 ou PP) et pour la vitamine B12 dont il apporte, pour chacune, 45 %/100 g des apports nutritionnels conseillés pour un adulte.
Côté sels minéraux, le **cabillaud** est une source intéressante de phosphore avec près de 20 % des ANC pour un adulte pour 100 g de chair de poisson. Il est également riche en sélénium et 100 g de poisson offrent 60 % des apports journaliers recommandés chez un adulte.

Viandes, abats, charcuteries, poissons, fruits de mer, œufs

PAPILLOTE DE CABILLAUD SAVEURS DU SUD

Ingrédients pour 1 personne :

- 180 g de filet de **cabillaud**
- 1 pincée de cumin en poudre
- 150 g de tomates cerise
- 15 g d'olives noires dénoyautées
- 10 g de câpres
- 1 c. à c. de coulis de tomate
- 1 c. à c. d'huile d'olive
- 1 c. à s. de basilic ciselé
- Sel et poivre en grains

- Préchauffer le four à 220 °C (th. 7).
- Laver et essuyer le poisson. Disposer sur une feuille de papier cuisson et saupoudrer de cumin en poudre.
- Laver et couper les tomates cerise en deux.
- Couper finement les olives et les câpres. Mélanger avec le coulis de tomate, l'huile d'olive et le basilic.
- Étaler cette préparation sur le filet de poisson.
- Disposer les tomates cerise, saler, poivrer et fermer hermétiquement.
- Enfourner pour 20 à 30 min selon l'épaisseur du poisson.
- Déguster bien chaud.

103. LE FOIE DE MORUE

SOURCE D'ANTIOXYDANTS ○ OSTÉOPOROSE
(ET PRÉVENTION) ○ PÉRIODE DE CROISSANCE

DESCRIPTION

La morue désigne plusieurs espèces de poissons vivant essentiellement dans les mers froides ou tempérées de l'hémisphère nord. On utilise aussi en cuisine le **foie de morue.** Celui-ci, fumé au feu de bois, est vendu en conserve et se déguste simplement en tartine, mais peut tout à fait être intégré à d'autres préparations, en farce ou sauce notamment.

PROPRIÉTÉS NUTRITIONNELLES

Proposée sous forme appertisée, l'huile contenue dans la conserve est l'huile du **foie de morue** exsudée pendant la fabrication, aucune huile n'est ajoutée. Aussi, il a un apport calorique très élevé, près de 420 kcal/100 g dont 5 % de protéines mais surtout 40 % de lipides et 800 mg de cholestérol pour une portion de 100 g. Cependant, les acides gras sont majoritairement insaturés. Le **foie de morue** est particulièrement riche en vitamines liposolubles A (2 733 µg/100 g), D (54,3 µg/100 g) et E (4,96 mg/100 g). Il apporte des oligo-éléments et notamment l'iode et le sélénium dont il couvre 100 % des besoins.

À noter que l'on extrait du foie une huile (l'**huile de foie de morue**) réputée pour aider à la croissance et au développement intellectuel des enfants. Particulièrement riche en acides gras Oméga-3, elle est aussi recommandée en cas d'ostéoporose ou de fracture.

Viandes, abats, charcuteries, poissons, fruits de mer, œufs

MILLEFEUILLE DE POMMES DE TERRE ET FOIE DE MORUE

Ingrédients pour 1 personne :

- 40 g de **foie de morue**
- 185 g de pommes de terre
- 1 gousse d'ail
- Sel et poivre

- Laver puis peler les pommes de terre et les faire cuire à la vapeur.
- Pendant ce temps, rincer le **foie de morue,** l'égoutter et le couper en dés. Peler et hacher l'ail.
- Mélanger les dés de **foie de morue** et l'ail, assaisonner à votre goût.
- Préchauffer le four à 180 °C (th. 6).
- Couper les pommes de terre en lamelles fines, disposer la moitié dans un petit plat allant au four.
- Recouvrir de la préparation de **foie de morue,** puis disposer la fin des lamelles de pommes de terre.
- Enfourner pour 10 à 15 min afin d'obtenir un millefeuille fondant à cœur.

104. LE BLANC D'ŒUF DE POULE

RÉGIME HYPOCALORIQUE ET HYPERPROTIDIQUE

DESCRIPTION

Le **blanc d'œuf** constitue une partie de l'œuf, qui protège le jaune. Il est composé à 90 % d'eau. Parmi les autres constituants, on trouve essentiellement des protéines, la principale étant appelée ovalbumine. Cette protéine est intéressante pour ses propriétés coagulantes et tensioactives. Ainsi, c'est elle qui permet de stabiliser la mousse des blancs en neige.

PROPRIÉTÉS NUTRITIONNELLES

Avec seulement 48 kcal/100 g, le **blanc d'œuf** est un aliment très léger. Il apporte 90 % d'eau, près de 10 % de protéines et aucune graisse !
Il est LA protéine de référence, celle qui sert d'étalon aux autres, et possède tous les acides aminés essentiels dont notre organisme a besoin.
Côté micronutriments, le **blanc d'œuf** apparaît comme une source intéressante de vitamines B2, B3 et de sélénium. 100 g de blanc suffisent à couvrir 25 % des apports journaliers recommandés pour ces deux vitamines.

MOUSSE GLACÉE DE BANANE AU COULIS DE FRAMBOISES

Ingrédients pour 1 personne :

- ½ banane
- 50 g de framboises fraîches
- 50 g de fromage blanc 20 % de MG
- 1 pincée de cannelle
- 1 c. à c. de sucre en poudre
- 1 **blanc d'œuf**
- Quelques gouttes de jus de citron
- Sel

- Mixer la banane avec le fromage blanc. Ajouter la cannelle et le sucre.
- Battre le **blanc d'œuf** en neige avec une pincée de sel.
- L'incorporer délicatement à la purée de banane.
- Verser la préparation dans un récipient, puis placer au congélateur pendant 2 h en remuant toutes les 20 min afin d'obtenir une mousse à la fois solide et légère.
- Pendant ce temps, mixer les framboises avec le jus de citron (conserver 1 framboise entière). Passer au chinois.
- Sur une petite assiette, dresser une quenelle de mousse glacée à la banane à l'aide de deux cuillères à soupe. Décorer avec la framboise entière.
- Verser autour le coulis de framboises.

105. LE JAUNE D'ŒUF DE POULE

ANÉMIE ○ OSTÉOPOROSE (ET PRÉVENTION)

DESCRIPTION

Le **jaune d'œuf** est la partie de l'œuf qui sert de source de nourriture pour le développement de l'embryon. Il est maintenu en suspension dans le blanc d'œuf par des filaments torsadés de tissus cellulaires appelés « chalazes ».

PROPRIÉTÉS NUTRITIONNELLES

Le jaune est constitué d'un tiers de lipides, plus particulièrement d'acides gras insaturés.
Un **jaune d'œuf** contient en moyenne 0,25 g de cholestérol. Il est donc faux de mettre systématiquement en cause les œufs en cas d'hypercholestérolémie et de les supprimer. Les limiter à deux par semaine semble suffisant.
Le **jaune d'œuf** représente une excellente source de fer et couvre 15 % des apports journaliers recommandés, notamment aux enfants et aux femmes qui en ont le plus besoin.
Avec l'huile de foie de morue et le beurre, l'œuf est parmi les meilleures sources alimentaires de vitamine A. Plus le jaune est clair, plus il est riche en vitamine A (100 g de jaune couvrent 71 % des apports en vitamine A d'une femme).
Le **jaune d'œuf** apporte également une quantité appréciable de vitamine D (20 % des apports nutritionnels conseillés pour 100 g de jaune).

PÂTES CARBONARA AU BACON

Ingrédients pour 1 personne :

- 60 g de filet de bacon
- 50 g poids cru de *penne* intégrales
- ½ oignon
- 1 c. à s. de crème fraîche 15 % de MG
- 1 pincée de noix de muscade râpée
- 1 **jaune d'œuf**
- 10 g de parmesan râpé
- 1 c. à c. de persil ciselé
- Sel et poivre

- Faire cuire les *penne* dans un grand volume d'eau salée.
- Pendant ce temps, émincer l'oignon, le faire revenir à sec dans une poêle à revêtement antiadhésif.
- Couper le bacon en petits dés et les ajouter dans la poêle. Verser la crème, puis mélanger.
- Assaisonner de sel, poivre et saupoudrer de noix de muscade râpée.
- Dans une grande assiette, disposer les *penne*, les napper de sauce et disposer le **jaune d'œuf** au centre.
- Saupoudrer de parmesan râpé. Décorer de persil ciselé et servir chaud.

106. LE LAPIN

OSTÉOPOROSE (ET PRÉVENTION)

DESCRIPTION

Le **lapin** est un petit mammifère classé parmi les rongeurs, au régime végétarien. Bien que le **lapin** sauvage ait plus de goût, le **lapin** d'élevage reste le plus consommé. Sa chair blanche est tendre et parfumée.

PROPRIÉTÉS NUTRITIONNELLES

Le **lapin** apporte entre 160 et 190 kcal/100 g, ce qui est supérieur à la moyenne des volailles et autres viandes blanches. Ceci s'explique notamment par sa teneur en graisses à 8 % de lipides.
Malgré cela, le **lapin** demeure une viande peu calorique comparée aux viandes de porc, d'agneau et rouges.
Côté vitamines, le **lapin** est riche en vitamine B12 avec, pour 100 g de viande, un apport plus de 1 à 3 fois supérieur aux apports nutritionnels conseillés pour un adulte.
Côté minéraux, c'est le phosphore, le fer et le sélénium qui se distinguent. En effet, 100 g de viande de **lapin** apporteront $1/3$ des ANC en phosphore, $1/4$ des ANC en fer et plus de 50 % des ANC en sélénium.

LAPIN AUX ABRICOTS SECS

Ingrédients pour 1 personne :

- 1 cuisse de **lapin**
- 2 carottes
- ½ oignon
- 1 pincée de cumin
- 1 pincée de curry
- 1 pincée de gingembre
- ¼ de cube de bouillon de volaille dégraissé
- 30 g d'abricots secs
- 1 branche de thym
- 1 feuille de laurier
- Poivre

- Éplucher les carottes et les couper en fines rondelles, émincer l'oignon et les faire revenir ensemble, à sec, dans une cocotte à revêtement antiadhésif.
- Ajouter la cuisse de **lapin,** saupoudrer d'épices et la faire dorer de chaque côté.
- Mouiller avec le bouillon dilué, ajouter les abricots secs, le poivre, le thym et le laurier.
- Couvrir et laisser mijoter 20 à 30 min.

107. L'AUTRUCHE

FATIGUE ○ CRAMPES ○ ONGLES CASSANTS ○ ANÉMIE ○ CHUTE DES CHEVEUX ○ OSTÉOPOROSE (ET PRÉVENTION) ○ DOULEURS ARTICULAIRES

DESCRIPTION

D'origine africaine, l'**autruche** demeure le plus gros oiseau du monde. Sa chair rouge apparaît très tendre, goûteuse et peu calorique, ce qui explique qu'on la retrouve de plus en plus dans nos assiettes. Elle se décline le plus souvent en filet, en rôti, en pavé, en steak ou encore en jarret. On peut même la retrouver dans certaines charcuteries.

PROPRIÉTÉS NUTRITIONNELLES

Avec moins de 4 % de lipides, la viande d'**autruche** se positionne parmi les viandes rouges les plus maigres du marché.

En plus de ses qualités gustatives, la viande d'**autruche** offre de beaux apports en vitamines et minéraux. On notera tout particulièrement la présence des vitamines B5, B6 et B12, 100 g de viande d'**autruche** permettant de couvrir respectivement ¼, ⅓ et 210 % des apports nutritionnels conseillés pour ces trois vitamines.

Pour les minéraux, l'**autruche** est, comme l'ensemble des viandes rouges, riche en fer, 100 g permettant de couvrir ⅔ des ANC chez l'homme et ⅓ des ANC chez la femme. On appréciera également la présence non négligeable de phosphore, de zinc et de sélénium, 100 g de viande couvrant respectivement ⅓, 35 à 48 % et plus de 50 % des ANC.

PAVÉ D'AUTRUCHE AUX HERBES

Ingrédients pour 1 personne :

- 150 g de pavé d'**autruche**
- 1 bouquet d'herbes : persil, cerfeuil, estragon.
- 1 c. à c. de moutarde
- Le jus de ½ citron
- 1 c. à c. de sauce soja
- 1 échalote
- Fleur de sel et poivre

- Laver, essorer et équeuter le bouquet d'herbes. Les ciseler finement.
- Dans un bol, mélanger la moutarde, le jus de citron, la sauce soja, les herbes hachées. Saler et poivrer. Réserver.
- Peler et émincer finement l'échalote.
- Détailler la viande en lamelles d'environ ½ cm d'épaisseur.
- Faire revenir l'échalote dans une poêle bien chaude à revêtement antiadhésif et réserver. Puis procéder de même avec les lamelles de viande à feu vif, en remuant sans cesse. Saler et poivrer. Laisser cuire 3 à 5 min selon les préférences de cuisson.
- Ajouter dans la poêle l'échalote et la préparation aux herbes ciselées.
- Mélanger pendant 1 min et servir bien chaud.

108. LE KANGOUROU

RÉGIME HYPOCALORIQUE ○ ANÉMIE

DESCRIPTION

Particulièrement maigre, la viande de **kangourou** est pauvre en calories et s'est vue attribuer un label pour garantir sa qualité. Son goût semble se situer entre la viande de gibier et le bœuf : plus fort en bouche que le bœuf mais beaucoup plus fin que le gibier.

PROPRIÉTÉS NUTRITIONNELLES

Il s'agit d'une viande maigre, riche en protéines et en fer. La viande de **kangourou** est généralement meilleure si elle est légèrement vieillie. Par ailleurs, cette viande se révèle riche en eau et se congèle donc mal, apparaissant le plus souvent flasque à la décongélation.

ÉMINCÉ DE KANGOUROU AUX OIGNONS

Ingrédients pour 1 personne :

- 150 g de filet de **kangourou**
- 1 oignon
- 1 c. à c. de gingembre râpé
- 1 c. à c. de vinaigre balsamique
- 1 c. à s. de sauce soja
- Quelques feuilles de coriandre fraîche
- Sel et poivre

- Éplucher l'oignon et l'émincer finement.
- Couper le filet de **kangourou** en fines lamelles.
- Faire revenir les oignons à sec dans une poêle à revêtement antiadhésif, ajouter 3 cuil. à soupe d'eau et saupoudrer de gingembre. Baisser le feu et laisser mijoter jusqu'à ce que les oignons soient bien fondants. Ajouter le vinaigre et cuire encore 1 min.
- Mettre les lamelles de **kangourou** dans la poêle et les faire revenir sur toutes les faces jusqu'à ce qu'elles soient dorées.
- Ajouter les oignons, la sauce soja et rectifier l'assaisonnement.
- Décorer de quelques feuilles de coriandre fraîche. Servir bien chaud.

109. LE CHEVAL

CHUTE DES CHEVEUX ○ ANÉMIE ○ OSTÉOPOROSE
(ET PRÉVENTION)

DESCRIPTION

La **viande chevaline** se caractérise par sa tendreté extrême, sa saveur douce, presque sucrée, et son odeur spécifique. Elle est si tendre qu'il n'existe pratiquement pas de morceaux nécessitant une cuisson longue.

PROPRIÉTÉS NUTRITIONNELLES

La **viande chevaline** est exceptionnellement riche en fer (5,03 mg/100 g), soit $2/3$ des apports nutritionnels conseillés pour les hommes et $1/3$ des ANC pour les femmes), ce qui explique sa couleur rouge très marquée. C'est une viande peu consommée bien que très intéressante nutritionnellement avec 28 % de protéines et seulement 6 % de lipides.

Comme l'ensemble des sources de protéines, elle est particulièrement riche en vitamine B12 (100 g de viande permettent de couvrir 132 % des ANC chaque jour). Au niveau des minéraux, on retiendra sa teneur en phosphore et en zinc, 100 g de viande couvrant respectivement $1/3$ et 48 % des ANC.

POIVRON FARCI À LA BOLOGNAISE

Ingrédients pour 1 personne :

- 1 poivron
- 125 g de viande de **cheval** hachée
- ½ oignon émincé
- ½ de gousse d'ail émincée
- 50 ml de coulis de tomate
- Sel et poivre en grains

- Couper le « chapeau » du poivron, l'épépiner et le laver. Enfourner pour 20 min environ, à 210 °C (th. 7).
- Pendant ce temps, faire revenir à sec les oignons et l'ail émincés dans une sauteuse à revêtement antiadhésif.
- Ajouter un filet d'eau si nécessaire.
- Faire revenir ensuite la viande hachée dans l'ail et l'oignon, puis l'arroser de coulis de tomate. Saler, poivrer.
- Garnir le poivron de cette bolognaise, remettre le chapeau et servir bien chaud.

110. LE STEAK HACHÉ 5 DE MG

RÉGIME HYPOCALORIQUE ○ ANÉMIE

DESCRIPTION

Le **steak haché** est une invention post Seconde Guerre mondiale. Alors que la plupart des foyers n'achetaient que les morceaux nobles du bœuf, les industriels eurent l'idée pour ne pas gâcher toute la viande restante de la hacher finement. Ainsi selon les morceaux utilisés, on trouve des **steaks hachés** à 5 %, 10 %, 15 % et parfois même 20 % de matière grasse en supermarché. Chez le boucher, libre à vous de lui demander quel morceau vous préférez qu'il vous hache. Attention à la conservation de ce produit qui présente un risque microbiologique important, ainsi qu'à sa cuisson, notamment pour les enfants, les femmes enceintes et les personnes âgées. Veillez à bien respecter la DLC inscrite sur l'emballage pour les produits frais emballés ou à consommer la viande dans les 48 h si elle a été achetée chez le boucher.

PROPRIÉTÉS NUTRITIONNELLES

Nous mettons ici en avant les produits à 5 % de matière grasse qui sont ainsi plus riches en protéines et pauvres en lipides pour un total énergétique de 125 kcal par **steak haché** environ. Le **steak haché** est riche en fer et une portion permet de couvrir environ $1/3$ chez l'homme et 20 % chez la femme de leurs apports quotidiens recommandés. Une portion de 100 g de bœuf couvre également au moins 50 % des apports recommandés en vitamine B12. Enfin, les principales sources alimentaires de zinc sont les viandes, les produits laitiers, les œufs et les féculents. Cependant, le zinc des produits carnés a l'avantage d'être particulièrement assimilable.

Viandes, abats, charcuteries, poissons, fruits de mer, œufs

N.B. : *Aujourd'hui, de nombreux industriels coupent leurs viandes hachées avec des protéines de soja. Veillez donc à bien choisir des produits « 100 % pur bœuf » ou « 100 % muscle ».*

CHAIR À SAUCISSE MAISON

Ingrédients pour 4 personnes :

- 125 g de **viande de bœuf hachée** 5 % de MG
- 185 g d'escalope de porc maigre
- 130 g de jambon blanc découenné et dégraissé
- 1 oignon
- 1 œuf
- 2 c. à s. de persil ciselé
- Sel et poivre

- Éplucher et émincer l'oignon. Le faire dorer dans une poêle à revêtement antiadhésif sans matières grasses. Réserver.
- Faire revenir le **steak haché** et l'escalope de porc dans cette même poêle. Laisser tiédir.
- Mixer ensemble le **steak haché,** l'escalope de porc refroidie, le jambon, l'œuf, le persil et les oignons. Saler et poivrer.
- Garnir les légumes de votre choix de cette farce légère et savoureuse.

111. LES TRIPES MAIGRES

RÉGIME HYPOCALORIQUE ○ RÉGIME HYPOSODÉ

DESCRIPTION

La préparation des **tripes** consiste à cuire la paroi de l'estomac et des boyaux de ruminants, avec ou sans pied désossé. Piliers de la cuisine normande, les **tripes** peuvent se préparer de diverses façons plus ou moins diététiques.

PROPRIÉTÉS NUTRITIONNELLES

Les **tripes** bénéficient de trois intérêts nutritionnels principaux. En effet, elles sont très peu caloriques (92 kcal/100 g), contiennent peu de lipides (3 %) et présentent l'avantage d'être naturellement peu salées (1,3 g /100 g).

On notera également que 100 g de **tripes** permettent de couvrir 58 % des apports nutritionnels conseillés en vitamine 12, 15 % des ANC en zinc et 19 % des ANC en sélénium.

TRIPES AUX DEUX POMMES

Ingrédients pour 1 personne :

- 140 g de **tripes** maigres
- 125 g de pommes de terre
- 1 pomme type golden
- ½ oignon jaune
- 1 bouquet garni
- 1 c. à c. d'huile d'olive
- Sel et poivre

- Laver les pommes de terre, les faire cuire à la vapeur et les réserver.
- Faire cuire les **tripes** dans un grand volume d'eau salée pendant 10 min. Les égoutter et les couper en fines lanières.
- Peler et émincer l'oignon. Le faire fondre dans une cocotte-minute à revêtement antiadhésif avec l'huile d'olive.
- Ajouter les **tripes,** le bouquet garni et recouvrir d'eau. Faire cuire à couvert pendant 45 min.
- Pendant ce temps, peler les pommes de terre et les couper en quatre.
- Laver et peler la pomme, la couper en fines lanières.
- Ajouter les morceaux de pommes de terre et de pomme dans la cocotte, assaisonner de sel et de poivre et poursuivre la cuisson pendant 5 min.
- Servir bien chaud.

112. LES ROGNONS

RÉGIME HYPOCALORIQUE ○ ANÉMIE
○ RHUMATISMES ○ TROUBLES DE L'HUMEUR
ET ANXIÉTÉ

DESCRIPTION

Les **rognons** sont classés parmi les abats rouges, consommables en l'état et ne nécessitant pas de préparation préalable importante. Il s'agit tout simplement ici des reins de l'animal.
Les plus appréciés sont les **rognons** de veau et de bœuf, considérés comme des pièces de boucherie. Mais on consomme également ceux de mouton, d'agneau et de porc.

PROPRIÉTÉS NUTRITIONNELLES

Les **rognons** sont des abats peu caloriques (151 kcal/100 g) et très maigres avec moins de 5 % de lipides. Comme l'ensemble des abats, ils sont riches en vitamines et minéraux et offrent ainsi un véritable atout nutritionnel. On retiendra tout particulièrement les vitamines B2, B3 et B12 pour lesquelles 100 g de **rognons** couvrent respectivement 103 %, 75 % et 325 % des apports journaliers recommandés.
Pour les minéraux, on retiendra le fer, le zinc, le cuivre et le sélénium pour lesquels 100 g de **rognons** couvrent respectivement $1/3$ pour les femmes et $2/3$ pour les hommes, 45 %, 40 % et 467 % des apports journaliers recommandés.

ROGNONS DÉGLACÉS AU VINAIGRE BALSAMIQUE ET ÉCRASÉ DE CAROTTES

Ingrédients pour 1 personne :

- 90 g de **rognons** de bœuf
- 300 g de carottes
- 1 gousse d'ail
- 1 c. à s. de vinaigre balsamique
- 1 c. à c. d'huile d'olive
- Persil
- Sel et poivre

- Laver et peler les carottes. Les faire cuire à la vapeur.
- Pendant ce temps, peler et émincer la gousse d'ail.
- Couper les **rognons** en fines tranches.
- Dans une poêle à revêtement anti-adhésif, faire sauter les **rognons** avec l'ail, saler et poivrer.
- Déglacer les **rognons** avec le vinaigre balsamique.
- Écraser les carottes à la fourchette, ajouter l'huile d'olive, saler et poivrer.
- Dresser les deux préparations sur une assiette, nappées de sauce et saupoudrées de persil.

113. LE TOFU

RÉGIME HYPOCALORIQUE ○ RÉGIME
HYPOCHOLESTÉROLÉMIANT ○ RÉGIME VÉGÉTARIEN

DESCRIPTION

Cette pâte blanche est issue du caillage du lait de soja, le tonyu. Consommé par les Asiatiques depuis des centaines d'années, le **tofu** se développe de plus en plus en France où il est très apprécié, notamment par les végétariens et les écologistes.

PROPRIÉTÉS NUTRITIONNELLES

Riche en protéines végétales (14,6 %) d'excellente qualité, le **tofu,** comme le steak de soja, est une des solutions dont disposent les végétariens pour entretenir leur masse musculaire et ainsi maintenir un métabolisme bon consommateur d'énergie.

On compte une portion de 120 g de **tofu** nature à la place de la viande, du poisson ou des œufs. Consommé nature, il constitue également une source intéressante d'acides gras Oméga-3, de calcium et de magnésium.

BROCHETTES DE TOFU À LA PROVENÇALE

Ingrédients pour 1 personne :

- 120 g de **tofu**
- 1 c. à c. de concentré de tomate
- 1 pincée de cumin en poudre
- 1 tomate
- ½ de courgette

- Préchauffer le four à 180 °C (th. 6).
- Couper le **tofu** en gros cubes réguliers.
- Dans un saladier, délayer le concentré de tomate dans un peu d'eau et le cumin. Bien mélanger avec les dés de **tofu.**
- Laver, peler et épépiner les légumes. Les couper en gros cubes de la taille de ceux de **tofu.**
- Sur les pics à brochettes, alterner les dés de **tofu** et les légumes.
- Disposer sur la plaque du four recouverte de papier cuisson et enfourner pour 20 min.

114. LE JAMBON CUIT DÉCOUENNÉ ET DÉGRAISSÉ

RÉGIME HYPOCALORIQUE

À éviter en cas de régime pauvre en sel.

DESCRIPTION

Le **jambon cuit** est un produit de charcuterie provenant de la cuisson de la partie haute de la cuisse du porc. Le jambon supérieur ne doit contenir aucun produit d'addition autre que le sel de cuisine, le sel nitrité et le sucre, alors que les jambons d'autres catégories peuvent contenir des additifs divers et en particulier des polyphosphates.
La salaison du jambon est effectuée par saumurage.

PROPRIÉTÉS NUTRITIONNELLES

Le **jambon cuit** est peu calorique, 100 g de **jambon cuit** supérieur n'apportent que 113 kcal. Ce produit est également riche en protéines. D'origine animale, ces protéines possèdent une excellente valeur biologique. Le **jambon découenné et dégraissé** ne contient que 2 à 3 g/100 g de lipides. Ainsi, il est aussi maigre que le blanc de poulet par exemple.
Enfin, le **jambon cuit** est une source de vitamines, essentiellement du groupe B.

Viandes, abats, charcuteries, poissons, fruits de mer, œufs

CANNELLONI DE JAMBON

Ingrédients pour 1 personne :

- 130 g de **jambon blanc** découenné et dégraissé en tranches
- 100 g d'épinards surgelés
- 100 g de courgettes
- ½ oignon émincé
- 2 petits-suisses nature 20 % de MG
- 50 g de coulis de tomate nature
- 1 c. à s. de persil ciselé
- Sel et poivre

- Préchauffer le four à 210 ºC (th. 7).
- Décongeler les épinards au four à micro-ondes. Laver et râper les courgettes.
- Faire revenir ces deux légumes dans un poêle à revêtement anti-adhésif avec l'oignon émincé.
- Mélanger les petits-suisses et les légumes. Saler et poivrer.
- Étaler cette farce sur chaque tranche de **jambon** et les rouler pour former des *cannelloni*.
- Déposer les rouleaux dans un plat à gratin recouvert de papier cuisson.
- Napper de sauce tomate et d'un peu de persil, puis enfourner pour 10 min.
- Servir bien chaud !

115. LES FOIES DE VOLAILLE

RÉGIME HYPOCALORIQUE ○ ANÉMIE ○ SOURCE D'ANTIOXYDANTS

DESCRIPTION

Les **foies de volaille** font partie des quelques pièces d'abats de volaille, avec les gésiers, le cœur, la tête et le cou.

PROPRIÉTÉS NUTRITIONNELLES

Les **foies de volaille** présentent la particularité d'être riches en protéines de bonne qualité et pauvres en lipides (environ 7 %), ce qui en fait un produit très intéressant. Ces petits foies présentent également l'intérêt d'être bien pourvus en vitamines (A, E, B) et en minéraux (fer, zinc, potassium…), indispensables à l'équilibre.

SALADE D'AUTOMNE AUX FOIES DE VOLAILLE

Ingrédients pour 1 personne :

- 90 g de **foies de volaille** dénervés et nettoyés
- 1 c. à s. de vinaigre balsamique
- 100 g de frisée
- 1 tomate
- 2 figues fraîches
- 10 g de noisettes
- 1 c. à c. de moutarde à l'ancienne
- 1 c. à c. d'huile de noisette
- Set et poivre

- Poêler les **foies de volaille** à sec dans une poêle à revêtement anti-adhésif. Une fois qu'ils sont bien dorés, baisser le feu et les déglacer au vinaigre balsamique. Égoutter en réservant le vinaigre et laisser refroidir.
- Laver la salade et la tomate. Couper la tomate en rondelles fines.
- Retirer la peau des figues et couper en dés.
- Concasser les noisettes et les torréfier quelques minutes à sec dans une poêle.
- Dresser la salade, les rondelles de tomate, les dés de figues et les **foies de volaille.**
- Mélanger la moutarde, le vinaigre et l'huile. Saler et poivrer.
- Napper la salade de cette vinaigrette et terminer avec les noisettes concassées.

116. LE BŒUF

ANÉMIE ∘ DÉNUTRITION

DESCRIPTION

Le **bœuf** est un animal de la famille des bovins, mammifères ruminants. Il s'agit d'un taureau castré, élevé pour sa viande rouge, plus ou moins grasse selon les morceaux.
Le terme « viande de **bœuf** » s'applique aussi bien à la viande provenant de la génisse ou de la vache, du taurillon ou du taureau.

PROPRIÉTÉS NUTRITIONNELLES

La viande de **bœuf** est riche en protéines, ses morceaux peuvent ainsi offrir de 22 à 34 % de protéines.
La principale différence, et donc la classification des types de morceaux, se fait au niveau de leur teneur en lipides. On regroupe ainsi les morceaux contenant plus de 10 % de lipides, comme les basses côtes, le gros bout de poitrine ou le plat de côtes ceux contenant de 6 à 10 % de lipides comme le paleton, la macreuse ou l'entrecôte et enfin ceux contenant moins de 6 % de lipides comme le rumsteck, la bavette ou le faux-filet.
Enfin, la viande de **bœuf** apporte en moyenne 3,5 mg/100 g de fer, soit 22 % des apports nutritionnels conseillés pour une femme et 39 % des ANC pour un homme.
On notera également que la viande de bœuf est source de zinc, de sélénium, de vitamines du groupe B (sauf la B9) et de vitamine E.

RUMSTECK GRILLÉ À LA FONDUE D'OIGNON

Ingrédients pour 1 personne :

- 150 g de **rumsteck**
- Le jus de ¼ de citron
- 1 c. à s. de sauce soja
- 1 c. à c. de persil ciselé
- 1 c. à c. d'estragon
- 1 oignon
- 1 pincée de paprika
- Fleur de sel et poivre

- Dans un bol, mélanger le jus de citron, la sauce soja et les herbes ciselées. Saler et poivrer.
- Détailler la viande en lamelles d'environ ½ cm d'épaisseur. Dresser sur une assiette creuse et napper de la marinade. Laisser mariner 1 h au réfrigérateur.
- Éplucher et émincer l'oignon.
- Égoutter la viande en réservant la marinade.
- Faire revenir l'oignon dans une poêle à revêtement antiadhésif bien chaude, puis baisser le feu et ajouter la marinade. Laisser fondre à feu doux.
- Dans une autre poêle bien chaude à revêtement antiadhésif, faire revenir la viande émincée et saupoudrée de paprika à sec jusqu'à ce qu'elle soit bien dorée.
- Dresser sur une assiette et servir accompagné de la fondue d'oignon.

117. LE VEAU

ANÉMIE ○ DÉNUTRITION

DESCRIPTION

Le **veau** mâle ou femelle est le petit de la vache. C'est un animal jeune, qui est élevé soit pour renouveler le troupeau, soit pour sa viande comme **veau** de boucherie. C'est une viande très appréciée pour sa chair tendre.

PROPRIÉTÉS NUTRITIONNELLES

La viande de **veau** est riche en protéines, ses morceaux peuvent ainsi offrir de 24 à 31 % de protéines.
La principale différence, et donc la classification des types de morceaux, se fait au niveau de leur teneur en lipides. On regroupe ainsi les morceaux contenant plus de 10 % de lipides, comme l'épaule, les côtes ou la poitrine, ceux contenant de 6 à 10 % de lipides comme le quasi, et ceux contenant moins de 6 % de lipides comme le filet, la noix et le jarret.
Enfin, la viande de **veau** apporte en moyenne 1,2 mg de fer/100 g, soit 7,5 % des apports nutritionnels conseillés pour une femme et 13 % des ANC pour un homme.
On notera également que la viande de **veau** est source de zinc, de vitamines du groupe B (sauf la B9) et de vitamine E.

SAUTÉ DE VEAU AUX OLIVES

Ingrédients pour 1 personne :

- 125 g de blanquette de **veau** dégraissé
- ½ oignon
- 1 c. à c. d'huile d'olive
- 1 pincée de cumin en poudre
- 1 c. à c. de concentré de tomate
- 10 cl d'eau
- 20 g d'olives vertes dénoyautées
- 1 c. à c. de persil frais ciselé
- Sel et poivre en grains

- Peler et émincer l'oignon. Découper la blanquette de veau en gros dés.
- Faire revenir les oignons dans une poêle à revêtement antiadhésif avec l'huile. Ajouter les dès de **veau,** saupoudrer de cumin en poudre et continuer la cuisson jusqu'à ce que la viande soit bien dorée. Baisser le feu.
- Délayer le concentré de tomate dans l'eau et ajouter dans la poêle. Couper les olives en rondelles, saler et poivrer.
- Laisser mijoter pendant 15 min.
- Servir bien chaud, décoré de persil frais ciselé.

118. LE PIGEON

ANÉMIE

DESCRIPTION

Cet oiseau aux petites ailes offre une chair fine et savoureuse mais contient de nombreux petits os. Il est essentiellement élevé en volières mais le **pigeon** sauvage possède une chair plus dure et plus forte.
Il est généralement réservé pour les repas festifs.

PROPRIÉTÉS NUTRITIONNELLES

Le **pigeon** est relativement calorique (294 kcal/100 g) et particulièrement riche en lipides (23,8 %), surtout comparé aux autres volailles comme la dinde ou le poulet.
C'est un oiseau très intéressant du point de vue de ses apports en minéraux puisque qu'il est source de phosphore, de zinc, de cuivre et de sélénium et riche en fer.
Par ailleurs, il apporte également les vitamines du groupe B, notamment B3 et B6, en quantité non négligeable.

PIGEON AUX ÉPICES

Ingrédients pour 4 personnes :

- 4 **pigeons**
- 1 cuil. à soupe de sauce soja
- 2 cuil. à soupe de sirop d'érable
- 2 cuil. à soupe d'huile de soja
- 1 pincée de cannelle en poudre
- 2 clous de girofle
- 1 cuil. à soupe de grains de poivre concassés
- 2 échalotes
- 1 gousse d'ail
- 1 poignée d'abricots secs
- 1 poignée de pistaches non salées
- 30 g de beurre
- Sel et poivre

- Demander à votre boucher de vider les **pigeons** tout en réservant les foies.
- Dans une terrine, réunir la sauce soja, le sirop d'érable, l'huile, la cannelle, les clous de girofle, les grains de poivre, les échalotes et l'ail préalablement émincés.
- Verser cette préparation sur les **pigeons** et faire mariner pendant 2 h, tout en veillant bien à les retourner régulièrement. Puis retirer les **pigeons** et récupérer le jus de la marinade.
- Préchauffer le four à 180 °C (th. 6).
- Saler et poivrer les foies des **pigeons.** Faire chauffer le beurre dans une poêle, et y faire dorer les foies de chaque côté. Hacher les foies ainsi dorés avec les abricots secs et les pistaches.
- Ajouter ce mélange à la moitié de la marinade et en farcir généreusement les **pigeons.** Les brider et les faire cuire dans une cocotte en fonte au four pendant 25 à 30 min en veillant à les retourner au milieu de la cuisson. Cette durée est à adapter selon la taille des pigeons.
- Retirer le tout, disposer les **pigeons** dans un plat. Mettre la cocotte sur feu vif et déglacer avec le reste de marinade et 10 cl d'eau.
- Réduire d'un tiers et verser en saucière. Servir aussitôt.

119. LE CHEVREUIL

ANÉMIE ○ RÉGIME HYPOCALORIQUE

DESCRIPTION

Le **chevreuil** appartient à la grande famille des cervidés, il vit dans les forêts de feuillus ou mixtes (feuillus et conifères). C'est un gibier aux bois courts dont la chasse est limitée pour conserver l'espèce. Sa chair apparaît rouge foncée, et demeure très tendre mais possède une odeur relativement forte.

PROPRIÉTÉS NUTRITIONNELLES

Le **chevreuil** étant un animal sauvage, sa viande se compose essentiellement de muscle, ce qui explique sa très grande richesse en protéines (plus de 30 %), mais également sa faible teneur en lipides (moins de 3,5 %). Comme l'ensemble des viandes, le **chevreuil** est source de vitamines du groupe B, mais plus particulièrement des vitamines B2 et B3 dont 100 g de viande couvrent respectivement 40 et 80 % des apports nutritionnels conseillés.
Côté minéraux, la viande de **chevreuil** est bien évidemment riche en fer et on note une quantité intéressante de phosphore, zinc, cuivre et sélénium qui en font un produit nutritionnel à ne pas négliger.

GIGUE DE CHEVREUIL AUX MARRONS

Ingrédients pour 6 personnes :

- 1 gigue de **chevreuil** de 3 kg
- 1 bouteille de vin rouge
- 500 g de marrons surgelés nature
- 2 c. à s. d'huile
- 2 oignons émincés
- 2 carottes hachées
- 1 gousse d'ail émincée
- 1 c. à s. de persil ciselé
- 1 c. à s. de thym ciselé
- 1 feuille de laurier
- 50 g de beurre
- 2 c. à s. de vinaigre
- Poivre

- Préparer la marinade la veille, en mélangeant le vin rouge, l'huile, le vinaigre, les oignons, les carottes, l'ail, le persil et les aromates.
- Verser sur la gigue de **chevreuil** et laisser mariner 12 h minimum.
- Le lendemain, égoutter la gigue, la graisser avec du beurre, et la faire dorer dans une cocotte sur chaque côté rapidement.
- Pendant ce temps, préchauffer le four à 180 °C (th. 6).
- Déposer la gigue dans un plat à gratin et enfourner pour 2 h.
- Mouiller régulièrement la gigue avec la marinade.
- 15 min avant la fin de la cuisson, réchauffer les marrons dans une casserole dans le jus.
- Sortir la gigue de **chevreuil,** la couper en tranches, les déposer sur un plat, poivrer et garnir de marrons avant de servir.

120. LE FILET MIGNON DE PORC

DOULEURS ARTICULAIRES ○ RÉGIME HYPOCALORIQUE

DESCRIPTION

Le porc est un cochon mâle castré. Le **filet mignon** est un petit muscle tendre, maigre et au goût délicat et savoureux.

PROPRIÉTÉS NUTRITIONNELLES

Le filet mignon reste l'une des parties du porc les plus intéressantes nutritionnellement. En effet, avec seulement 122 kcal/100 g de viande, c'est un produit peu calorique et maigre de surcroît, avec moins de 5 % de lipides !
Comme l'ensemble des viandes, le **filet mignon** offre une bonne source de vitamines du groupe B, mais en particulier la vitamine B1 puisque 100 g de viande suffisent à couvrir 86 % des apports journaliers recommandés. Côté minéraux, le **filet mignon** est riche en phosphore et en sélénium et 100 g de viande couvrent 73 % des apports journaliers recommandés.

Viandes, abats, charcuteries, poissons, fruits de mer, œufs

FILET MIGNON LAQUÉ AU MIEL, CITRON ET ÉPICES

Ingrédients pour 1 personne :

- 125 g de **filet mignon de porc**
- 1 citron non traité
- 1 c. à c. de miel
- 75 ml de vin blanc
- 1 c. à s. de coriandre ciselée
- 1 c. à s. de persil ciselé
- 1 pincée de curry
- 1 pincée de noix de muscade râpée
- 1 pincée de cannelle
- Sel et poivre

- Préchauffer le four à 200 °C (th. 6/7).
- Laver et couper le citron en deux.
- Couper une moitié de citron en rondelles et chacune des rondelles en deux.
- Presser l'autre moitié du citron, mélanger le jus avec le miel et le vin blanc.
- Dans une poêle à revêtement anti-adhésif, faire revenir à sec le **filet mignon** des deux côtés à feu vif jusqu'à ce qu'il se colore.
- Retirer le **filet mignon** et déglacer la poêle avec le mélange au vin blanc.
- Laisser réduire quelques instants.
- Dresser le **filet mignon** dans un plat allant au four et lui faire quatre entailles profondes sur le dessus de manière à introduire une demi-rondelle de citron dans chaque entaille.
- Saupoudrer de coriandre et persil. Saler et poivrer et saupoudrer d'épices.
- Arroser avec le jus réduit et enfourner pour 20 min.
- Servir bien chaud !

121. LE TEMPEH

RÉGIME HYPOCHOLESTÉROLÉMIANT ○ RÉGIME VÉGÉTARIEN/VÉGÉTALIEN

DESCRIPTION

Le **tempeh** est fabriqué à partir de graines de soja jaunes immatures dépelliculées. Les graines de soja sont cuites, écrasées, puis ensemencées avec un champignon qui transforme la préparation en une sorte de gâteau compact. Le **tempeh** a un goût qui évoque les arômes de champignon, de noix et de levure.
Le **tempeh** ne se conserve pas longtemps. Il doit être consommé cuit. On peut l'acheter au rayon frais des boutiques bio.

PROPRIÉTÉS NUTRITIONNELLES

Le **tempeh** demeure un aliment très nutritif et dense. Il est donc normal qu'il soit relativement calorique pour une source de protéines avec 190 kcal/100 g de produit. Directement réalisé à partir de la graine de soja, le **tempeh** est également riche en graisses avec plus de 10 % de lipides. Le **tempeh** est riche en protéines (plus que le tofu) et en vitamine B12. La présence de vitamine B12, rare pour un aliment végétal, est due à la fermentation.

COURGETTES FARCIES AU TEMPEH

Ingrédients pour 1 personne :

- 1 courgette moyenne
- 60 g de **tempeh** nature
- 1 gousse d'ail
- 1 c. à s. d'herbes de Provence
- 1 c. à s. de sauce soja
- 1 pincée de paprika
- ¼ d'oignon
- 1 œuf
- 1 c. à c. de graines de tournesol

- Éplucher et hacher la gousse d'ail.
- Dans un saladier, émietter le **tempeh** à la fourchette. Ajouter l'ail haché, les herbes de Provence, la sauce soja et le paprika. Remuer et laisser reposer au moins 1 h.
- Laver la courgette et la couper en deux dans le sens de la longueur. Creuser chaque moitié à l'aide d'une cuillère en veillant à laisser 1 cm de chair autour de la peau. Éliminer les pépins et réserver la chair. Cuire la courgette évidée 10 min à la vapeur.
- Pendant ce temps, éplucher l'oignon, le hacher avec la chair de courgette. Cuire à l'étouffée 10 min. Laisser tiédir.
- Préchauffer le four à 180 °C (th. 6).
- Battre l'œuf dans un bol. Ajouter la chair de courgette, les graines de tournesol et enfin le **tempeh** mariné égoutté.
- Farcir les demi-courgettes avec cette préparation, dresser dans un plat allant au four et enfourner pour 20 min.

122. LE SEITAN

RÉGIME HYPOCHOLESTÉROLÉMIANT
○ DIGESTION DIFFICILE ○ RÉGIME VÉGÉTARIEN ET HYPOCALORIQUE

DESCRIPTION

Le **seitan** est une spécialité de l'Extrême-Orient préparée à base de blé ou d'épeautre dont on extrait la fraction protéique, le gluten. On forme une pâte par pétrissage avec de la sauce soja que l'on fait ensuite cuire dans un bouillon à base d'épices. Idéal pour satisfaire les besoins en protéines dans les régimes végétariens, le **seitan** remplace parfaitement la viande dans les poêlées, les lasagnes et les gratins.

PROPRIÉTÉS NUTRITIONNELLES

Le **seitan** est un excellent substitut à la viande, car il possède une teneur élevée en protéines (en moyenne 30 %). Le **seitan** est plus riche en acides aminés soufrés que les protéines animales et ne contient aucune purine. Il est également pauvre en lipides (moins de 4 %). D'origine végétale, il ne contient donc pas de cholestérol. Très digeste, il n'apporte que 110 kcal/100 g.

SAUTÉ DE SEITAN À LA CHINOISE

Ingrédients pour 1 personne :

- 130 g de **seitan**
- 1 c. à s. de sauce soja
- 1 pincée de gingembre en poudre
- 1 pincée de poivre de Sichuan
- 50 g de champignons noirs
- 150 g d'ananas frais ou 110 g d'ananas au sirop égoutté
- 1 gousse d'ail
- 50 g de poivron vert
- 100 g de pousses de soja
- 1 c. à c. de vinaigre de cidre

- Dans un saladier, mélanger la sauce soja, le gingembre et le poivre.
- Ajouter le **seitan** coupé en lanières et laisser mariner 30 min.
- Faire tremper les champignons noirs 30 min dans l'eau tiède, puis les rincer et les couper en fines lamelles.
- Couper l'ananas en petits dés.
- Peler et écraser l'ail.
- Laver et épépiner le poivron, éliminer les parties blanches et le découper en lanières.
- Égoutter et rincer les pousses de soja.
- Égoutter les lamelles de **seitan** et réserver la marinade.
- Dans une poêle à revêtement antiadhésif bien chaude ou un wok, faire revenir à feu vif et à sec l'ail écrasé et les lamelles de **seitan.**
- Ajouter les lanières de poivron et les dés d'ananas. Laisser cuire à feu vif pendant 5 min. Ajouter les pousses de soja et les champignons noirs et laisser cuire encore 10 min à feu moyen.
- Mélanger à froid le vinaigre avec un verre d'eau et la marinade.
- Verser dans une casserole et porter à ébullition, laisser cuire 2 min.
- Au moment de servir, répartir le contenu de la poêle dans une assiette et napper avec la sauce.

123. LE POULET

RÉGIME HYPOCALORIQUE

DESCRIPTION

Le **poulet** est une volaille d'élevage mâle ou femelle, petit du coq et de la poule.
Sa chair est blanche, tendre et relativement sèche. L'aile et la cuisse sont les morceaux les plus gras.

PROPRIÉTÉS NUTRITIONNELLES

Le **poulet** est un aliment peu calorique avec 190 kcal/100 g environ et relativement maigre avec moins de 7,5 % de lipides en moyenne.
Le **poulet** est particulièrement riche en vitamine B3 (ou PP) et 100 g de sa chair permettent de couvrir jusqu'à 105 % des apports journaliers recommandés en cette vitamine.
Il est également une source intéressante de phosphore, de fer, de zinc et de sélénium.

POULET TANDOORI

Ingrédients pour 1 personne :

- 150 g de blanc de **poulet**
- ½ yaourt nature
- Le jus de 1 citron vert
- 1 c. à s. de vinaigre de Xérès
- 1 gousse d'ail
- 1 pincée de chili en poudre
- 1 pincée de cumin moulu
- 1 pincée de gingembre moulu
- 1 pincée de coriandre moulue
- Sel

- Préparer une marinade avec le yaourt, le jus de citron, le vinaigre, l'ail et les épices.
- Couper le blanc de **poulet** en dés.
- Plonger le **poulet** dans la marinade pour bien l'enrober, couvrir le récipient et laisser reposer 2 h au minimum au réfrigérateur.
- Retourner une fois ou deux les morceaux pendant ce temps.
- Égoutter le **poulet.** Saler.
- Cuire au four sous le gril 15 min en retournant en cours de cuisson.

124. LA PINTADE

RÉGIME HYPOCALORIQUE

DESCRIPTION

La **pintade** est un oiseau au plumage gris à points blancs, élevée pour sa chair blanche tendre et relativement sèche. Son goût fort rappelle celui du gibier.
À savoir : le pintadeau est encore meilleur !

PROPRIÉTÉS NUTRITIONNELLES

La **pintade** est un aliment peu calorique avec 158 kcal/100 g environ et relativement maigre avec moins de 6,5 % de lipides en moyenne.
La **pintade** est une source intéressante de vitamines du groupe B, en particulier des vitamines B5, B6 et B12 et est particulièrement riche en vitamine B3 (ou PP) : 100 g de sa chair permettent de couvrir jusqu'à 85 % des apports journaliers recommandés en cette vitamine. Elle est également une source intéressante de phosphore de fer, de zinc et de sélénium.

Viandes, abats, charcuteries, poissons, fruits de mer, œufs

PAPILLOTE DE PINTADE AUX CHAMPIGNONS ET FINES HERBES

Ingrédients pour 1 personne :

- 1 cuisse de **pintade**
- 200 g de champignons de Paris
- 1 échalote
- 1 c. à s. d'estragon haché
- 1 c. à s. de persil haché
- 1 c. à s. de ciboulette ciselée
- 1 c. à s. de vin blanc sec
- Sel et poivre en grains

- Préchauffer le four à 180 °C (th. 6).
- Retirer la peau de la cuisse de **pintade** et la faire revenir à sec sur les deux faces dans une poêle à revêtement antiadhésif.
- Éplucher et émincer l'échalote. Rincer et couper les champignons. Les faire revenir avec l'échalote.
- Sur une feuille de papier cuisson, déposer les champignons, ajouter la cuisse de pintade dorée.
- Saler, poivrer, ajouter toutes les herbes et le vin blanc.
- Fermer la papillote et enfourner pour environ 40 min.

125. LA DINDE

RÉGIME HYPOCALORIQUE

DESCRIPTION

La **dinde** est par définition la femelle du dindon. C'est une grosse volaille à chair blanche et sèche, encore moins grasse que celle du poulet, l'escalope demeurant la partie la plus maigre.

PROPRIÉTÉS NUTRITIONNELLES

La **dinde** est effectivement une volaille très peu calorique avec seulement 112 kcal/100 g et seulement 3 % de lipides.
La **dinde** est une source intéressante de vitamines du groupe B, en particulier des vitamines B3 (ou PP), B5, B6 : 100 g de sa chair permettent de couvrir jusqu'à 55 % des apports journaliers recommandés en cette dernière. Elle est également une source intéressante de phosphore, de fer, de zinc et de sélénium.

ÉMINCÉ DE DINDE SAUCE AIL ET FINES HERBES

Ingrédients pour 1 personne :

- 1 escalope de **dinde** (150 g)
- ½ oignon
- 1 carotte
- ½ cube de bouillon de volaille
- 25 g de fromage frais ail et fines herbes
- Poivre en grains

- Peler et émincer l'oignon. Laver, peler et couper la carotte en rondelles.
- Les faire revenir dans une cocotte à revêtement antiadhésif. Une fois colorés, les réserver.
- Couper l'escalope de **dinde** en fines lanières et les faire revenir dans la cocotte à sec.
- Y ajouter les légumes, le bouillon émietté et ¼ de verre d'eau.
- Poursuivre la cuisson 10 min et y faire fondre le fromage ail et fines herbes, poivrer à votre goût et servir sans attendre.

126. LE CANARD

MALADIES CARDIOVASCULAIRES (ET PRÉVENTION)

DESCRIPTION

Le **canard** est une volaille palmipède élevée essentiellement pour son magret et son foie gras. Sa chair est rouge et tendre. Le canard sauvage offre une chair plus ferme, moins grasse et au goût plus fort. Elle est considérée comme du gibier.

PROPRIÉTÉS NUTRITIONNELLES

Le **canard** est plus calorique (178 kcal/100 g) et plus gras que les autres volailles (10 % de lipides) mais reste tout de même plus diététique que certains morceaux de viande d'agneau, de veau ou de bœuf. De plus, ses lipides contiennent $1/3$ d'acides gras mono-insaturés et $1/3$ d'acides gras polyinsaturés (Oméga 3 et 6), favorables au bon fonctionnement du système cardiovasculaire.

Le **canard** est une source intéressante de vitamines du groupe B, en particuliers des vitamines B2, B5, B12 et B3 (ou PP), 100 g de sa chair permettent de couvrir jusqu'à 62 % des apports journaliers recommandés.

Elle est également une source intéressante de phosphore, de fer, de zinc, de cuivre et de sélénium.

AIGUILLETTES DE CANARD AUX ABRICOTS SECS

Ingrédients pour 1 personne :

- 100 g d'aiguillettes de **canard**
- 30 g d'abricots secs
- 1 branche de thym
- 1 c. à s. de vinaigre balsamique
- 1 c. à c. d'huile d'olive
- 1 pincée de noix de muscade
- Sel, poivre en grains

- Faire dorer les aiguillettes de **canard** dans une poêle avec l'huile d'olive. Saupoudrer de muscade, puis réserver.
- Couper les abricots secs en petits dés et les faire revenir dans la poêle à feu moyen.
- Ajouter le vinaigre balsamique, un peu d'eau, le thym et laisser compoter à feu doux.
- En fin de cuisson, ajouter les aiguillettes de **canard** sur le dessus, chauffer quelques minutes et servir aussitôt.

127. LE FOIE DE VEAU

MALADIES DE LA VISION ET DE LA PEAU
◦ RHUMATISMES ◦ CHEVEUX ET ONGLES ABÎMÉS
ET CASSANTS ◦ RICHE EN ACIDE URIQUE ET
CHOLESTÉROL

À éviter en cas de grossesse.

DESCRIPTION

Le **foie de veau** est un aliment appartenant aux abats « rouges », c'est-à-dire consommables en l'état, et ne nécessite pas de préparation préalable importante. C'est un produit très fin, de saveur délicate et extrêmement tendre, très prisé des grands chefs.

PROPRIÉTÉS NUTRITIONNELLES

Le **foie de veau** est certes peu calorique (193 kcal/100 g) et relativement peu gras (6,5 % de lipides), mais il est surtout réputé pour son incroyable teneur en vitamines et minéraux.

Ainsi, le **foie de veau** apparaît particulièrement riche en vitamine A et provitamine A. 100 g de foie couvrent jusqu'à 2 294 % des apports nutritionnels conseillés. En vitamine B2, 100 g de foie couvrent jusqu'à 204 % des ANC ; en vitamine B3, 100 g de foie couvrent jusqu'à 144 % des ANC ; en vitamine B5, 100 g de foie couvrent jusqu'à 142 % des ANC ; en vitamine B12, 100 g de foie couvrent 3 021 % des ANC. Le foie est également riche en B6 et en B9 (folates présents naturellement).

Les minéraux ne sont pas en reste puisque 100 g de foie couvrent jusqu'à 149 % des ANC en zinc, 1 033 % des ANC en cuivre et sont riches en phosphore et en sélénium.

FOIE DE VEAU POÊLÉ AU VINAIGRE DE FRAMBOISE

Ingrédients pour 1 personne :

- 90 g de **foie de veau**
- 1 échalote
- 1 c. à s. de vinaigre de framboise
- 1 c. à s. de crème fraîche
- 10 g de parmesan en poudre
- 1 brin de persil plat
- Sel et poivre

- Éplucher l'échalote et l'émincer. Découper le **foie de veau** en lanières.
- Dans une poêle à revêtement antiadhésif, faire fondre l'échalote à sec. Déglacer avec le vinaigre de framboise jusqu'à ce qu'elle devienne transparente. Réserver.
- Faire dorer les lanières de foie à sec jusqu'à ce qu'elles soient bien dorées. Saler, poivrer, ajouter la préparation aux échalotes et laisser mijoter 10 min.
- En fin de cuisson, ajouter la crème, remuer quelques minutes.
- Saupoudrer de parmesan et parsemer de persil plat ciselé. Servir immédiatement.

128. LE THON

RÉGIME HYPOCHOLESTÉROLÉMIANT
- OSTÉOPOROSE (ET PRÉVENTION)
- RÉGIME HYPOCALORIQUE

DESCRIPTION

Le **thon** est un grand poisson de mer bleu argenté au ventre blanc. Il est surnommé « steak de mer », car sa chair ferme très appréciée est rouge et se cuisine comme de la viande. Elle contient par ailleurs très peu d'arêtes. Il existe également du **thon** blanc, plus petit, à chair blanche également goûteuse, utilisé le plus souvent pour la conserve.

PROPRIÉTÉS NUTRITIONNELLES

Bien qu'il soit considéré comme un poisson gras, le **thon** n'est finalement pas si calorique (144 kcal/100 g) et surtout peu gras (moins de 5 % de lipides) ! Cependant, le peu de graisses qu'il contient est essentiellement qualifié de « bonnes graisses » puisqu'il s'agit d'acides gras polyinsaturés.

Ce poisson est une source intéressante de vitamines du groupe B, mais également de vitamines A et D puisque 100 g de thon couvrent respectivement 70 et 23 % des apports nutritionnels conseillés pour ces 2 dernières.

Le **thon** est également source de phosphore, de magnésium, de fer et de sélénium.

PAVÉ DE THON AU LAIT DE COCO

Ingrédients pour 1 personne :

- 125 g de pavé de **thon**
- ½ oignon
- ½ de gousse d'ail
- ½ banane
- ½ c. à c. de gingembre en poudre
- ½ c. à c. de safran
- ½ c. à c. de cannelle
- Quelques gouttes de sauce pimentée
- 2 c. à s. de lait de coco
- Sel et poivre

- Éplucher l'oignon et l'ail. Émincer l'oignon finement et presser la gousse d'ail. Couper la demi-banane en rondelles.
- Faire revenir le **thon** sur chaque face à sec dans une poêle à revêtement antiadhésif, avec les épices. Saler et poivrer. Retirer le **thon** de la poêle et faire revenir l'oignon et l'ail jusqu'à ce qu'ils soient translucides.
- Ajouter dans la poêle le **thon,** les rondelles de banane, la sauce pimentée et le lait de coco.
- Laissez mijoter quelques minutes à feu doux. Rectifier l'assaisonnement et servir aussitôt.

129. L'ANCHOIS

À éviter en cas de traitement anticoagulant et de régime hyposodé.

DESCRIPTION

L'**anchois** est un petit poisson de mer au corps bleuté et au ventre argenté. Sa chair contient une arête centrale et on le consomme fréquemment comme condiment car il a une saveur très forte. Il est le plus souvent vendu en conserve, sans arêtes.

PROPRIÉTÉS NUTRITIONNELLES

L'**anchois** est relativement calorique pour un poisson (160 kcal/100 g) et appartient à la catégorie des poissons gras avec 10 % de lipides dont $1/5$ d'acides gras polyinsaturés. C'est une source intéressante de vitamines du groupe B et tout particulièrement de la vitamine B3 (100 g d'**anchois** couvrent 181 % des apports nutritionnels conseillés). Il est également source de vitamine K.
C'est un concentré de minéraux avec un apport intéressant en phosphore, calcium, magnésium, fer, zinc, cuivre et sélénium.
Attention, il est en revanche très salé à cause de son mode de conservation.

PURÉE TIÈDE DE POMMES DE TERRE AUX OLIVES ET ANCHOIS

Ingrédients pour 1 personne :

- 150 g de pommes de terre
- 1 gousse d'ail
- 2 olives noires
- 2 filets d'**anchois**
- 1 pincée de thym
- Quelques gouttes de vinaigre de xérès
- 1 c. à c. d'huile d'olive
- 100 g de roquette
- Sel et poivre

- Éplucher les pommes de terre et les cuire à la vapeur.
- Peler et écraser l'ail, hacher finement les olives et les **anchois.**
- Dès que les pommes de terre sont cuites, les écraser à la fourchette avec l'ail, le thym, le vinaigre et l'huile d'olive.
- Ajouter les olives et les **anchois.** Bien mélanger. Rectifier l'assaisonnement.
- Servir encore tiède sur un lit de roquette.

130. LE HARENG FUMÉ

DÉNUTRITION ○ RÉGIME
HYPOCHOLESTHÉROLÉMIANT *(SI NON FUMÉ ET DONC MOINS SALÉ)*

DESCRIPTION

Le **hareng** est un poisson de mer gris-bleu au ventre argenté. Son dos est recouvert de grosses écailles. Sa chair, très appréciée dans les pays nordiques, contient de nombreuses arêtes fines.

PROPRIÉTÉS NUTRITIONNELLES

Le **hareng** appartient à la catégorie des poissons gras (plus de 12 % de lipides). Il est donc plus calorique que les autres poissons, surtout lorsqu'il est fumé et apporte 217 kcal/100 g de **hareng.** C'est une source intéressante de vitamines du groupe B et tout particulièrement de la vitamine B12 (100 g de **hareng** couvrent 779 % des apports nutritionnels conseillés).

Ce petit poisson est également très riche en minéraux et apporte des quantités non négligeables de phosphore, calcium, magnésium, fer, zinc et sélénium.

Viandes, abats, charcuteries, poissons, fruits de mer, œufs

SALADE DE POMMES DE TERRE CHAUDES AUX HARENGS FUMÉS

Ingrédients pour 1 personne :

- 125 g de pommes de terre
- 1 carotte
- 100 g de **harengs fumés**
- 1 oignon nouveau avec sa tige
- 1 c. à c. de ciboulette fraîche, ciselée
- 1 c. à c. d'huile d'olive
- Sel et poivre

- Laver les pommes de terre et les faire cuire à la vapeur.
- Éplucher la carotte et l'ajouter en milieu de cuisson avec les pommes de terre.
- Couper les **harengs fumés** en morceaux.
- Émincer l'oignon nouveau et sa tige.
- Peler les pommes de terre (ou laisser la peau) et les couper en quartiers.
- Mélanger l'ensemble des ingrédients dans un saladier et vérifier l'assaisonnement.
- Déguster tiède.

131. LA CREVETTE

RÉGIME HYPOCALORIQUE

DESCRIPTION

Le mot « **crevette** » regroupe de nombreux petits crustacés vivant en eau de mer ou en eau douce. Elles possèdent deux longues et fines antennes, cinq paires de pattes et une carapace rose, grise ou brune. Leur taille varie selon leur espèce et leur chair est ferme et fort appréciée. Bien que la **crevette** rose reste la plus connue, la grise, elle, est bien meilleure !

PROPRIÉTÉS NUTRITIONNELLES

Comme la plupart des fruits de mer, la **crevette** possède une excellente valeur nutritive. Elle est riche en vitamines et minéraux, dont la vitamine B12, le phosphore et le sélénium et est une excellente source de protéines de grande qualité (20 % de protéines). De plus, la **crevette** est un aliment maigre (1 % de lipides) et très peu calorique (99 kcal/100 g), ce qui explique sa place privilégiée dans les repas diététiques.

CREVETTES EN SALADE SUCRÉE-SALÉE

Ingrédients pour 1 personne :

- 80 g de **crevettes** fraîches
- 100 g de céleri-rave
- 100 g de carottes
- ½ pomme granny smith
- 50 g de fromage blanc nature 20 % de MG
- 1 c. à s. de jus de citron
- 1 pincée de gingembre
- 1 pincée de cumin
- 1 c. à s. de persil ciselé
- Sel et poivre

- Laver, éplucher et râper le céleri-rave, les carottes et la pomme.
- Mélanger avec le fromage blanc, le jus de citron, les épices et rectifier l'assaisonnement. Dresser sur une assiette.
- Décortiquer les **crevettes** et disposer joliment, décorer de persil frais ciselé.

132. LE FAISAN

RÉGIME HYPOCALORIQUE

DESCRIPTION

Le terme « **faisan** » regroupe en fait plusieurs espèces d'oiseaux de la sous-famille des *Phasianindae*, même si, en Europe, il désigne en premier lieu le faisan de Colchide. Tous ces oiseaux sont des gibiers réputés.

PROPRIÉTÉS NUTRITIONNELLES

Bien qu'étant un oiseau, on classe plus volontiers le **faisan** dans la catégorie des gibiers que des volailles. Sa viande étant musclée, elle apparaît riche en protéines (plus de 22 %) et pauvre en graisses (moins de 4,5 %). Ces quelques lipides sont d'ailleurs en grande partie des acides gras mono- et polyinsaturés, bons pour la santé cardiovasculaire.

La viande de **faisan** bénéficie de nombreuses qualités nutritionnelles puisqu'elle est riche en vitamines B3, B6 et B12 et une source intéressante en phosphore, en fer, en zinc et en sélénium.

FAISAN AU CHOU

Ingrédients pour 6 personnes :

- 1 **faisan** de 1,5 kg environ
- 1 gros oignon
- 3 belles carottes
- 1 chou blanc
- 2 saucisses à cuire
- 250 g de lardons fumés
- 2 verres de vin blanc
- 2 verres d'eau
- Beurre
- Sel et poivre

- Dans une grande cocotte en fonte, mettre à chauffer tout doucement un peu de beurre. Déposer le **faisan** au fond de la cocotte, saler et poivrer la face sur le dessus, ajouter l'oignon coupé en quatre, puis laisser dorer à feu moyen.
- Pendant ce temps, couper les carottes en rondelles.
- Couper le chou en lamelles, le mettre dans une casserole remplie d'eau chaude salée et faire blanchir 10 min. Puis l'égoutter et réserver.
- Dans la cocotte en fonte, ajouter les carottes. Laisser caraméliser en remuant de temps en temps. Déposer les saucisses à cuire et les lardons.
- Verser le vin blanc, ajouter le chou en lanières et verser l'eau pour mouiller à mi-hauteur. Couvrir, baisser le feu et laisser mijoter 1 h 30 environ, en remuant le chou pour qu'il soit bien tendre et en retournant le **faisan** une ou deux fois. Dresser sur des assiettes et servir aussitôt.

133. LA DAURADE ROYALE

RÉGIME HYPOCALORIQUE ○ OSTÉOPOROSE
(ET PRÉVENTION)

DESCRIPTION

La **daurade royale,** ou dorade royale, est une espèce de poisson osseux dont la taille atteint régulièrement 50 cm pour 2 kg. Sa livrée est bleu argent, avec une bande dorée sur le front et sur les joues. En plus de ce bandeau doré, elle possède également une tache noire sur le haut de l'opercule, ainsi qu'une tâche orangeâtre sur le bas de l'opercule, ce qui permet une identification facile. Sa chair est délicate et très appréciée.

PROPRIÉTÉS NUTRITIONNELLES

La **daurade** est un poisson particulièrement maigre. En effet, elle contient moins de 1 % de lipides. Elle est ainsi très digeste. Avec seulement 76 calories/100 g de chair, ce poisson représente l'aliment idéal d'un régime hypocalorique.

Ce poisson présente encore l'avantage d'être riche en protéines de très bonne qualité (16 g/100 g). La **daurade** est également riche en magnésium, en fer, en phosphore et en calcium. Elle est aussi une source intéressante de vitamines du groupe B et d'iode.

DAURADE RÔTIE AU SEL ET SAUCE VINAIGRÉE AU SOJA

Ingrédients pour 1 personne :

- 180 g de filet de **daurade**
- 5 cl de vinaigre balsamique
- 1 c. à s. de sauce soja
- 1 c. à s. de coriandre ciselée
- Sel et poivre

- Préchauffer le gril du four.
- Entailler la peau du filet de **daurade** et faire pénétrer le sel dans les entailles en massant la peau. Disposer le filet dans un plat allant au four côté peau vers le haut et enfourner pour 15 min.
- Pendant ce temps, dans une casserole, faire réduire le vinaigre et la sauce soja jusqu'à obtenir une consistance sirupeuse. Ajouter de l'eau si la sauce semble trop épaisse.
- Dans un plat, disposer la **daurade** arrosée de la sauce vinaigrée au soja et saupoudrée de coriandre ciselée. Poivrer.

134. LE YAOURT NATURE CLASSIQUE

INTOLÉRANCE AU LACTOSE
○ OSTÉOPOROSE (ET PRÉVENTION)
○ RÉGIME HYPOCALORIQUE ○ GROSSESSE
ET ALLAITEMENT ○ PÉRIODE DE CROISSANCE

DESCRIPTION

Le **yaourt** est un produit laitier composé de lait pasteurisé de vache, de chèvre ou de brebis et de deux ferments, le *Lactobacillus bulgaricus* qui acidifie et le *Streptococcus thermophilus* qui aromatise.
Une petite quantité de poudre de lait est ensuite ajoutée pour obtenir un **yaourt** bien ferme.

PROPRIÉTÉS NUTRITIONNELLES

Le **yaourt classique** est finalement pauvre en matière grasse. Il ne contient en effet que 1,5 % de MG sur produit fini. Ce produit est reconnu pour sa richesse en phosphore et en calcium, qui en font un emblème de la solidité des os et de la prévention contre l'ostéoporose. On note également que le yaourt est source de vitamines B2 et B12 et de zinc.
Tout comme le **yaourt** à proprement parlé, le lactosérum est source de protéines et de calcium, il est donc conseillé de ne pas le jeter !
Au cours de la fermentation lactique, la production d'acide lactique par les bactéries à partir du lactose modifie également la structure des protéines du lait et conduit à la prise en masse de celui-ci. Le lactose ainsi transformé en acide lactique, les **yaourts** sont bien acceptés par les personnes intolérantes au lactose.

Produits laitiers et assimilés

YAOURT GLACÉ FAÇON *STRACCIATELLA*

Ingrédients pour 1 personne :

- 1 **yaourt nature classique**
- 1 cm de gousse de vanille
- 15 g de chocolat noir
- 1 c. à s. de sucre en poudre
- 1 pincée de cannelle en poudre

- Fendre la gousse de vanille et récupérer les graines à l'aide de la pointe d'un couteau.
- Râper le chocolat sur une râpe à gros trous pour obtenir de gros copeaux.
- Mélanger le **yaourt** avec le sucre, les graines de vanille, la cannelle et les copeaux de chocolat noir. Conserver quelques copeaux pour la décoration.
- Placer la préparation dans une verrine, recouvrir de film alimentaire et placer au congélateur pendant 30 à 45 min, le temps que le **yaourt** se solidifie légèrement.
- Déguster bien frais, décoré de quelques copeaux de chocolat.

135. LE PETIT-SUISSE NATURE 20 % DE MG

RÉGIME HYPOCALORIQUE ○ OSTÉOPOROSE (ET PRÉVENTION) ○ GROSSESSE ET ALLAITEMENT ○ PÉRIODE DE CROISSANCE

DESCRIPTION

Le **petit-suisse** est un fromage frais, non salé, de consistance onctueuse, à base de lait de vache et enrichi de crème de lait de vache. Présenté enveloppé sous forme d'un cylindre de 5 cm de haut et 3 cm de diamètre, son poids moyen est de 60 g.

PROPRIÉTÉS NUTRITIONNELLES

Le **petit-suisse** est finalement pauvre en matière grasse. Il ne contient en effet que 3,8 % de MG sur produit fini. Il est reconnu pour sa richesse en phosphore (63 mg/pot) et en calcium (67 mg/pot), qui en font une référence pour la solidité des os et la prévention contre l'ostéoporose. On note également que le **petit-suisse** est une source intéressante de vitamines B2 et B12.

ROULÉS DE CHOU VERT AUX PETITS-SUISSES, JAMBON ET TOMATES

Ingrédients pour 1 personne :

- 130 g de jambon cuit supérieur, découenné et dégraissé
- 3 grandes feuilles de chou vert
- 2 **petits-suisses nature** 20 % de MG
- 1 pincée de curcuma
- 1 c. à s. de ciboulette ciselée
- 2 tomates
- Sel et poivre

- Laver les feuilles de chou, les blanchir à l'eau bouillante salée pendant 10 à 15 min. Les plonger aussitôt dans un grand récipient rempli d'eau glacée pour stopper la cuisson, puis les égoutter sur du papier absorbant.
- Dans un bol, mélanger les **petits-suisses,** le sel, le poivre, un peu de curcuma et de ciboulette. Couper les tomates en tout petits dés.
- Sur le plan de travail, poser à plat une feuille de chou, tartiner une fine couche de mélange aux **petits-suisses,** disposer dessus une tranche de jambon, terminer par un peu de mélange aux **petits-suisses** et quelques dés de tomates. Rouler l'ensemble de manière bien serrée afin d'obtenir un petit rouleau. En faire de même jusqu'à épuisement du jambon. Filmer chaque rouleau et placer au réfrigérateur.
- Avant de servir, retirer le film alimentaire et couper en petits rouleaux de 5 cm environ. Les disposer harmonieusement dans une assiette et servir.

136. LE YAOURT AU BIFIDUS

TROUBLES DU TRANSIT (BALLONNEMENTS, CONSTIPATION, GASTROENTÉRITE) ○ OSTÉOPOROSE (ET PRÉVENTION)

DESCRIPTION

Les **yaourts au bifidus** sont des yaourts au lait entier ensemencés d'une troisième bactérie, le *Bifidobacterium*. Les bifidobactéries appartiennent à la famille des bactéries lactiques. Elles participent à la fermentation du lait et produisent de grandes quantités d'acide lactique, ce qui entraîne une diminution du pH. Les **yaourts au bifidus** offrent ainsi un goût moins acide.

PROPRIÉTÉS NUTRITIONNELLES

Le **yaourt au bifidus** est généralement plus gras que le yaourt classique et apporte près de 3 % de lipides sur produit fini et est ainsi plus calorique avec 83 kcal/pot en moyenne.
Il n'en demeure pas moins un yaourt avec ses apports intéressants en protéines, calcium (172 mg/pot) et phosphore (121 mg/pot). Des études ont mis en évidence les effets positifs des bifidobactéries pour limiter la propagation des germes pathogènes et augmenter l'immunité localement. Mais aucune étude sur le long terme n'atteste ces résultats à l'heure actuelle.

CONCOMBRE AU YAOURT AU BIFIDUS

Ingrédients pour 1 personne :

- ¼ de concombre
- ½ **yaourt nature non sucré au bifidus**
- ½ gousse d'ail
- Quelques gouttes de jus de citron
- Sel et poivre en grains

- Éplucher le concombre et le couper en deux dans le sens de la longueur. Saupoudrer les deux moitiés de sel et laisser dégorger au moins 30 min.
- Quand le concombre a perdu son eau, le râper grossièrement et mettre dans un saladier.
- Ajouter le **yaourt** et bien mélanger. Mettre ensuite l'ail haché, le jus de citron, le sel et le poivre. Mélanger à nouveau et placer au réfrigérateur jusqu'au moment de servir.

137. LES BOISSONS VÉGÉTALES NATURE ENRICHIES EN CALCIUM

INTOLÉRANCE AU LACTOSE ○ RÉGIME VÉGÉTARIEN
○ RÉGIME HYPOCHOLESTÉROLÉMIANT

*À ne pas donner aux enfants
sauf recommandation spécifique du pédiatre.*

DESCRIPTION

Un lait végétal est une **boisson** produite à base de végétaux (soja, avoine, amande, riz, etc.) et qui présente des aspects proches de ceux des laits d'origine animale.
Les laits végétaux sont au départ pauvres en calcium, mais sont fréquemment supplémentés en calcium d'origine minérale ou végétale pour leur donner un taux proche de celui du lait de vache.

PROPRIÉTÉS NUTRITIONNELLES

Composées exclusivement d'eau et d'ingrédients végétaux, les **boissons végétales** sont source d'oligo-éléments, de vitamines et de minéraux, ainsi que de protéines végétales d'excellente qualité, notamment pour la boisson au soja, seule boisson végétale dans laquelle tous les acides aminés essentiels sont présents et en quantité suffisante.
Au soja ou au riz, les boissons végétales sont riches en acides gras polyinsaturés jouant un rôle favorable sur le système cardiovasculaire.
Entièrement végétales, elles ne contiennent ni lactose ni cholestérol.
Enfin, grâce à l'algue marine naturelle qu'elles comprennent, les **boissons végétales enrichies en calcium** contiennent du calcium dans de bonnes proportions

(120 mg/100 ml, soit 15 % des apports journaliers recommandés).

SHAKE VÉGÉTAL AUX FRUITS

Ingrédients pour 1 personne :

- 150 ml de **boisson végétale nature enrichie en calcium**
- 170 g d'ananas (ou ½ mangue ou 200 g de mélange de fruits rouges…)
- 1 c. à s. rase de sucre en poudre
- Le jus de 1 quartier de citron
- 2 c. à s. de glace pilée (environ 2 petits glaçons)

- Peler l'ananas et le couper grossièrement.
- Le placer dans un mixeur avec la **boisson végétale,** le sucre, le jus de citron et la glace pilée.
- Mixer l'ensemble quelques secondes et servir dans un verre frais.

138. LE LAIT DE VACHE DEMI-ÉCRÉMÉ

PÉRIODE DE CROISSANCE ○ GROSSESSE
ET ALLAITEMENT ○ OSTÉOPOROSE (ET PRÉVENTION)

DESCRIPTION

Le **lait** est un aliment physiologique fabriqué par l'organisme des mammifères sous l'influence de conditionnements hormonaux à partir du sang et des produits de la nutrition que celui-ci transporte.

Le **lait** est le moins coûteux de tous les aliments protéiques d'origine animale.

PROPRIÉTÉS NUTRITIONNELLES

Le **lait demi-écrémé** est naturellement riche en protéines de bonne qualité. Il offre une des meilleures sources de calcium avec 125 mg de calcium/100 ml.

Il est également relativement pauvre en matières grasses avec moins de 2 % de lipides.

Comme la plupart des produits laitiers, le **lait demi-écrémé** est une source intéressante de vitamines B2 et B12, de phosphore et de vitamine D.

PUDDING BANANE-CANNELLE

Ingrédients pour 1 personne :

- 40 g de pain rassis
- ½ banane
- 150 ml de **lait demi-écrémé**
- 1 œuf
- 1 c. à s. de zestes d'orange
- 1 c. à c. de sucre
- 1 c. à c. de cannelle

- Préchauffer le four à 180 °C (th. 6).
- Émietter le pain dans un saladier.
- Porter le **lait** à ébullition et le verser sur le pain.
- Couvrir pour laisser le pain gonfler et ramollir pendant 5 à 10 min.
- Éplucher la ½ banane et la couper en dés. Râper quelques zestes d'orange.
- Battre l'œuf en omelette et le mélanger avec le pain. Ajouter les dés de banane et les zestes d'orange, le sucre et la cannelle.
- Dans un ramequin allant au four et chemisé de papier sulfurisé, verser la préparation et faire cuire 45 minutes au four.
- Laisser tiédir, démouler et conserver au réfrigérateur.
- Servir bien frais.

139. LE LAIT ÉCRÉMÉ ENRICHI EN VITAMINE D

RÉGIME HYPOCALORIQUE ○ OSTÉOPOROSE (ET PRÉVENTION) ○ CARENCE EN VITAMINE D

DESCRIPTION

La vitamine D est une vitamine liposoluble présente naturellement dans la partie grasse du lait. Le **lait écrémé,** exempt de matière grasse, est donc privé de cette vitamine indispensable, d'où l'idée de l'enrichir de nouveau en vitamine D. Plusieurs marques de lait liquide ou en poudre proposent donc cet alicament.

PROPRIÉTÉS NUTRITIONNELLES

Le **lait écrémé enrichi en vitamine D** est naturellement pauvre en graisse et riche en protéines de bonne qualité. Il offre une des meilleures sources de calcium avec 125 mg/100 ml de calcium.

Comme pour les produits laitiers, le **lait écrémé enrichi en vitamine D** est une source intéressante de vitamines B2 et B12 et de phosphore.

Enfin, il est bien évidemment riche en vitamine D. Un bol de 250 ml permettant de couvrir 37 % des apports journaliers recommandés en cette vitamine.

CRÈME AU CHOCOLAT ET FRUITS ROUGES

Ingrédients pour 2 personnes :

- 4 c. à s. de mélange de fruits rouges surgelés
- 300 ml de **lait écrémé enrichi en vitamine D**
- 2 c. à s. de crème 15 % de MG
- 30 g de chocolat noir pâtissier
- 2 c. à s. de sucre en poudre
- 40 g de fécule de maïs

- Si nécessaire, faire décongeler les fruits rouges quelques minutes au four à micro-ondes, puis les égoutter.
- Faire chauffer le **lait,** la crème, le chocolat cassé en morceaux et le sucre en poudre à feu doux.
- Une fois le chocolat bien fondu, délayer la fécule de maïs dans un bol avec un peu de lait chocolaté, puis verser le mélange dans une casserole.
- Porter à feu doux et mélanger jusqu'à épaississement.
- Disposer 2 cuillerées à soupe de fruits rouges dans des ramequins et recouvrir de crème au chocolat.
- Laisser tiédir, puis réserver au réfrigérateur avant dégustation.

140. LE PARMESAN

OSTÉOPOROSE (ET PRÉVENTION) ○ GROSSESSE ET ALLAITEMENT ○ PÉRIODE DE CROISSANCE

DESCRIPTION

Le **parmesan,** *parmigiano reggiano*, est un fromage italien à la croûte jaune foncée, lisse et dure. Sa pâte apparaît granuleuse et friable et présente une saveur légèrement piquante.
Le lait du **parmesan** provient de la région de Parme. Ce fromage est classé dans la catégorie des fromages à pâte pressée cuite.

PROPRIÉTÉS NUTRITIONNELLES

Comme l'ensemble des fromages à pâte dure, le **parmesan** est très calorique, avec 392 kcal/100 g, et également très riche, avec plus de 25 % de lipides. Il n'en est pas moins un aliment santé au vu de ses apports bénéfiques en vitamines et minéraux. 100 g de parmesan offrent en particulier près de 25 % des apports nutritionnels conseillés en vitamines A et B2, plus de 50 % des ANC en vitamines B3 et B12. Côté minéraux, le **parmesan** est extrêmement bien pourvu en phosphore et en calcium. Une portion de 20 g seulement suffit à couvrir 18 % des ANC en phosphore et 33 % des ANC en calcium.

Produits laitiers et assimilés

DENTELLE DE PARMESAN

Ingrédients pour 1 personne :

- 20 g de **parmesan**
- 2 c. à c. de graines de sésame

- Préchauffer le four à 180 °C (th. 6).
- Râper le **parmesan,** le disposer en forme de cercle sur une feuille de papier cuisson. Saupoudrer de sésame.
- Enfourner pour 5 min, le temps que le **parmesan** fonde et dore légèrement.
- Sortir la tuile du four, laisser refroidir pour qu'elle puisse se solidifier.
- L'utiliser en décoration !

141. LE LAIT DE BREBIS

OSTÉOPOROSE (ET PRÉVENTION)
ALLERGIES AUX PROTÉINES DE LAIT DE VACHE

DESCRIPTION

Le lait est un aliment physiologique fabriqué par l'organisme des mammifères sous l'influence de conditionnements hormonaux à partir du sang et des produits de la nutrition que celui-ci transporte.
Le lait est le moins coûteux de tous les aliments protéiques d'origine animale.

PROPRIÉTÉS NUTRITIONNELLES

Le **lait de brebis** est nettement plus riche que le lait de vache. En moyenne, le **lait de brebis** renferme 7,5 % de matières grasses contre 4 % pour le lait de vache entier. Le **lait de brebis** est également très riche en calcium, 100 ml apportent en effet 193 mg de calcium, contre 125 mg pour le lait de vache. Enfin, le **lait de brebis** demeure une source intéressante de vitamines B2, B3, B12 et de phosphore.

Produits laitiers et assimilés

VELOUTÉ DE CHAMPIGNONS AU LAIT DE BREBIS ET SES CROÛTONS

Ingrédients pour 4 personnes :

- 1,2 kg de champignons de Paris
- 1 cube de bouillon de légumes dégraissé
- 1 échalote
- 1 bouquet de coriandre frais
- 40 g de fécule de maïs
- 200 ml de **lait de brebis**
- 120 g de pain complet
- 2 gousses d'ail
- Sel et poivre du moulin

- Laver les champignons, couper l'extrémité du pied et détailler en lamelles.
- Préparer un bouillon en délayant le cube de bouillon de légumes dans une petite quantité d'eau bouillante.
- Éplucher et émincer l'échalote et la faire revenir dans le fond d'une cocotte à revêtement antiadhésif bien chaude sans ajouter de matières grasses, jusqu'à ce qu'elle soit bien dorée.
- Ajouter les lamelles de champignons, laisser dorer quelques minutes, puis arroser avec le bouillon et compléter avec de l'eau à mi-hauteur. Saler et poivrer. Laisser cuire à feu moyen pendant 10 min.
- Pendant ce temps, laver et ciseler la coriandre fraîche. La conserver au frais dans une coupelle.
- Mixer le potage aux champignons jusqu'à obtention d'une texture bien fine et homogène. Ajuster la quantité d'eau si nécessaire.
- Délayer à froid dans un bol la fécule de maïs avec le **lait.**
- Verser ce mélange dans le potage aux champignons et faire épaissir sans cesser de remuer à feu doux.
- Faire griller les tranches de pain complet et les frotter avec les gousses d'ail. Couper les tranches en petits dés.
- Servir le potage bien chaud, recouvert de coriandre fraîche ciselée et accompagné de croûtons à l'ail.

142. LE CAMEMBERT

OSTÉOPOROSE (ET PRÉVENTION) ○ RÉGIME HYPOCALORIQUE

DESCRIPTION

Fromage emblématique de la France, le **camembert** est un fromage de Normandie provenant du village Camembert. Sa croûte fleurie, blanche, fine et veloutée laisse apparaître des stries rouge-brun. Sa pâte lisse est crémeuse et a une saveur plus ou moins forte.

PROPRIÉTÉS NUTRITIONNELLES

Le **camembert,** avec moins de 25 % de lipides (22 g/100 g de lipides), appartient aux fromages relativement peu caloriques (283 kcal/100 g). Aussi, une portion de 30 g peut tout à fait s'intégrer au sein d'un régime hypocalorique.
Le **camembert** est riche en calcium, 100 g de **camembert** apportent 55 % des apports journaliers recommandés. Ce fromage est également une source intéressante de vitamines A, B2, B3, B5, B6, B12 et de phosphore, zinc et sélénium.

TOAST POMME-CAMEMBERT

Ingrédients pour 2 personnes :

- 1 pomme golden
- 60 g de **camembert** (2 tranches)
- 2 pincées d'herbes de Provence
- 1 pincée de cumin en poudre
- 15 g de cerneaux de noix
- 1 feuille de brick
- Sel, poivre

- Éplucher la pomme, retirer le trognon, les pépins et la couper en petits dés.
- Poêler les dés de pomme avec les herbes de Provence et le cumin. Saler légèrement et poivrer.
- Concasser les noix.
- Préchauffer le four à 210 °C (th. 7).
- Couper la feuille de brick en deux.
- Garnir chaque moitié avec les dés de pomme poêlés, puis recouvrir avec une tranche de **camembert** et les noix concassées.
- Fermer hermétiquement les feuilles de brick en mouillant éventuellement les bords avec un peu d'eau.
- Enfourner pour environ 15 min jusqu'à ce qu'elles soient bien dorées.
- Servir chaud sur un lit de salade.

143. LA CANCOILLOTTE

OSTÉOPOROSE (ET PRÉVENTION) ○ RÉGIME HYPOCALORIQUE

DESCRIPTION

La **cancoillotte** est un fromage sans croûte d'origine de Franche-Comté. Fabriquée à partir du petit-lait de vache et de beurre, c'est une crème onctueuse, épaisse, d'aspect jaune et collant.

On en trouve assaisonnée au poivre, au vin blanc et parfois à l'ail. Ce fromage à tartiner est commercialisé en pots en plastiques ou en grès.

Attention cependant à la qualité de la **cancoillotte** que vous achetez. Pour information, les **cancoillottes** industrielles présentent le plus souvent une longue liste d'additifs.

PROPRIÉTÉS NUTRITIONNELLES

La **cancoillotte** se révèle être l'un des fromages les moins caloriques qui existent. Avec seulement 107 kcal/100 g et moins de 4 % de lipides, la **cancoillotte** se range aux côtés des fromages allégés.

On note également un très faible taux de cholestérol (0,01 %), un record pour un fromage.

Enfin, la **cancoillotte** n'est pas en reste côté calcium, puisque 100 g de crème apportent 95 mg de calcium, soit 10 % des apports journaliers recommandés.

Produits laitiers et assimilés

GRATIN DE CAROTTES À LA CANCOILLOTTE

Ingrédients pour 1 personne :

- 30 g de **cancoillotte**
- 200 g de carottes
- 30 g de pain complet
- 1 pincée de thym
- 1 pincée de cumin en poudre
- Sel et poivre

- Laver et éplucher les carottes. Les couper en fines rondelles et les faire cuire à la vapeur.
- Mixer le pain complet avec le thym en une chapelure fine.
- Préchauffer le four en position gril.
- Dans un plat à gratin, verser les carottes et mélanger avec la **cancoillotte.** Saler, poivrer et saupoudrer de cumin.
- Recouvrir avec la chapelure au thym et enfourner.
- Sortir dès que la chapelure est bien dorée.

144. LA RICOTTA AU LAIT DEMI-ÉCRÉMÉ

OSTÉOPOROSE (ET PRÉVENTION) ○ RÉGIME HYPOCALORIQUE

DESCRIPTION

La **ricotta** est un fromage italien sans croûte. Sa pâte molle, humide et granuleuse est de saveur douce au goût acidulé. Elle est le plus souvent vendue en pot.
Ricotta signifie « recuite ». La pâte est faite à partir du petit-lait que l'on récupère de l'égouttage de certains fromages et que l'on recuit.

PROPRIÉTÉS NUTRITIONNELLES

Avec plus de 74 % d'eau, la **ricotta** est un fromage peu calorique (seulement 138 kcal/100 g) et relativement peu gras avec moins de 8 % de lipides.
C'est un fromage riche en calcium avec 272 mg/100 g, soit près de 40 % des apports journaliers recommandés.
La **ricotta** est également une source intéressante de vitamines B2, B3 et B12 et de phosphore et de sélénium.

FLAN D'ÉPINARDS À LA RICOTTA

Ingrédients pour 4 personnes :

- 400 g d'épinards surgelés
- 2 œufs
- 250 g de **ricotta**
- 1 c. à s. de ciboulette ciselée
- 1 gousse d'ail écrasée
- Sel et poivre en grains

- Préchauffer le four à 180 °C (th. 6).
- Faire cuire les épinards à l'étouffée dans une casserole à revêtement antiadhésif sans ajout de matières grasses. Les assaisonner à votre convenance.
- Pendant ce temps, mélanger les 2 œufs, la **ricotta,** la ciboulette et l'ail écrasé.
- Une fois les épinards cuits, les ajouter à la préparation et mélanger.
- Verser la préparation dans des mini-cocottes.
- Enfourner pour 20 à 25 min.

145. LE CHÈVRE FRAIS

OSTÉOPOROSE (ET PRÉVENTION) ○ RÉGIME HYPOCALORIQUE

DESCRIPTION

Le fromage de **chèvre frais** est élaboré à base de lait de chèvre et vendu prêt à déguster, juste après coagulation du lait, sans affinage.
Rien qu'en France, il existe plus d'une centaine de fromages de chèvre différents. On pourrait aussi dire que chaque fromage est unique et qu'il en existe autant que de producteurs fermiers (plus de 3 000) et de fromageries (60).

PROPRIÉTÉS NUTRITIONNELLES

Chaque fromage de chèvre a sa composition propre. Aussi, l'apport calorique des fromages de **chèvre frais** tourne en moyenne autour de 160 kcal/100 g, ce qui reste peu élevé pour un fromage. Leur teneur en matière grasse se situe dans la moyenne des autres fromages (entre 12 et 27 %). C'est elle qui donne à chaque fromage son goût et sa texture.
Enfin, d'une manière générale, les fromages de chèvre apportent des minéraux et oligo-éléments variés : du calcium (de 80 à 530 mg/100 g), mais également du zinc, du magnésium, de l'iode, du phosphore ainsi que des vitamines en quantité : vitamines du groupe B et plus particulièrement vitamines B2 et B9 mais aussi vitamine A.

Produits laitiers et assimilés

DIP PROVENÇAL AU CHÈVRE FRAIS

Ingrédients pour 1 personne :

- 40 g de **chèvre frais**
- 8 g de pignons de pin
- ½ gousse d'ail
- 1 c. à c. d'huile d'olive
- 1 c. à s. de coulis de tomate nature
- 1 c. à c. d'herbes de Provence
- Poivre du moulin

- Faire dorer les pignons de pin à sec dans une poêle à revêtement antiadhésif. Laisser refroidir, puis les concasser avec un mortier et un pilon.
- Éplucher et écraser l'ail.
- Travailler le **chèvre frais** avec l'huile d'olive, le coulis de tomate, l'ail écrasé, les herbes de Provence et le poivre.
- Réserver au frais et ajouter les pignons de pain juste avant le service.
- Y tremper des bâtonnets de carotte, de concombre, des champignons crus, des fleurettes de chou-fleur ou des tomates cerise, selon vos préférences.

146. L'EMMENTAL

OSTÉOPOROSE (ET PRÉVENTION) ○ GROSSESSE ET ALLAITEMENT ○ PÉRIODE DE CROISSANCE

DESCRIPTION

L'**emmental,** ou emmenthal, est un fromage suisse à pâte dure dont le nom provient de la vallée de l'Emme.
L'**emmental** est également fabriqué de nos jours, sous le nom générique d'emmental, en Allemagne, en Autriche, au Danemark, en France, en Finlande, en Irlande, aux Pays-Bas. C'est un fromage à pâte pressée cuite, fabriqué à partir de lait de vache.

PROPRIÉTÉS NUTRITIONNELLES

Comme l'ensemble des fromages à pâte dure, l'**emmental** est très calorique avec 380 kcal/100 g et également très riche avec près de 28 % de lipides. Il n'en est pas moins un aliment santé au vu de ses apports bénéfiques en vitamines et minéraux. 100 g d'**emmental** offrent en particulier près de 25 % des apports nutritionnels conseillés en vitamine A et 20 % des ANC en vitamine B2, près de 50 % des ANC en vitamine B3 et 140 % en B12. Côté minéraux, l'emmental est extrêmement bien pourvu en phosphore et en calcium. Une portion de 20 g seulement suffit à couvrir 15 % des ANC en phosphore et 22 % des ANC en calcium.

Produits laitiers et assimilés

GRATIN DE COURGETTES AU RIZ SAUVAGE

Ingrédients pour 1 personne :

- 30 g de riz sauvage (poids cru)
- 1 courgette
- ½ oignon
- 150 ml de lait demi-écrémé
- 20 g d'**emmental** râpé
- 1 c. à c. de noix de muscade râpée
- Sel et poivre

- Préchauffer le four à 180 ºC (th. 6).
- Faire cuire le riz al dente (il terminera de cuire au four).
- Pendant ce temps, laver la courgette et l'éplucher une rangée sur deux (pour garder de la peau verte qui donnera de la couleur).
- Râper la courgette.
- Peler et émincer l'oignon.
- Mélanger la courgette avec l'oignon et le lait. Saler et poivrer.
- Ajouter le riz cuit et égoutté.
- Mettre le tout dans un plat à gratin.
- Parsemer d'**emmental** et de noix de muscade.
- Faire cuire au four pendant environ 20 min.

147. LE YAOURT ENRICHI EN STÉROLS VÉGÉTAUX

RÉGIME HYPOCHOLESTÉROLÉMIANT

Ne convient pas aux enfants, femmes enceintes ou allaitantes.

DESCRIPTION

Les **yaourts enrichis en stérols végétaux** sont des yaourts au lait écrémé dans lesquels ont a injecté des stérols végétaux pour aider à lutter contre l'hypercholestérolémie.
Ces yaourts ne peuvent donc pas être consommés par le plus grand nombre et sont considérés comme des alicaments.

PROPRIÉTÉS NUTRITIONNELLES

Il est désormais avéré scientifiquement que les stérols végétaux participent à la diminution du taux de LDL-cholestérol dans le sang. La quantité efficace de stérols végétaux à prendre étant de 2 à 3 g par jour, les industriels ont créé des conditionnements adaptés.
Ainsi, pour y arriver, vous pouvez consommer par exemple deux **yaourts enrichis en stérols végétaux.**
Attention, la prise de stérols végétaux est exclusivement réservée à ceux qui ont trop de cholestérol et surtout pas à ceux ayant un besoin spécifique en cholestérol comme les enfants et adolescents ou encore les femmes durant la grossesse et l'allaitement.

VERRINE EXOTIQUE

Ingrédients pour 1 personne :

- 1 **yaourt nature enrichi en stérols végétaux**
- ¼ de mangue
- 1 fruit de la passion
- 2 cm de gousse de vanille
- 1 c. à c. de sucre en poudre

- Battre le **yaourt aux stérols végétaux** avec le sucre et les grains de vanille. Réserver au frais.
- Peler et couper la mangue en petits dés.
- Couper le fruit de la passion en deux, récupérer la pulpe et les grains et mélanger avec les dés de mangue.
- Dans une verrine, répartir $1/3$ de ce mélange, recouvrir de **yaourt** vanillé. Renouveler l'opération en couches successives et terminer avec le mélange de fruits.
- Déguster bien frais.
- Produits laitiers et assimilés

148. LE YAOURT AU SOJA NATURE ENRICHI EN CALCIUM

RÉGIME HYPOCHOLESTÉROLÉMIANT ○ RHUMATISMES ○ OSTÉOPOROSE (ET PRÉVENTION) ○ INTOLÉRANCE AU LACTOSE ○ ALLERGIES AUX PROTÉINES DE LAIT DE VACHE

Ne pas donner aux enfants sauf avis contraire du pédiatre. À éviter chez les femmes enceintes et allaitantes. À éviter chez les personnes ayant ou ayant eu un cancer hormono-dépendant.

DESCRIPTION

L'appellation « yaourt » de ce dessert n'est pas conventionnelle et permet simplement aux industriels d'étiqueter ce produit comme un produit équivalent au yaourt au lait de vache, ce qui n'est pas réellement le cas.
Bien qu'elle soit également mise en pot, cette spécialité est réalisée à base de tonyu (eau et graines de soja), de ferments et enrichie en calcium.

PROPRIÉTÉS NUTRITIONNELLES

Le **yaourt au soja nature enrichi en calcium** se caractérise par son faible apport calorique (51 kcal par pot de 100 g), pour moins de 3 % de lipides, des valeurs comparables à un yaourt nature au lait de vache.
Il est également une source de protéines végétales non négligeable avec 4,6 % de protéines.
Entièrement d'origine végétale, il ne contient ni cholestérol, ni lactose et se présente comme un aliment spécifique à certaines personnes.

Produits laitiers et assimilés

Le soja ne contenant naturellement que très peu de calcium, ces yaourts sont enrichis de ce sel minéral grâce au phosphate de calcium. Un pot de 100 g offre ainsi une source de calcium avec 120 mg, soit 15 % des apports journaliers recommandés chez l'adulte.

YAOURT SOJA ANANAS-COCO

Ingrédients pour 1 personne :

- 1 **yaourt au soja nature enrichi en calcium**
- 2 c. à s. de lait de coco
- 1 c. à c. de sucre en poudre
- 180 g d'ananas frais
- 1 feuille de menthe

- Fouetter le **yaourt** avec le lait de coco et le sucre.
- Couper l'ananas en petits dés en éliminant la partie dure centrale.
- Dans un verre transparent, disposer la préparation yaourt-coco, puis la moitié des dés d'ananas, recouvrir avec le reste de yaourt et terminer par le reste d'ananas.
- Décorer avec la feuille de menthe fraîche et déguster bien frais.

149. L'ENDIVE

RÉGIME HYPOCALORIQUE ○ TROUBLES DU TRANSIT
○ PROBLÈMES RÉNAUX ○ PÉRIODE
PÉRICONCEPTIONNELLE ○ GROSSESSE

DESCRIPTION

L'**endive** est en fait un bourgeon hypertrophié de la racine de la chicorée. En forme de fuseau, ses feuilles larges et blanches, imbriquées les unes dans les autres, sont fines, craquantes et légèrement amères.
La couleur blanche de l'**endive** est due à l'absence totale d'exposition à la lumière.

PROPRIÉTÉS NUTRITIONNELLES

Avec un apport d'à peine 15 kcal/100 g (soit 45 kcal pour une portion moyenne de 300 g de légumes cuits), l'**endive** fait partie des légumes les moins énergétiques. Elle fournit des fibres très bien tolérées lorsque l'**endive** est consommée cuite. De plus, l'amertume bien connue de l'**endive** stimule en douceur les sécrétions digestives. Sa richesse en potassium favorise une bonne épuration rénale. Enfin, l'**endive** constitue une source intéressante en oligo-éléments et en minéraux, notamment en sélénium, en acide folique, et en vitamine C (100 g couvrent environ 10 % de nos apports journaliers recommandés).

VELOUTÉ D'ENDIVES ET CROQUANT AU BACON

Ingrédients pour 1 personne :

- 200 g d'**endives**
- 100 g de courgette
- ½ oignon
- ½ gousse d'ail
- 1 pincée de noix de muscade râpée
- ¼ de cube de bouillon de volaille dégraissé
- 1 brin de persil
- 1 tranche de filet de bacon maigre
- 1 portion de fromage frais
- 1 brin de ciboulette
- Sel et poivre

- Laver et éplucher la courgette et les **endives.** Couper en morceaux.
- Éplucher et émincer l'oignon et l'ail.
- Dans une casserole, déposer les légumes, l'oignon, l'ail, la muscade, le cube de bouillon et le persil. Verser de l'eau à mi-hauteur et laisser cuire 20 à 25 min à feu moyen.
- Pendant ce temps, couper le bacon en lanières de 1 cm de large et faire dorer au four sur position gril. Les lanières doivent être dorées et cassantes.
- Mixer le potage aux **endives** avec le fromage frais, en ajustant la quantité de bouillon ajoutée. Saler et poivrer.
- Décorer de ciboulette ciselée et de lanières de bacon croquantes et servir aussitôt.
- Fruits et légumes

150. LE GOMBO

RÉGIME HYPOCALORIQUE ○ GROSSESSE
○ PÉRIODE PÉRICONCEPTIONNELLE

À éviter en cas de traitement anticoagulant.

DESCRIPTION

Le **gombo** est une plante herbacée exotique dont on consomme le fruit comme légume. Le **gombo** est en forme de capsule allongée ressemblant à un piment. Généralement vert, on trouve également des variétés à fruits rouges ou blancs. La chair est tendre lorsque le fruit est jeune et devient fibreuse en vieillissant. Les petites graines blanches que l'on trouve à l'intérieur sont également comestibles.

PROPRIÉTÉS NUTRITIONNELLES

Le **gombo** est une excellente source de manganèse pour la femme et une source intéressante pour l'homme (les besoins en manganèse de l'homme étant supérieurs à ceux de la femme).

Le **gombo** est une excellente source de vitamine K, de calcium, de magnésium, de fer (pour l'homme uniquement), de cuivre, de vitamine B2, de B3 pour la femme, de B6, de B9 et de vitamine C.

POULET AUX GOMBOS

Ingrédients pour 4 personnes :

- 1 poulet ou 4 morceaux de poulet
- 500 g de **gombos**
- 2 oignons
- 3 gousses d'ail
- 800 g de tomates concassées en boîte
- 1 morceau de sucre
- 1 c.a.c. de cumin moulu
- 4 c. à s. d'huile d'olive
- Coriandre fraîche hachée
- Sel et poivre

- Découper les oignons en demi-lunes, couper les gousses d'ail en deux et ôter le germe.
- Couper le poulet en morceaux, les faire revenir dans une cocotte ou une sauteuse nappée d'huile d'olive avec les oignons et l'ail jusqu'à ce que les oignons soient fondus et les morceaux de poulet dorés sur toutes les faces.
- Ajouter alors les tomates, le sel, le sucre. Faire cuire 45 min à petit bouillon, à couvert.
- Pendant ce temps, laver les **gombos,** les frotter si nécessaire avec un torchon pour ôter le duvet. Couper le pédoncule avec un couteau, puis couper les **gombos** en deux.
- Ajouter les **gombos,** le cumin, le poivre, et laisser cuire encore 30 min.
- Saupoudrer de coriandre hachée.

151. L'IGNAME

RÉGIME HYPOCHOLESTÉROLÉMIANT ○ SOURCE D'ANTIOXYDANTS

DESCRIPTION

L'**igname** est une plante grimpante tropicale qui comprend une cinquantaine d'espèces, mais seule une petite partie est consommable.
On consomme son gros tubercule (racine) de forme allongée, cylindrique ou globuleuse. Sa peau semble noire et sa taille varie d'une espèce à l'autre.
Sa peau épaisse, velue et rugueuse contient une chair laiteuse parfois colorée en rose ou mauve, légèrement sucrée ou très sucrée selon les variétés.

PROPRIÉTÉS NUTRITIONNELLES

L'**igname** remplace de façon originale la pomme de terre ou la patate douce. C'est un légume exotique qui fournit plusieurs vitamines et minéraux (notamment de la vitamine B6, du potassium et du cuivre). Les antioxydants qu'elle contient procureraient aussi plusieurs bienfaits sur la santé.
L'**igname** est le sujet de nombreuses études sur les graisses dans le sang. Ainsi consommé dans certaines quantités et dans certains cas, ce fruit aurait un rôle positif sur la tension artérielle, le cholestérol du sang, le contrôle de l'insuline et la protection du foie et des reins.

PURÉE D'IGNAMES

Ingrédients pour 6 personnes :

- 1 kg d'**ignames**
- 30 cl de lait demi-écrémé
- 50 g de beurre
- 50 g de fromage râpé (facultatif)
- Curry ou noix de muscade
- Quelques brins de persil frais
- Sel

- Éplucher les **ignames.** Les rincer soigneusement pour enlever l'amidon qu'ils contiennent.
- Les couper en gros cubes et les faire cuire dans un grand volume d'eau bouillante salée pendant environ 15 min.
- Réduire en purée à l'aide d'un moulin à légumes ou avec une fourchette.
- Faire chauffer le lait, l'ajouter progressivement à la purée. Puis ajouter le beurre en morceaux et le fromage râpé. Assaisonner d'une grosse pincée de noix de muscade ou de curry, de sel et de persil ciselé.
- Servir chaud ou froid, en accompagnement d'un poisson blanc ou d'une volaille.

152. LA NÈFLE

SOURCE D'ANTIOXYDANTS

DESCRIPTION

Les **nèfles** sont de petits fruits issus de deux arbres bien distincts : le néflier du Japon, qui donne des fruits petits, fermes et jaunâtres et le néflier d'Amérique ou sapotillier, qui donne des fruits ressemblant à des petites pommes de terre fondantes.

PROPRIÉTÉS NUTRITIONNELLES

La **nèfle** est un fruit peu calorique (seulement 47 kcal/100 g). Ce fruit apporte très peu de vitamines en général mais est riche en provitamine A. En effet, 100 g de fruits suffisent à couvrir 44 % des apports journaliers recommandés en cette vitamine.

La **nèfle** contient également plusieurs minéraux mais en petite quantité (potassium, phosphore, calcium, magnésium, fer, cuivre et sélénium). Sa peau est riche en tanins.

Fruits et légumes

GÂTEAU LÉGER AUX NÈFLES ET SON COULIS DE CHOCOLAT AUX NOISETTES

Ingrédients pour 8 personnes :

- 4 œufs
- 120 g de sucre de canne
- 250 g de pulpe de **nèfles**
- 20 g de fécule de maïs (ou d'arrow-roots)
- 40 g de farine
- 2 petits-suisses (100 g)
- 30 g de purée de noisette (ou 30 g d'huile de noisette, de noix ou de beurre fondu)
- 1 pincée de sel
- Quelques gouttes de jus de citron
- 15 g de beurre pour le moule

Pour le décor :

- 100 g de chocolat pâtissier
- 100 ml de crème fluide
- 40 g de noisettes entières

- Préchauffer le four à 190 °C. Casser les œufs et séparer les blancs des jaunes.
- Fouetter vivement les jaunes avec 100 g de sucre de canne.
- Ajouter successivement la pulpe de **nèfles,** la fécule de maïs, la farine, les petits-suisses, puis la purée de noisette.
- Monter les blancs en neige bien fermes avec le sel et le jus de citron. Commencer lentement pour les détendre puis, quand le mélange devient bien mousseux, augmenter la vitesse du batteur. Ajouter les 20 g de sucre de canne restant pour serrer les blancs.
- Incorporer délicatement les blancs à la pâte à l'aide d'une spatule.
- Beurrer un petit moule à gâteau (largeur 22 cm) et verser la pâte. Faire cuire 25 min, jusqu'à ce qu'il soit légèrement doré.
- Laisser refroidir, puis démouler sur un plat.
- Faire fondre le chocolat au bain-marie. Lorsqu'il a fondu, ajouter la crème fluide, fouetter et réserver au chaud.
- Hacher grossièrement les noisettes au couteau, puis les torréfier à feu doux dans une poêle pendant 1 min.
- Napper la surface du gâteau aux **nèfles** de chocolat fondu et décorer avec les éclats de noisettes. Laissez refroidir avant de déguster.

153. LE POIVRON

SOURCE D'ANTIOXYDANTS ○ RÉGIME HYPOCALORIQUE ○ CONSTIPATION

DESCRIPTION

Le **poivron** est une plante vivace dont on consomme le fruit que l'on utilise comme légume, de forme carrée, allongée ou conique, à chair épaisse contenant de petites graines blanches.

Le **poivron** est vert avant maturité, puis jaune, orange et rouge.

Vert, amer, poivré et croquant, il est idéal pour les cuissons au four. Jaune orangé, sucré et tendre, il accompagne bien les sauces et les salades. Rouge, à la saveur douce et relevée, juteux, il est parfait pour les plats au four, les coulis et les omelettes. **Poivron** (piment doux) et piment (condiment) sont issus de la même plante : c'est leur forme et leur saveur, plus ou moins irritante, qui les différencient.

PROPRIÉTÉS NUTRITIONNELLES

Le **poivron** est un légume très peu calorique. Une portion de 50 g de **poivron** cru ne fournit que 10 kcal, et un plat de 200 g de poivron, 42 kcal.

Le **poivron** offre une teneur record en vitamine C. En effet, une portion de 50 g de **poivron** cru (dans une salade par exemple) couvre 75 % de l'apport journalier recommandé et 200 g de **poivron** cuit (en accompagnement), couvre encore, malgré la cuisson, 90 % des apports journaliers. On note également la présence de pigments flavonoïdes qui améliorent l'action de la vitamine C.

Le **poivron** offre également une source intéressante de provitamine A et de fibres.

VELOUTÉ FROID DE TOMATES-POIVRONS AU PIMENT D'ESPELETTE

Ingrédients pour 1 personne :

- 100 g de **poivron** rouge
- 150 g de tomates pelées au jus
- ¼ de gousse d'ail
- 1 c. à c. de vinaigre de vin
- 100 g de fromage blanc nature 20 % de MG
- 1 pincée de piment d'Espelette
- 1 c. à c. de persil ciselé
- Sel et poivre

- Peler et presser la gousse d'ail.
- Laver le **poivron,** le couper grossièrement, puis mixer tous les ingrédients ensemble pour obtenir une préparation homogène. Éventuellement, ajouter un peu d'eau pour détendre la préparation.
- Rectifier l'assaisonnement si nécessaire. Réserver au frais jusqu'au service et parsemer de persil ciselé.

154. LA GOYAVE

SOURCE D'ANTIOXYDANTS ○ RÉGIME
HYPOCALORIQUE ○ CONSTIPATION

DESCRIPTION

La **goyave** est un fruit provenant d'Amérique tropicale et d'Afrique noire. Également appelée « poire des Indes », elle a une forme semblable à celle du citron, en plus arrondie. Sa peau est jaune ou verte et l'intérieur présente une pulpe rose ou blanche remplie de petites graines. Son goût évoque les arômes de la fraise et de la pêche alors que sa dégustation laisse un petit goût astringent sur la langue.

PROPRIÉTÉS NUTRITIONNELLES

La **goyave** présente l'avantage d'être très peu calorique, surtout pour un fruit, seulement 33 kcal/100 g.
C'est une source de fibres intéressante avec 5 % de fibres à son actif.
Côté vitamines, on retiendra essentiellement la provitamine A et la vitamine B9 et surtout la vitamine C, puisque 40 g de **goyave** couvrent 100 % de nos besoins quotidiens en cette vitamine.

FILETS DE LIMANDE À LA GOYAVE

Ingrédients pour 2 personnes :

- 360 g de filets de limande
- 120 g de chair de **goyave**
- 1 petit bouquet de coriandre fraîche
- ½ citron
- 1 sachet de court-bouillon pour poisson
- Sel et poivre

- Émincer le bouquet de coriandre finement, conserver quelques feuilles entières pour la décoration.
- Couper la chair de **goyave** en dés.
- Mélanger le jus de citron, la chair de **goyave** et la coriandre émincée. Réserver le mélange.
- Préparer le court-bouillon dans un grand volume d'eau.
- À frémissement, faire pocher les filets de limande quelques minutes et les égoutter.
- Pendant ce temps, faire réduire le mélange à la **goyave** dans une petite casserole à revêtement anti-adhésif.
- Saler et poivrer.
- Servir les filets de limande nappés de sauce à la **goyave** et décorés de quelques feuilles de coriandre entières.

155. LE BROCOLI

RÉGIME HYPOCALORIQUE ○ CONSTIPATION
○ SOURCE D'ANTIOXYDANTS ○ PÉRIODE
PÉRICONCEPTIONNELLE ○ GROSSESSE

À éviter en cas de traitement anticoagulant.

DESCRIPTION

Le **brocoli** est un ensemble de jeunes pousses d'un chou formant un bouquet de boutons floraux verts. Il apparaît comme une variété de chou à part entière.
Bien qu'il en existe différentes variétés, le légume que l'on trouve sur nos marchés est un **brocoli** aux branches courtes et à la « pomme » bien compacte.

PROPRIÉTÉS NUTRITIONNELLES

Très peu énergétique (25 kcal/100 g), le **brocoli** est une source remarquable de vitamines et minéraux. Ainsi, une portion de 200 g (en accompagnement), suffit à couvrir plus de 100 % de l'apport nutritionnel conseillé en vitamines C et K, près de 50 % en vitamine B9, 20 % en vitamines B2, B5, B6 et en calcium, 15 % en vitamine E et 10 % en magnésium et en fer.
À tout ceci s'ajoute une source de fibres intéressante (3 %).

Fruits et légumes

SPAGHETTIS AUX BROCOLIS

Ingrédients pour 1 personne :

- 50 g de spaghettis (poids cru)
- 200 g de **brocoli**
- 10 g de pignon de pin
- ½ gousse d'ail
- Quelques feuilles de basilic frais
- 20 g de parmesan
- Sel et poivre

- Cuire les fleurettes de **brocoli** à la vapeur.
- Pendant ce temps, faire cuire les spaghettis dans de l'eau bouillante salée jusqu'à ce qu'ils soient al dente.
- Torréfier les pignons de pin à sec dans une poêle en remuant sans arrêt. Les concasser.
- Peler et écraser l'ail, ciseler le basilic frais, puis mélanger avec les pignons.
- Sur une assiette, servir les spaghettis, les **brocolis** et recouvrir avec la sauce au pesto.
- Saupoudrer de parmesan. Saler et poivrer.

156. LE CRESSON

RÉGIME HYPOCALORIQUE ○ SOURCE D'ANTIOXYDANTS ○ PÉRIODE PÉRICONCEPTIONNELLE ○ GROSSESSE ○ MALADIES CARDIOVASCULAIRES (ET PRÉVENTION)

DESCRIPTION

Le **cresson** est une plante herbacée semi-aquatique (tige immergée) qui ne pousse que dans des fosses alimentées directement par l'eau de source des ruisseaux et des rivières.
On consomme en salade ou en soupe ses petites feuilles vertes à la saveur piquante.
Le plus consommé est le cresson alénois, aux feuilles plates ou frisées.

PROPRIÉTÉS NUTRITIONNELLES

Avec seulement 15 kcal par portion de 75 g, le **cresson** propose malgré tout un panel intéressant de vitamines et de minéraux. Cette même portion permet en effet de couvrir la moitié des apports journaliers recommandés pour la vitamine C et la vitamine B9, la totalité pour la provitamine A, 15 % du calcium, 13 à 23 % du fer et 5 % du magnésium.
De plus, le **cresson** offre des fibres en quantité non négligeable ainsi que de petites quantités d'acides gras polyinsaturés.

SOUPE DE CRESSON

Ingrédients pour 4 personnes :

- 1 belle botte de **cresson**
- 3 pommes de terre moyennes
- 15 g de beurre
- 1 échalote
- 1 belle branche de thym
- 1 l d'eau (ou plus selon la quantité de cresson)
- 1 bouillon cube

- Laver, nettoyer le **cresson** pour enlever les trop grosses tiges.
- Éplucher les pommes de terre, et les détailler en cubes.
- Dans une grande casserole, mettre le beurre à chauffer. Lorsqu'il commence à grésiller (sans brûler), ajouter le **cresson,** les pommes de terre, l'échalote hachée grossièrement et le thym.
- Laisser le **cresson** ramollir et ajouter l'eau et le bouillon cube. Il faut que l'eau recouvre les légumes d'au moins deux doigts.
- Arrêter la cuisson lorsque les pommes de terre sont très tendres et s'écrasent avec une cuillère en bois.
- Une fois la préparation tiédie, enlever et réserver un peu de bouillon.
- Mixer les légumes et ajouter le bouillon réservé pour obtenir la consistance désirée. Servir immédiatement.

157. LA COURGETTE

RÉGIME HYPOCALORIQUE ○ RÉGIME HYPOSODÉ
○ PÉRIODE PÉRICONCEPTIONNELLE ○ GROSSESSE
HYPERTENSION (ET PRÉVENTION)

DESCRIPTION

La **courgette** est une variété de courge et le fruit d'une plante herbacée grimpante que l'on consomme comme légume à l'état jeune (avant maturité). De forme allongée ou ronde, à la peau verte comestible, elle possède une chair blanc-crème très juteuse avec quelques pépins.

PROPRIÉTÉS NUTRITIONNELLES

Comme l'ensemble des légumes verts, la **courgette** est composée essentiellement d'eau et est par conséquent très pauvre énergétiquement avec seulement 15 kcal/100 g. Elle n'est cependant pas laissée pour compte en matière de nutriments puisqu'une belle portion de 300 g de **courgettes** couvre 10 % des apports recommandés en fibres, près de 15 % du magnésium, 10 % de la vitamine B1 et 50 % de la vitamine B9. La richesse de la **courgette** en potassium (230 mg/100 g) est intéressante pour la santé cardiovasculaire : une alimentation riche en potassium possède des effets antihypertenseurs reconnus. Par ailleurs, grâce à sa très faible teneur en sodium (3 mg/100 g), la **courgette** peut parfaitement s'intégrer à un régime sans sel. Enfin, la **courgette** est d'autant plus digeste qu'elle est consommée jeune : elle est alors plus riche en fibres tendres, moins chargée en cellulose fibreuse et pratiquement dépourvue de petites graines centrales.

PURÉE FROIDE DE COURGETTES À LA PROVENÇALE

Ingrédients pour 1 personne :

- 250 g de **courgettes** fraîches
- ½ oignon
- ½ gousse d'ail
- Le jus de ½ citron
- 1 c. à c. d'herbes de Provence
- Sel et poivre en grains

- Laver et couper les **courgettes** en petits dés, peler et ciseler l'oignon et presser la gousse d'ail.
- Faire revenir l'ail et l'oignon dans une casserole antiadhésive, ajouter ensuite les dés de **courgettes.**
- Ajouter ensuite très peu d'eau et laisser mijoter 10 min environ.
- Ajouter le jus de citron à la fin.
- Si la compotée est trop liquide, la faire dessécher quelques minutes sur le feu.
- Mixer ensuite l'ensemble, ajouter les herbes de Provence, saler et poivrer.
- Laisser refroidir, puis mettre au réfrigérateur jusqu'au service.
- Déguster bien frais !

158. L'ASPERGE

RÉGIME HYPOCALORIQUE ○ SOURCE
D'ANTIOXYDANTS ○ DIURÉTIQUE

DESCRIPTION

L'**asperge** est une plante potagère dont on consomme la jeune pousse. Si on la laisse mûrir, la pousse devient toxique.
Le bourgeon est la partie tendre la plus vitaminée, la tige est la partie fibreuse.
Bien que l'on recense actuellement plus de 300 variétés d'**asperges,** les plus courantes demeurent les blanches, les vertes et les violettes. Les blanches sont cultivées à l'abri de la lumière pour éviter qu'elles ne verdissent.

PROPRIÉTÉS NUTRITIONNELLES

L'**asperge** est à la fois pauvre en calories et riche en qualités nutritionnelles. Ainsi, cette petite pousse verte est une source remarquable de vitamine C, A et E, de magnésium, de fer et de fibres.
On trouve dans l'**asperge** différents composants capables de stimuler l'élimination rénale, en proportion relativement importante. Par ailleurs, le rapport potassium/sodium élevé contribue aussi à favoriser la diurèse. L'**asperge** possède donc une action diurétique importante, visible même lors d'une consommation modérée.
Enfin, les fibres de l'**asperge** favorisent le bon fonctionnement des intestins : elles régularisent le transit intestinal tout en le stimulant.

ROULÉS D'ASPERGES MIMOSA AU SAUMON FUMÉ

Ingrédients pour 1 personne :

- 200 g de pointes d'**asperges** vertes
- 1 tranche de saumon fumé
- 1 œuf dur
- 50 g de fromage blanc nature 20 % de MG
- ¼ de citron
- 1 pincée de safran
- 1 c. à c. d'estragon
- Sel et poivre

- Cuire les pointes d'**asperges** à la vapeur.
- Faire durcir l'œuf, puis l'écaler et le laisser refroidir.
- Mélanger le fromage blanc avec le jus de citron, le safran et l'estragon. Saler et poivrer. Réserver au frais.
- Couper la tranche de saumon en lanières.
- Former de petits fagots avec les **asperges** et entourer chacun d'eux d'une lanière de saumon fumé.
- Couper le blanc d'œuf finement et émietter le jaune. Répartir sur les **asperges.**
- Servir avec la sauce fraîche.

159. LES FRUITS SECS

CONSTIPATION ○ SOURCE D'ANTIOXYDANTS
○ ALIMENTATION DU SPORTIF

DESCRIPTION

Les **fruits secs** sont obtenus par déshydratation du fruit. Tous les éléments du fruit se retrouvent ainsi dans des proportions 4 à 5 fois plus importantes que dans le fruit frais, à l'exception de la vitamine C.

PROPRIÉTÉS NUTRITIONNELLES

Du fait de leur déshydratation, les **fruits secs** sont des concentrés de nutriments. Ils sont donc dans un premier temps relativement énergétiques (140 kcal pour une petite poignée de **fruits secs**).

Mais les **fruits secs** apportent de nombreuses qualités nutritionnelles, en particulier des fibres, du magnésium, du fer, de la provitamine A…

Leurs glucides simples sont très rapidement utilisables et ils contiennent du potassium en grande quantité (ce qui permet d'éviter l'apparition de crampes dues à la « fuite » de potassium créée par le travail musculaire), ce qui les rend intéressants pour l'effort et donc chez les sportifs.

Ils sont également une source non négligeable de fer, de cuivre et de vitamines du groupe B.

PORRIDGE POMME-CANNELLE-FRUITS SECS

Ingrédients pour 1 personne :

- 1 sachet de thé orange-cannelle
- 10 g d'abricots secs
- 10 g de raisins secs
- 150 ml de lait demi-écrémé
- 1 pincée de cannelle en poudre
- 40 g de flocons d'avoine
- ½ pomme

- Faire chauffer 250 ml d'eau. Laisser infuser le sachet de thé 4 min, puis le retirer.
- Couper les abricots secs en dés, les mettre dans un bol avec les raisins secs et couvrir de thé. Laisser réhydrater.
- Faire chauffer à feu doux le lait avec la cannelle jusqu'à frémissement.
- Verser en pluie les flocons d'avoine et remuer sans arrêt, jusqu'au gonflement des flocons.
- Laisser cuire en remuant jusqu'à ce que la préparation se détache des bords.
- Éplucher la pomme et la couper en dés.
- Égoutter les **fruits secs.**
- Servir sans attendre le porridge avec les dés de pomme et les **fruits secs**.

160. L'ABRICOT FRAIS

DIGESTION DIFFICILE ○ RÉGIME HYPOCALORIQUE
○ PROBLÈMES DE VISION ET DE PEAU

DESCRIPTION

L'**abricot** est le fruit de l'abricotier. Sa peau comestible et légèrement duveteuse devient lisse à maturité. Sa chair sucrée, plus ou moins parfumée selon les variétés, contient une amande comestible également, douce ou amère.

PROPRIÉTÉS NUTRITIONNELLES

L'**abricot** représente une source remarquable de provitamine A (ou carotène), qui se transforme dans l'organisme en vitamine A. Ainsi, deux petits abricots fournissent 1,5 à 3 mg de provitamine A, ce qui correspond pratiquement à 50 % de l'apport quotidien conseillé (AJR) chez l'adulte.

L'**abricot** bénéficie d'un apport très important en potassium : 315 mg/100 g (le besoin minimal est estimé à 500 mg/100 g). Il est également une source appréciable de fer (2,5 % des AJR), de cuivre (près de 5 % des AJR), de magnésium (3 % des AJR).

Lorsqu'il est consommé « mûr à point », l'**abricot** est un fruit parfaitement digeste. Son assimilation est favorisée par sa consistance tendre et moelleuse et par sa saveur légèrement acidulée, qui stimule les sécrétions gastriques. Ses fibres, très bien tolérées, sont bénéfiques pour le fonctionnement intestinal.

L'**abricot** fait d'ailleurs partie des premiers fruits entrant dans la diversification alimentaire chez le nourrisson.

ABRICOTS RÔTIS AU FOUR

Ingrédients pour 1 personne :

- 3 **abricots**
- Le jus de ½ citron
- 50 g de ricotta
- Quelques gouttes d'eau de fleur d'oranger
- 1 c. à c. de miel
- ½ c. à c. de fleurs de lavande comestibles (en épicerie orientale)

- Préchauffer le four à 200 °C (th. 6-7).
- Laver les **abricots** et les couper en deux. Retirer le noyau.
- Mélanger le jus de citron avec la ricotta, l'eau de fleur d'oranger et le miel.
- Farcir les **abricots** avec ce mélange et les envelopper dans une feuille de papier cuisson.
- Enfourner dans un plat à gratin pour 40 min.
- À la sortie du four, saupoudrer des fleurs de lavande et servir immédiatement.

161. LE NAVET

RÉGIME HYPOCALORIQUE

DESCRIPTION

Le **navet** est une plante potagère dont on consomme la racine charnue. Il en existe plusieurs variétés que l'on distingue par leur forme et leur couleur, mais le plus courant sur nos marchés est de forme sphérique et aplatie, teinté à son collet de violet. Sa chair tendre et piquante est légèrement sucrée.

PROPRIÉTÉS NUTRITIONNELLES

Le **navet** est un légume très faiblement énergétique avec seulement 22 kcal/100 g. Le **navet** permet de contribuer au bon équilibre de l'alimentation, grâce à la nature et aux proportions de ses composants nutritionnels. Ainsi, une portion de 150 g de **navet** couvre au moins 5 % de l'apport journalier recommandé en vitamines B1, B2, B6 et B9.

Il propose également un bel ensemble de minéraux (potassium, phosphore, calcium, magnésium, fer et zinc), mais en petites quantités.

Enfin, les hétérosides soufrés ou glucosinolates présents dans le **navet** seraient bénéfiques à la prévention des cancers pulmonaires, digestifs et du sein.

NAVETS EN MINI-COCOTTE

Ingrédients pour 1 personne :

- 300 g de **navets**
- ½ cube de bouillon de légumes dégraissé
- 10 g de fécule de maïs
- 150 ml de lait demi-écrémé
- 1 pincée de noix de muscade râpée
- 130 g de jambon blanc découenné et dégraissé
- Sel et poivre

- Préchauffer le four à 180 °C (th. 6).
- Éplucher, laver et couper en tranches les **navets,** puis les blanchir dans l'eau bouillante salée pendant 5 min.
- Égoutter les **navets,** puis les passer au micro-ondes puissance 900 W, avec le poivre, le ½ cube de bouillon émietté et un tout petit peu d'eau pendant 8 min.
- Préparer la sauce : dans un bol, délayer la fécule de maïs avec un peu de lait froid.
- Porter à ébullition le reste du lait dans une petite casserole.
- Verser ce lait chaud dans le récipient contenant la fécule de maïs, bien mélanger, puis reporter le tout sur le feu jusqu'à épaississement sans cesser de remuer.
- Assaisonner de sel, poivre et saupoudrer de noix de muscade.
- Couper le jambon en lamelles.
- Ranger les **navets** dans une mini-cocotte, répartir les lamelles de jambon, recouvrir de sauce.
- Enfourner jusqu'à ce que les **navets** soient bien fondants.

162. LE CASSIS

SOURCE D'ANTIOXYDANTS ○ TROUBLES
DE LA CIRCULATION ○ DIURÉTIQUE ○ DIGESTION
DIFFICILE

DESCRIPTION

Le **cassis** est le fruit du groseillier noir (ou cassissier). Cet arbrisseau donne des grappes de baies noires acidulées et très juteuses. Le **cassis** se prête de plus à toutes les préparations : mousses, sorbets, coulis ou gelées, même s'il est déjà exquis nature. Pour une qualité optimale, choisissez-le à pleine maturité et consommez-le dans les 2 à 3 jours après l'achat, ce sont effectivement des fruits fragiles. Cependant, il se congèle facilement. Conservé ainsi, vous pourrez en profiter toute l'année.

PROPRIÉTÉS NUTRITIONNELLES

Sa principale caractéristique est sa richesse en vitamine C, avec une teneur exceptionnelle de 190 mg/100 g, loin devant l'orange (55 mg) et même le kiwi (100 mg). 100 g couvrent largement les besoins d'un adulte en vitamine C de 90 mg par jour. Il participe aussi à la couverture de nos besoins en vitamine E. Enfin, il a aussi un apport en minéraux intéressant : magnésium, potassium et calcium. Le **cassis** est d'autre part riche en fibres (7 g/100 g) dont une large majorité de fibres insolubles. Combiné aux fibres solubles qu'est la pectine, le **cassis** joue un rôle régulateur pour le transit intestinal. La présence conjuguée de vitamines C, E et polyphénols, très bien assimilés dans le **cassis**, fait de lui le champion en antioxydants ! Il favorise de plus la fluidité de la circulation sanguine grâce aux anthocyanes, les pigments rouges naturels qui le colorent. Enfin, côté diététique, le **cassis** est composé de près de 80 % d'eau, c'est donc un fruit moyennement sucré, qui apporte 50 kcal/100 g.

VERRINES AU CASSIS

Ingrédients pour 4 personnes :

- 300 g de **cassis** frais
- 2 yaourts nature au lait demi-écrémé
- 4 petits-suisses nature 20 % de MG
- ¼ de gousse de vanille
- 4 c. à c. de sucre en poudre
- 4 spéculoos

- Réserver quelques grains de **cassis** entiers. Retirer les grains de vanille à l'aide de la pointe d'un couteau.
- Battre les yaourts avec les petits-suisses, les grains de vanille et le sucre.
- Mixer la moitié avec le **cassis.**
- Écraser les spéculoos.
- Verser la crème au **cassis** au fond de quatre verrines, ajouter le mélange vanillé, puis les grains de **cassis** entiers. Terminer en saupoudrant de spéculoos.

163. LA TOMATE

SOURCE D'ANTIOXYDANTS ○ RÉGIME HYPOCALORIQUE

DESCRIPTION

La **tomate** est l'un des légumes préférés des Français. Représentées par de nombreuses variétés, de la tomate cerise sucrée à la cœur de bœuf charnue, elles se consomment aussi bien crues que cuites, en potage ou en sauce.

Riche en acides organiques naturels, la **tomate** garde une petite touche acidulée. Au fur et à mesure de la maturation du fruit, ses acides organiques diminuent et les glucides augmentent, le rendant de plus en plus doux et sucré.

En entrée ou à l'apéritif, son côté acidulé agit en stimulant les sécrétions digestives et prépare ainsi à la bonne assimilation de la suite du repas.

PROPRIÉTÉS NUTRITIONNELLES

Légume au sens culinaire, la **tomate** est, au sens botanique, un fruit riche en eau (93 à 95 %), légèrement sucré et ainsi faiblement énergétique avec seulement 15 kcal/100 g.

Cette richesse en eau explique que toutes les vitamines hydrosolubles sont bien représentées dans la **tomate** et notamment la vitamine C antioxydante et anti-infectieuse, dont le taux peut varier de 10 à 30 mg/100 g. La provitamine A constitue une fraction des pigments rouges de la tomate. Cette provitamine est associée au lycopène, un puissant pigment antioxydant qui n'a pas d'action vitaminique, mais qui pourrait avoir une action protectrice contre le cancer.

Fruits et légumes

Parmi les minéraux, le potassium domine largement, mais il faut noter que selon le type de sol et les engrais mis en œuvre, les teneurs en minéraux peuvent varier largement et passer du simple au double, voire même au triple. Enfin, les fibres de la tomate sont concentrées dans la peau et dans les graines. Il est ainsi aisé de les ébouillanter, de les peler et de les épépiner pour les rendre plus douces et plus digestes.

PAPILLOTE DE CABILLAUD, TOMATE-CHÈVRE FRAIS

Ingrédients pour 1 personne :

- 180 g de filet de cabillaud
- 1 c. à c. de moutarde
- 40 g de chèvre frais
- 1 grosse **tomate**
- 1 pincée de thym
- 1 c. à c. de menthe ciselée
- 1 c. à c. de basilic
- 1 c. à s. de jus de citron
- Sel, poivre

- Préchauffer le four à 200 °C (th. 6-7).
- Laver puis couper la **tomate** en rondelles et mettre une rangée de rondelles de **tomate** sur une feuille de papier sulfurisé.
- Badigeonner le filet de cabillaud de moutarde et le déposer sur les rondelles de **tomate.**
- Travailler le chèvre frais avec les herbes, le jus de citron, saler et poivrer.
- Répartir le chèvre frais sur le filet de poisson et terminer avec le reste de **tomate.**
- Fermer la papillote hermétiquement et cuire au four pendant 25 min.

164. L'AUBERGINE

RÉGIME HYPOCHOLESTÉROLÉMIANT ○ RÉGIME HYPOCALORIQUE ○ DIGESTION DIFFICILE

DESCRIPTION

L'**aubergine** est une plante potagère dont nous consommons le fruit comme légume. Cette grosse baie ronde ou allongée, violette ou noire, à peau lisse et brillante, comestible, possède une chair ferme beige aux nombreuses graines.

PROPRIÉTÉS NUTRITIONNELLES

L'**aubergine** est un légume pauvre énergétiquement avec 35 kcal/100 g, source intéressante de minéraux, fibres et vitamines.
Cuisinée sans matières grasses, l'**aubergine** est très digeste. Elle apporte 2,5 % de fibres bien tolérées par les intestins.
Par ailleurs, des études réalisées aux États-Unis et en Autriche ont montré que l'**aubergine** était capable de limiter l'augmentation des lipides et du cholestérol sanguins. En effet, elle renfermerait des substances ayant la propriété de maintenir le cholestérol dans la lumière de l'intestin. Cela permettrait au cholestérol d'être ainsi expulsé sans avoir été réabsorbé par la muqueuse, puis entraîné dans la circulation sanguine.

CURRY D'AUBERGINE

Ingrédients pour 1 personne :

- 1 **aubergine**
- ½ oignon
- ½ c. à c. de poudre de curry
- 1 pincée de gingembre en poudre
- ½ c. à c. de graines de cumin
- 1 gousse d'ail
- 1 yaourt nature classique non sucré
- Le jus de ¼ de citron
- 1 c. à c. de persil haché
- 1 c. à c. de coriandre ciselée
- Sel

- Laver l'**aubergine** et la couper en deux dans le sens de la longueur. Saler et si possible laisser dégorger 20 min.
- Hacher l'oignon, le faire revenir dans une cocotte à revêtement anti-adhésif avec le curry, le gingembre et les graines de cumin jusqu'à ce qu'il soit bien doré.
- Couper les **aubergines** en petits dés et les ajouter dans la cocotte ainsi que l'ail pressé.
- Faire cuire à l'étouffée à feu doux en ajoutant un fond d'eau pendant 20 à 30 min jusqu'à ce que les **aubergines** soient bien fondantes.
- Battre le yaourt avec le jus de citron, saler et poivrer.
- Ajouter le yaourt avec les **aubergines** et mélanger quelques minutes sur le feu.
- Parsemer d'herbes fraîches ciselées et servir sans attendre.

165. LE CONCOMBRE

DIURÉTIQUE ○ RÉGIME HYPOCALORIQUE

À éviter en cas de traitement anticoagulant et de problèmes de digestion.

DESCRIPTION

Le **concombre** est une plante potagère dont on consomme le fruit comme légume. De forme longue ou courte à peau comestible, le plus souvent verte mais aussi jaune ou blanche, il possède une chair fine croquante juteuse et légèrement amère.

PROPRIÉTÉS NUTRITIONNELLES

Le **concombre** est composé à plus de 95 % d'eau. Son faible taux calorique (16 kcal/100 g) apparaît donc sans surprise. Du fait de sa teneur élevée en potassium et de son très faible taux en sodium, le **concombre** favorise le drainage de l'organisme, et la bonne élimination rénale : un rapport potassium/sodium élevé est en effet diurétique. Cette action est d'ailleurs accentuée ici par la présence de certains sucres (pentosanes, hexosanes). Le **concombre** contient plusieurs vitamines et minéraux en petites quantités mais présente une grande richesse en vitamine K, 100 g de **concombre** couvrent en effet 25 % des apports nutritionnels conseillés en cette vitamine.
La texture particulière du **concombre** le rend parfois difficile à digérer par des personnes ayant un système digestif sensible.

Fruits et légumes

VERRINE DE BETTERAVE AU CONCOMBRE ET SA CRÈME ROSÉE

Ingrédients pour 1 personne :

- ¼ de **concombre**
- 120 g de betterave rouge cuite
- Quelques feuilles de menthe fraîche
- Quelques feuilles de persil frais
- 50 g de fromage blanc nature 20 % de MG
- 1 goutte de sauce pimentée
- 1 pincée de sel

- Laver et peler le **concombre**. Le fendre en deux dans le sens de la longueur et retirer les pépins à l'aide d'une petite cuillère.
- Mixer le **concombre** et le passer au chinois. Récupérer le jus.
- Récupérer le jus de betterave du paquet. Couper la betterave en petits dés et les déposer dans le fond de la verrine.
- Verser le jus de **concombre** filtré dans la verrine et réserver au frais.
- Hacher finement les feuilles de menthe et de persil.
- Battre au fouet le fromage blanc assaisonné de sel, de la sauce pimentée, de la menthe et du persil haché. Incorporer au fur et à mesure le jus de betterave.
- Déposer la crème rosée sur le dessus de la verrine et décorer d'une feuille de menthe.

166. LA PAPAYE

SOURCE D'ANTIOXYDANTS ○ DIGESTION DIFFICILE
MALADIES CARDIOVASCULAIRES (ET PRÉVENTION)
PÉRIODE PÉRICONCEPTIONNELLE ○ GROSSESSE

DESCRIPTION

La **papaye** est le fruit comestible du papayer, un arbre d'origine mexicaine.
C'est une baie savoureuse et charnue, aux multiples saveurs. Sa forme est ovoïde ou arrondie, elle mesure de 20 à 30 cm de long, et sa pulpe comestible renferme de nombreuses graines noires entourées d'un mucilage. À maturité, les papayes arborent une couleur vert jaunâtre, avec une chair juteuse, jaune orangé.

PROPRIÉTÉS NUTRITIONNELLES

La **papaye** est un fruit peu calorique qui n'apporte que 39 kcal/100 g et moins de 10 % de glucides.
La **papaye** comporte essentiellement trois vitamines : la provitamine A, la vitamine C et la vitamines B9.
D'autre part, sa haute densité en potassium (650 mg/100 kcal) et en calcium (60 mg/100 kcal) constitue un atout pour la prévention cardiovasculaire (une alimentation riche en potassium peut avoir un effet bénéfique contre l'hypertension).
Enfin, ses fibres stimulent en douceur le fonctionnement des intestins. Consommée mûre à point, la **papaye** possède une chair tendre et fondante, très bien tolérée.

Fruits et légumes

FLAN DE PAPAYE

Ingrédients pour 4 personnes :

- 1 **papaye**
- 2 œufs
- 7 c. à s. de sucre
- 2 c. à s. de farine
- 1 noisette de beurre
- 4 c. à s. de lait

- Peler, nettoyer et découper la **papaye** en gros cubes. La plonger dans l'eau bouillante et légèrement salée pendant 10 min. Puis renverser les morceaux dans une passoire et couvrir avec une assiette de façon à laisser le tout s'égoutter.
- À l'aide d'une fourchette, écraser les morceaux de **papaye** jusqu'à obtenir une texture onctueuse. Ajouter les œufs, le sucre, la farine, le beurre et le lait, tout en remuant la préparation.
- Beurrer un moule rectangulaire, verser la compote obtenue et faire cuire au bain-marie dans le four chauffé à 150 °C (th. 5) pendant 30 min environ.
- Laisser reposer et placer au réfrigérateur pendant 2 h.

167. LES HARICOTS VERTS

RÉGIME HYPOCALORIQUE ○ GROSSESSE

DESCRIPTION

Les **haricots verts** sont des légumineuses consommées encore immatures et constituées de gousses qui renferment des graines.
Ils sont disponibles frais en été et il existe des variétés de couleurs différentes allant du jaune (haricots beurre) jusqu'au violet.

PROPRIÉTÉS NUTRITIONNELLES

Le **haricot vert,** consommé comme un légume frais, est modérément calorique (30 kcal/ 100 g) et, selon les variétés et le niveau de maturité, renferme 3,6 à 6 % de glucides.
Une partie de ces glucides (50 %) est constituée d'amidon, présent dans les graines, ce qui explique l'impossibilité de les consommer crus.
Les **haricots verts** représentent une source intéressante de protéines végétales (2,4 g/100 g), riches en lysine, un acide aminé qui fait défaut aux protéines céréalières.
Avec 3 % de fibres, les haricots sont bien tolérés par les intestins fragiles à condition de préférer les plus jeunes, appelés extra-fins, et d'éliminer les fils.
Enfin, c'est une source intéressante de potassium et l'acide folique (B9) est bien représenté.

SALADE FRAÎCHE VERTE ET ROUGE

Ingrédients pour 1 personne :

- 100 g de **haricots verts** frais
- 50 g de poivron rouge
- 1 oignon rouge
- 1 c. à c. d'huile de colza
- 1 c. à c. de vinaigre de framboise
- 1 c. à s. de persil ciselé
- Sel et poivre

- Équeuter les **haricots verts** et les laver rapidement sous l'eau froide. Les cuire à la vapeur pendant 5 min et les réserver.
- Laver le poivron rouge, le couper en deux, retirer les graines et les parties blanches et le détailler en fines lamelles.
- Peler et émincer l'oignon rouge.
- Dans un bol, mélanger l'huile de colza et le vinaigre de framboise. Saler et poivrer.
- Répartir les **haricots verts,** les lamelles de poivron rouge et l'oignon rouge émincé dans une assiette.
- Arroser de sauce au vinaigre de framboise et parsemer de persil ciselé.

168. L'AIL

HYPERTENSION ○ RÉGIME
HYPOCHOLESTÉROLÉMIANT

DESCRIPTION

L'**ail** (*Allium sativum*) est une plante herbacée aromatique.
Il se présente sous forme de têtes d'**ail** formées de plusieurs gousses et recouvertes d'enveloppes blanches pour la variété la plus courante, mais qui peuvent également être roses ou rouges.
L'**ail** est utilisé cru ou cuit comme condiment pour parfumer de nombreuses préparations.

PROPRIÉTÉS NUTRITIONNELLES

L'**ail** contient 64 % d'eau et plus de 25 % de glucides, ce qui le rend bien plus calorique que la moyenne des légumes frais. Toutefois, vu les quantités ajoutées dans l'alimentation, cet apport reste négligeable.
Il se caractérise par la présence de substances soufrées originales, dont l'alliine qui se dégage dès que l'on coupe la gousse, et qui est responsable de son odeur et de la mauvaise haleine après consommation. Couplées à la présence de glucides complexes spécifiques, ces substances soufrées rendent la tolérance difficile pour les systèmes digestifs fragiles.
L'**ail** renferme 7 à 20 µg/100 g de sélénium, oligo-élément rare dans l'alimentation, aux propriétés antioxydantes et bénéfique contre le vieillissement cellulaire. Le rapport potassium/sodium assez élevé lui confère de fortes propriétés diurétiques.
L'**ail** agit positivement sur la fluidité du sang, le taux du cholestérol sanguin et réduit l'agrégation plaquettaire.

Fruits et légumes

Il contient également une substance hypotensive. Tout ceci agit conjointement pour favoriser la santé cardio-vasculaire.

On lui reconnaît enfin une action antibactérienne sur les bactéries Gram positif, ainsi que les salmonelles et Escherichia coli.

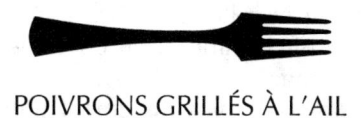

POIVRONS GRILLÉS À L'AIL

Ingrédients pour 1 personne :

- 2 poivrons rouges
- 2 gousses d'**ail**
- 1 c. à c. d'huile d'olive
- Sel et poivre

- Allumer le four en position gril.
- Laver les poivrons, et les essuyer avec du papier absorbant.
- Les enfourner sur une plaque jusqu'à ce qu'ils soient bien grillés sur toutes les faces. Veiller à laisser la porte du four entrouverte.
- Pendant ce temps, peler et écraser l'**ail** dans un bol.
- Mettre les poivrons chauds dans un sac en plastique et fermer le sac. Attendre 1 h pour permettre à la peau de se décoller sous l'effet de la condensation.
- Peler les poivrons à la main, les vider et les couper en lanières.
- Mélanger avec l'**ail** écrasé, l'huile d'olive, saler et poivrer.
- À consommer froid ou tiède.

169. L'OIGNON

RÉGIME HYPOCHOLESTÉROLÉMIANT ○ CELLULITE
○ GOUTTE ○ SOURCE D'ANTIOXYDANTS

DESCRIPTION

L'**oignon** est une plante potagère dont on consomme le bulbe à la saveur et à l'odeur assez prononcées.
Utilisé à la fois en légume et en condiment, il peut se manger cru ou cuit.
Les gros oignons sont plus largement utilisés, mais on consomme également au printemps les petits oignons blancs nouveaux.

PROPRIÉTÉS NUTRITIONNELLES

En tant que bulbes, les **oignons** apportent 34 kcal/100 g et 10 % de glucides.
Ils contiennent des fructosanes, les sucres complexes de réserve de la plante qui leur confèrent, à cru, une digestibilité assez médiocre.
Avec un rapport potassium/sodium élevé, l'**oignon** bénéficie de propriétés diurétiques.
Parmi les nombreux minéraux et oligo-éléments, le soufre est le plus caractéristique. Il atteint 50 mg/100 g et entre dans la composition des substances soufrées responsables de la saveur et de l'odeur typique de l'**oignon.** Le manganèse et l'iode sont bien représentés, mais il est également l'une des meilleures sources végétales de sélénium. Côté vitamines, la vitamine B6 est remarquable, mais également la vitamine C avec 25 mg/100 g dans les petits oignons blancs que l'on consomme crus.
L'**oignon,** surtout le rouge, contient des quantités intéressantes de quercétine, un antioxydant puissant. Il aurait également une action bénéfique sur le système

Fruits et légumes

cardiovasculaire en diminuant l'agrégation plaquettaire et en prévenant l'obstruction des vaisseaux. En parallèle, l'**oignon** aurait une action bénéfique sur la dissolution de l'acide urique et aiderait à lutter contre les crises de goutte. Enfin, l'**oignon** contient des molécules volatiles, très irritantes pour les muqueuses des yeux.

SPAGHETTIS AUX CREVETTES ROSES, À LA FONDUE D'OIGNON ET DE TOMATES

Ingrédients pour 1 personne :

- 160 g de crevettes roses décortiquées
- 50 g de spaghetti (poids cru)
- 1 gros **oignon**
- 1 petite boîte de tomates concassées
- 1 pincée de piment d'Espelette

- Peler et émincer finement l'**oignon.** Le faire revenir quelques minutes dans une poêle à revêtement anti-adhésif, puis baisser le feu, ajouter les tomates concassées, le piment d'espelette et laisser cuire à feu doux jusqu'à l'obtention d'une préparation fondante.
- Quand la fondue est prête, ajouter les crevettes, remuer et vérifier l'assaisonnement.
- Pendant ce temps, faire cuire les spaghettis, les égoutter, dresser les pâtes et la fondue aux crevettes au-dessus dans une assiette.
- Déguster aussitôt.

170. LA SUCRINE

GROSSESSE ○ RÉGIME HYPOCALORIQUE

À limiter en cas de traitement anticoagulant.

DESCRIPTION

La **sucrine** ou laitue grasse est une variété de salade romaine de petite taille, de forme allongée, à feuilles très serrées, épaisses, charnues et de couleur vert foncée. Résistante à la chaleur, elle est souvent cultivée dans le sud de la France.
Particulièrement goûteuse et croquante, sa saveur légèrement sucrée explique son nom de « **sucrine** ».
Elle est idéale ciselée dans une salade ou utilisée entière et braisée.

PROPRIÉTÉS NUTRITIONNELLES

Comme toutes les salades, la **sucrine** a la particularité d'être riche en eau et peu calorique avec moins de 15 kcal/100 g. Cru en entrée ou en accompagnement dans le cadre d'un régime hypocalorique (si l'on prend soin de contrôler la quantité de matières grasses utilisée pour la braiser ou dans la vinaigrette qui l'accompagne), c'est un légume de choix.
Comme la plupart des légumes-feuilles, elle est source de vitamine K, qui agit dans les mécanismes de la coagulation et implique une limitation en cas de traitement anticoagulant.
La vitamine B9 ou acide folique, importante en période périconceptionnelle et pendant le premier trimestre de grossesse, est également bien représentée. C'est également une source de bêta-carotène et de vitamine C fortement concentrées dans les parties les plus vertes.

Fruits et légumes

Riche en fibres, elle peut s'avérer irritante pour les intestins fragiles.

BO BUN AUX CREVETTES

Ingrédients pour 1 personne :

- 160 g de crevettes roses décortiquées
- 1 carotte
- ½ concombre
- 75 g de pousses de soja
- 1 c. à s. d'huile de sésame
- 1 c. à c. de sauce soja
- Quelques feuilles de menthe
- Quelques feuilles de coriandre
- Quelques feuilles de **sucrine**

- Laver tous les légumes.
- Peler, râper la carotte et le concombre.
- Égoutter les pousses de soja.
- Dans un bol, mélanger l'huile de sésame et la sauce soja.
- Ciseler la menthe et la coriandre.
- Dans une assiette creuse, disposer la **sucrine,** la carotte et la courgette râpées, les crevettes roses décortiquées, les pousses de soja et verser la sauce. Mélanger et décorer de feuilles de menthe et coriandre ciselées.
- Servir bien frais.

171. LA POMME

SOURCE D'ANTIOXYDANTS
∘ RÉGIME HYPOCALORIQUE ∘ RÉGIME HYPOCHOLESTÉROLÉMIANT

DESCRIPTION

La **pomme** est le fruit à pépins du pommier. Sa taille et sa couleur varient selon les variétés, allant du vert au rouge plus ou moins foncé, en passant par des **pommes** bicolores.
C'est l'un des fruits les plus consommés dans le monde : simplement à croquer, mais également préparé en compote, en tarte, ou utilisé pour fabriquer des boissons comme le jus de **pomme,** le cidre produit à partir de la fermentation de ce jus ou encore le calvados.

PROPRIÉTÉS NUTRITIONNELLES

Une **pomme** moyenne de 150 g apporte environ 75 kcal dont 12 % de glucides.
Elle a la particularité de contenir 2,5 % de fibres dont principalement des pectines. Ces fibres solubles ont la particularité de former un gel épais permettant un rassasiement important, mais également capable de retenir une partie du cholestérol alimentaire.
Elles agissent également sur la régulation du transit intestinal en étant capables de le stimuler en douceur et d'entretenir la flore bactérienne.
Les flavonoïdes et polyphénols, composés antioxydants, sont également présents en quantités intéressantes et, couplés à une petite quantité de vitamine C, ils agissent en limitant le vieillissement cellulaire.

On retrouve une bonne moitié de ces antioxydants dans la peau des **pommes** et notamment dans les plus colorées.

SALADE CROQUANTE POMME-CHOU

Ingrédients pour 1 personne :

- 150 g de chou blanc
- 1 belle **pomme** grany smith
- Le jus de ½ citron
- 1 c. à c. de moutarde
- 1 c. à c. d'huile de noix
- Quelques graines de céleri
- Sel et poivre

- Laver le chou et peler la **pomme,** puis les râper finement.
- Mélanger le jus de citron, la moutarde et l'huile de noix. Assaisonner et parsemer de graines de céleri.
- Servir bien frais.

172. LE POMELO

RÉGIME CONTRÔLÉ EN GLUCIDES
TROUBLES DE LA CIRCULATION ○ RÉGIME
HYPOCALORIQUE

À éviter en cas de prise de traitements médicamenteux.

DESCRIPTION

Le **pomelo** est une variété d'agrume souvent appelé pamplemousse à tort.
Contrairement au pamplemousse à l'écorce épaisse et qui contient de nombreux pépins, l'écorce du **pomelo** est mince et sa chair jaune rosée est fine, juteuse et comporte peu de pépins.

PROPRIÉTÉS NUTRITIONNELLES

Le **pomelo** est un fruit peu sucré et peu calorique (42 kcal/100 g). Sa saveur acidulée et sa petite amertume agissent en stimulant les sécrétions digestives, le rendant idéal au petit déjeuner ou consommé en entrée. Comme tous les agrumes, la vitamine C est présente en quantité intéressante (37 mg/100 g) et reste stable après la récolte grâce à l'écorce qui la protège.
C'est une source de vitamine P avec une action favorable sur la résistance des petits vaisseaux sanguins et la provitamine A peut atteindre jusqu'à 0,33 mg dans les **pomelos** à chair plus colorée.
Sous forme de jus, il peut augmenter de façon importante l'absorption de certains médicaments dans l'organisme. L'Afssaps (Agence française de sécurité sanitaire des produits de santé) conseille d'éviter de prendre un jus de pamplemousse dans les deux heures qui précèdent la

prise de médicaments, et de limiter la consommation à moins d'un quart de litre par jour.

POMELO À LA CHAIR DE CRABE

Ingrédients pour 1 personne :

- ½ **pomelo**
- 1 petit-suisse nature 20 % de MG
- 80 g de chair de crabe
- ½ c. à c. de moutarde
- 1 poignée de mâche
- Sel et poivre.

o Prélever la pulpe du **pomelo** en conservant sa coque intacte.
o L'épépiner et la couper en gros cubes.
o Mélanger le petit-suisse, la chair de crabe et la moutarde dans un grand bol. Assaisonner à votre goût.
o Laver la mâche et l'essorer. La disposer dans la coque du **pomelo**, puis ajouter les morceaux de pulpe.
o Répartir enfin la préparation à la chair de crabe et déguster bien frais.

173. LA CAROTTE

DIARRHÉE ○ RÉGIME PAUVRE EN FIBRES
(JEUNES CAROTTES)

DESCRIPTION

La **carotte** est une plante potagère dont on consomme la racine de couleur orange pour les plus courantes, mais également des jaunes, rouges, blanches ou marron. Elle se consomme crue sous forme râpée ou bien cuite, et se prête également à la recette du célèbre carrot cake.

PROPRIÉTÉS NUTRITIONNELLES

En tant que légume-racine, la **carotte** concentre les réserves de glucides de la plante. Elle apporte environ 6 % de glucides et 33 kcal/100 g, ce qui est légèrement supérieur à la moyenne des légumes. Plus la **carotte** est colorée, plus elle est riche en pigments sous forme principalement de bêta-carotène.

Avec 100 g de **carottes** (7 mg de provitamine A), on couvre la moitié des besoins journaliers.

Les caroténoïdes étant des composés liposolubles, on optimise leur assimilation quand on les associe à une petite quantité de matières grasses.

Enfin, la **carotte** est riche en fibres solubles, principalement des pectines et de la cellulose, qui stimulent le transit et sont aussi efficaces contre la diarrhée, grâce à un fort pouvoir de rétention d'eau.

BÂTONNETS DE CAROTTES CARAMÉLISÉS À LA CORIANDRE

Ingrédients pour 1 personne :

- 200 g de **carottes**
- 1 c. à c. de sucre en poudre
- 2 c. à s. de coriandre fraîche ciselée
- Sel et poivre en grains

- Éplucher et laver les **carottes.**
- Les couper en fins bâtonnets et les mettre à cuire dans un fond d'eau bouillante salée.
- Compléter avec le sucre et le poivre.
- Les piquer avec la pointe d'un couteau pour vérifier leur cuisson.
- Juste avant de servir, ajouter la coriandre fraîche ciselée.

174. L'ÉCHALOTE

RÉGIME HYPOCHOLESTÉROLÉMIANT ○ TROUBLES DE LA CIRCULATION

DESCRIPTION

Cousine de l'ail et de l'oignon et à la saveur plus douce, l'**échalote** est un légume-condiment très utilisé en gastronomie française. Consommée crue, finement hachée ou cuite, elle devient amère lorsqu'elle roussit et ne supporte ainsi qu'une cuisson à feu doux.

PROPRIÉTÉS NUTRITIONNELLES

L'**échalote** est plus riche en matière sèche que l'ail et l'oignon et apporte ainsi 12 à 13 % de glucides et tout de même 60 kcal/100 g. Toutefois, si l'on tient compte des quantités consommées, cet apport reste négligeable. Les glucides sont en grande partie sous forme de fructosanes avec action diurétique.

L'**échalote** contient 1,5 à 3 % de fibres particulièrement bien tolérées, même par les systèmes digestifs fragiles, surtout sous forme cuite et hachée.

Elle se caractérise également par la présence de substances soufrées spécifiques, responsables de son odeur et de sa saveur. Ces substances sont capables de favoriser la fluidité du sang et de diminuer le risque de formation de plaques d'athérome. On leur attribue également une action hypoglycémiante.

L'**échalote** contient des flavonoïdes et du bêta-carotène, connus pour leur pouvoir antioxydant.

Pour finir, c'est une bonne source de vitamine B6, qui participe au métabolisme des protéines et des acides gras ainsi qu'à la transmission de l'influx nerveux.

Fruits et légumes

SALADE DE POMMES DE TERRE AUX RADIS ET À L'ÉCHALOTE

Ingrédients pour 1 personne :

- 125 g de pommes de terre
- 50 g de radis roses
- 1 **échalote**
- 1 c. à s. de jus de citron
- 1 c. à c. de persil haché
- Sel et poivre

- Cuire les pommes de terre à la vapeur et laisser refroidir.
- Peler les pommes de terre et les couper en rondelles.
- Laver et couper les radis roses en rondelles. Émincer l'**échalote.**
- Mélanger les rondelles de pommes de terre et de radis et l'**échalote** crue.
- Dans un bol, mélanger le jus de citron et le persil. Saler et poivrer.
- Ajouter cette préparation à la salade de pommes de terre aux radis et à l'**échalote** et déguster !

175. L'ANANAS

RÉGIME HYPOCALORIQUE ○ RÉGIME CONTRÔLÉ EN GLUCIDES

DESCRIPTION

L'**ananas** est le fruit tropical par excellence et est disponible toute l'année dans nos supermarchés.
Très parfumé, il pèse de 1 à 2,5 kg et ressemble à une grosse pomme de pin avec une écorce rousse qui recouvre une chair jaune et juteuse.
Le parfum que dégage un **ananas** est un bon indicateur de son degré de maturité et de sa teneur en sucre.

PROPRIÉTÉS NUTRITIONNELLES

Avec 52 kcal/100 g, l'**ananas** est un fruit modérément calorique. Au sirop, il atteint tout de même 82 kcal/100 g.
L'**ananas** frais est bien pourvu en vitamine C (18 mg/100 g) et cette dernière est protégée de l'oxydation par l'écorce épaisse du fruit et par son acidité.
La caractéristique principale de l'**ananas** vient de la présence de broméline, une enzyme qui aide à la digestion des protéines et aurait également une action anti-inflammatoire, antitumorale, antiœdémateuse et améliorerait les systèmes circulatoire et cardiovasculaire. Contrairement à la croyance populaire, cette substance ne brûle pas les graisses.
L'**ananas** frais et le jus d'**ananas** sont d'excellentes sources de manganèse, oligo-élément qui entre en action dans de nombreuses réactions enzymatiques.
Enfin, la consommation d'**ananas** provoque la libération d'histamine dans l'organisme, comme c'est le cas pour les fraises notamment, pouvant provoquer une réaction allergique chez les personnes sensibles.

GÂTEAU ALLÉGÉ À L'ANANAS

Ingrédients pour 8 personnes :

- 440 g d'**ananas** en tranches au sirop léger
- 4 œufs
- 50 g de farine
- 50 g de fécule de maïs
- 1 sachet de levure
- 80 g de sucre en poudre
- 8 c. à s. de crème fraîche

- Préchauffer le four à 210 ºC (th. 7).
- Égoutter les tranches d'**ananas.**
- Dans un moule à manqué, déposer les tranches d'**ananas** dans le fond.
- Dans un récipient, verser les jaunes d'œufs. Monter les blancs en neige dans un autre récipient avec un peu de sel et réserver.
- Ajouter la farine tamisée, la fécule de maïs, la levure et le sucre. Mélanger le tout.
- Ajouter ensuite la crème, mélanger.
- Ajouter les blancs en neige, mélanger.
- S'il vous reste des tranches d'**ananas,** les couper en morceaux et les verser dans la pâte.
- Verser la préparation dans le moule et enfourner pour 35 min.
- À la sortie du four, laisser refroidir.
- Démouler avant de servir.

176. LE CITRON

RÉGIME HYPOCALORIQUE ○ MAUX DE GORGE PEU INTENSES ○ COLOPATHIES

DESCRIPTION

Le **citron** est un petit agrume qui possède une écorce plus ou moins épaisse jaune ou verte et une pulpe acide et très juteuse. Cultivé dans le sud de la France, il est également disponible toute l'année grâce aux importations. Son jus sert d'assaisonnement de mets salés, mais également en pâtisserie ou dans des boissons.

L'arôme du **citron** provient en grande partie de ses essences et huiles essentielles qui sont abondantes dans l'écorce, d'où le parfum prononcé apporté par les zestes de **citron.**

PROPRIÉTÉS NUTRITIONNELLES

Le **citron** est remarquable par sa teneur en vitamine C (52 mg/100 g), qui reste intacte après plusieurs semaines de récolte.

Beaucoup moins riche en glucides que les autres fruits avec seulement 2,5 %, sa teneur en acides organiques est, quant à elle, particulièrement élevée. Le principal, l'acide citrique, lui confère une saveur acidulée très marquée et stimule les sécrétions digestives.

Riche en pectines, fibres solubles, le jus de **citron** est utilisé pour favoriser la gélification des confitures.

Réputé pour avoir des propriétés antiseptiques, il est utilisé dans de nombreux traitements contre les maux de gorge.

Fruits et légumes

MOUSSE DE CITRON SUR LIT DE FRUITS ROUGES

Ingrédients pour 1 personne :

- 1 kiwi
- 1 œuf
- 1 c. à s. de sucre
- 100 g de fromage blanc nature 20 % de MG
- 1 feuille de gélatine
- ½ **citron** non traité
- 1 pincée de sel
- 2 c. à s. de coulis de framboises

- Laver, peler et couper le kiwi en fines rondelles.
- Séparer le jaune et le blanc d'œuf.
- Mélanger le jaune avec le sucre et incorporer le fromage blanc.
- Faire ramollir la feuille de gélatine dans de l'eau froide.
- Laver le **citron** et prélever le zeste de **citron,** puis le presser et récupérer le jus.
- Dans une casserole, mettre la feuille de gélatine ramollie, le jus de **citron** et les zestes coupés finement.
- Porter à ébullition 5 secondes, puis filtrer au chinois et laisser refroidir.
- Mélanger au fromage blanc préparé.
- Monter le blanc d'œuf en neige bien ferme avec une pincée de sel et l'incorporer délicatement au mélange précédent.
- Dans un ramequin, verser le coulis de framboises, recouvrir de la mousse au **citron** et terminer par une rosace de kiwi.

177. LA FRAMBOISE

RÉGIME HYPOCALORIQUE ○ CONSTIPATION
○ RÉGIME CONTRÔLÉ EN GLUCIDES

À éviter en cas de colopathie et de diverticules.

DESCRIPTION

La **framboise** est le fruit d'un petit arbuste appelé framboisier.
Chaque fruit, de petite taille et de couleur rouge framboise, est constitué de plusieurs petits carpelles remplis d'une pulpe juteuse et contenant chacun une graine.
La face externe du fruit est recouverte de poils microscopiques qui donnent à la **framboise** son aspect velouté. Elle se déguste en dessert, entière ou sous forme de coulis.

PROPRIÉTÉS NUTRITIONNELLES

Peu sucrée avec 5,5 % de glucides, la **framboise** est peu calorique (42,6 kcal/100 g).
Lorsqu'elle atteint sa pleine maturité et une coloration bien marquée, sa teneur en vitamine C est alors maximale et très intéressante (25 mg/100 g). Il s'agit toutefois d'un fruit fragile qu'on ne peut conserver plus de 2 ou 3 jours.
Ses petits grains caractéristiques sont riches en cellulose qui aide à accélérer le transit, mais peuvent également s'avérer irritants. Pour les personnes fragiles ou souffrant de diverticules, il est donc préférable de consommer les **framboises** en coulis passé au chinois.
La **framboise** est connue pour être le fruit le plus riche en acide ellagique, un polyphénol aux propriétés antioxydantes.

DIPLOMATE LÉGER AUX FRAMBOISES

Ingrédients pour 1 personne :

- 200 g de **framboises**
- ¼ de citron
- 2 c. à c. de sucre en poudre
- 2 cm de gousse de vanille
- 1 yaourt nature à base de lait demi-écrémé
- 1 boudoir

- Réserver 2 **framboises** entières. Écraser le reste des **framboises** avec le jus du citron et la moitié du sucre.
- Fendre la gousse de vanille et récupérer les graines à l'aide de la pointe d'un couteau.
- Mélanger le yaourt, les graines de vanille et le reste de sucre.
- Dans le fond d'un verre, déposer le boudoir grossièrement émietté. Ajouter les **framboises** citronnées et la préparation au yaourt par-dessus.
- Terminer en disposant sur le dessus les 2 **framboises** entières.
- Servir rapidement.

178. LA FIGUE

CONSTIPATION ○ ALIMENTATION DU SPORTIF

À éviter en cas de colopathie et de diverticules.

DESCRIPTION

La **figue** est le fruit du figuier commun cultivé dans le Bassin méditerranéen.
C'est un fruit de fin d'été constitué d'une peau plus ou moins épaisse de couleur violet foncé à noire qui enveloppe une partie tendre blanche, une chair rosée au centre et de nombreuses petites graines.
La **figue** est consommée crue avec ou sans la peau, mais également rôtie ou séchée.

PROPRIÉTÉS NUTRITIONNELLES

Avec un apport calorique moyen de 57 kcal/100 g et 13 % de glucides, la **figue** fraîche est plus calorique que la moyenne des fruits. Séchée, elle atteindra 50 % de glucides et 252 kcal/100 g.
Les fibres y sont très abondantes avec 2,3 % et sont constituées essentiellement de fibres insolubles situées dans les petits grains présents dans la pulpe et pouvant perturber les intestins fragiles.
Riche en potassium (216 mg) et particulièrement en calcium (60 mg/100 g), sa densité minérale est élevée pour un fruit frais, ce qui lui donne des propriétés reminéralisantes.
Bien que pauvre en vitamines A et C, elle assure un complément non négligeable en vitamines du groupe B ainsi qu'en substances anthocyaniques ayant des propriétés « vitamine P », précieuses pour la santé des petits vaisseaux sanguins.

Enfin, comme l'ananas, la **figue** contient une protéase, appelée ficine et capable de scinder les protéines en plus petites molécules.

FIGUES RÔTIES AU MIEL ET AMANDES

Ingrédients pour 1 personne :

- 2 petites **figues**
- 1 c. à c. de miel
- 1 pincée de cannelle
- Quelques gouttes d'eau de fleur d'oranger.
- 8 g d'amandes effilées

- Préchauffer le four à 180 °C (th. 6).
- Laver puis trancher chaque **figue** en quatre, sans aller jusqu'au bout.
- Mélanger le miel, la cannelle, l'eau de fleur d'oranger et les amandes effilées concassées.
- Répartir ce mélange au centre de chaque **figue** tranchée, puis enfourner pour 10 à 15 min.
- Servir encore tiède.

179. LE POIREAU

RÉTENTION D'EAU ○ RÉGIME HYPOCALORIQUE

DESCRIPTION

Le **poireau** est une plante du genre Allium comme l'ail, l'échalote et l'oignon.
Il se présente sous forme de longues feuilles vertes plus ou moins foncées et très serrées, avec à la base une partie enterrée de couleur blanche. C'est un légume d'hiver qui supporte bien le froid et arrive à maturité de novembre à février.

PROPRIÉTÉS NUTRITIONNELLES

Riche en eau (85 %) et en fibres (3,5 %), le **poireau** apporte seulement 27 kcal/100 g.
Dans le blanc, les fibres sont essentiellement des mucilages qui apportent le moelleux après cuisson alors que les celluloses et hémicelluloses du vert restent fibreuses, même après cuisson, et agissent en stimulant le transit intestinal.
Bien pourvu en vitamine E, en provitamine A dans le vert en particulier (2 mg/100 g) et en vitamine C (30 mg dans le vert contre 18 mg dans le blanc), le **poireau** est également riche en potassium (256 mg/100 g) et pauvre en sodium, ce qui le rend particulièrement diurétique.
Enfin, comme l'ail et l'oignon, il est riche en composés soufrés qui peuvent rendre sa digestion difficile. Si vous y êtes particulièrement sensible, pensez simplement à le cuire à découvert afin que ces composés volatils s'évaporent.

FONDUE DE POIREAUX À LA MANGUE

Ingrédients pour 1 personne :

- 200 g de blancs de **poireaux**
- ½ mangue
- 1 pincée de gingembre en poudre
- 1 pincée de curry
- Sel et poivre

- Laver les **poireaux,** séparer le vert du blanc et ne garder que ce dernier.
- Émincer les blancs de **poireaux** le plus finement possible.
- Laisser cuire 5 min en ajoutant de l'eau à mi-hauteur.
- Poursuivre la cuisson jusqu'à totale évaporation.
- Pendant ce temps, peler la mangue et la couper en petits dés.
- Ajouter les dés de mangue avec les **poireaux,** saler, poivrer et ajouter les épices.
- Poursuivre la cuisson pendant 10 min à couvert, le temps que les blancs de **poireaux** et les dés de mangue soient bien fondants.

180. L'AVOCAT

ALIMENTATION DU SPORTIF ○ RÉGIME HYPOCHOLESTÉROLÉMIANT

DESCRIPTION

L'**avocat** est le fruit oléagineux de l'avocatier. Il se présente sous forme d'une grosse baie contenant un gros pépin central et a la particularité de mûrir seulement après avoir été cueilli.

Il existe plus d'une dizaine de variétés d'**avocat,** mais le « Fuerte » en forme de poire, à la peau verte, fine et brillante, et le « Hass » à peau noire et rugueuse sont les plus consommées en France.

L'**avocat** se consomme cru en entrée et est très utilisé dans la cuisine mexicaine, notamment sous forme de purée d'**avocat** épicée appelée guacamole.

PROPRIÉTÉS NUTRITIONNELLES

Avec 138 kcal/100 g et 14 % de lipides, l'**avocat** est souvent pointé du doigt à cause de sa richesse en graisses. En réalité, il s'agit en grande partie d'acide linoléique, un acide gras insaturé favorable au bon fonctionnement du système cardiovasculaire.

Dépourvu de cholestérol, il contient des traces de bêta-sitostérol, un stérol végétal qui entre en compétition avec le cholestérol au niveau de l'absorption intestinale, ce qui permet de réduire le taux de mauvais cholestérol sanguin tout en augmentant le bon cholestérol.

La teneur élevée en vitamine E antioxydante de l'**avocat** permet de protéger de façon optimale ces acides gras polyinsaturés de l'oxydation. Côté minéraux, l'**avocat** représente une grande source de magnésium, et surtout de potassium (550 mg/100 g), bénéfique pour réguler la tension artérielle, il favorise également l'élimination rénale. Veillez simplement à éviter l'ajout de mayonnaise et privilégiez le jus de citron qui, dans un même temps, évitera à l'**avocat** de noircir.

ROULÉS DE SAUMON FUMÉ À LA CRÈME D'AVOCAT

Ingrédients pour 1 personne :

- 80 g de saumon fumé (environ 2 tranches)
- ½ **avocat**
- ½ échalote
- 1 petit-suisse nature 20 % de MG
- ¼ de citron vert
- 1 c. à c. de coriandre
- 1 pincée de piment de Cayenne
- Sel et poivre

- Éplucher et hacher l'échalote.
- Écraser la pulpe de l'**avocat** avec le petit-suisse, le jus de citron vert, la coriandre, le piment et le poivre. Saler légèrement.
- Étaler les tranches de saumon sur une feuille de film alimentaire. Tartiner chaque tranche avec la purée d'**avocat** et rouler bien serré.
- Placer 30 min au congélateur, puis tailler en rondelles (éliminer le film).

181. LE CHOU

RÉGIME HYPOCALORIQUE ○ PRÉVENTION
DES CANCERS

*À éviter en cas de d'intestin irritable
ou de prise d'anticoagulants.*

DESCRIPTION

Le **chou** est une plante potagère de la famille des crucifères comme le radis, le cresson ou le navet. Il existe de nombreuses variétés : vert à feuilles plates ou frisées, rouge, blanc, de Bruxelles… Facile à cultiver et résistant au froid, il est économique et se consomme d'octobre à mars, aussi bien cru que cuit.

PROPRIÉTÉS NUTRITIONNELLES

Le **chou** renferme seulement 25 kcal/100 g et figure parmi les légumes les mieux pourvus en vitamine C, tonifiante et anti-infectieuse. On la trouve plus particulièrement dans les feuilles extérieures et une portion de 200 g de **chou** cuit couvre 40 à 50 % du besoin quotidien. Provitamine A, vitamine B9 et calcium sont également bien représentés. De nombreuses substances soufrées caractéristiques du **chou** sont responsables de sa saveur et les pentosanes, glucides partiellement assimilables, expliquent les difficultés de digestion qu'il peut entraîner. Pour limiter ces effets, pensez à le cuire à découvert et à bien l'égoutter. Le chou rouge se distingue par son contenu plus élevé en flavonoïdes aux propriétés antioxydantes. Le chou vert, quant à lui, contient davantage de vitamine K, nécessaire à la coagulation sanguine, mais qui impose une limitation de consommation pour les personnes traitées par anticoagulants. Enfin, on

Fruits et légumes

remarque la présence de substances tels les indoles, les isothiocyanates et les dithiolthiones, qui semblent avoir des effets anticancers.

SOUPE FERMIÈRE

Ingrédients pour 4 personnes :

- 4 tranches de filet de bacon fumé
- 200 g de filet de poulet
- 2 oignons
- 4 carottes
- ½ céleri-rave
- ¼ de **chou** vert
- ¼ de **chou** blanc
- ½ c. à c. de noix de muscade râpée
- 1 branche de thym
- 1 feuille de laurier
- ½ cube de bouillon de volaille dégraissé

- Éplucher et émincer les oignons.
- Couper le filet de bacon et le poulet en fines lanières.
- Éplucher et couper les carottes et le céleri-rave en julienne.
- Effeuiller les **choux** et les hacher.
- Dans le fond d'une cocotte, faire revenir les oignons à sec, puis ajouter les lanières de bacon et de poulet. Saupoudrer de muscade et laisser cuire.
- Dès que les lanières de bacon et de poulet sont bien dorées, ajouter les légumes, le thym, le laurier, le cube de bouillon émietté et mouiller à mi-hauteur.
- Laisser cuire 30 min et servir bien chaud sans mixer.

182. LES CHICORÉES

TROUBLES DU TRANSIT MINEURS ○ INTOLÉRANCE
À LA CAFÉINE ○ MALADIES CARDIOVASCULAIRES
(ET PRÉVENTION)

DESCRIPTION

Les **chicorées** sont des plantes herbacées robustes proches du pissenlit. Selon les variétés, elles sont cultivées pour leurs feuilles, consommées en salade, ou pour leur racine, utilisée cuite ou bien plus couramment moulue et torréfiée comme succédané de café. Toutes les parties de la plante ont une saveur amère caractéristique.

PROPRIÉTÉS NUTRITIONNELLES

La **chicorée** sauvage a toujours été utilisée comme plante médicinale aux propriétés dépuratives et légèrement laxatives. Peu caloriques, les feuilles sont en effet riches en potassium et en calcium, mais également en provitamine A, en vitamines du groupe B et en vitamine C. La racine est particulièrement riche en inuline, un glucide qui n'est ni digéré, ni absorbé. Il arrive ainsi intact dans le colon et favorise le développement des bactéries intestinales bénéfiques. C'est ce que l'on appelle un prébiotique pouvant soulager certains troubles digestifs mineurs. L'inuline pourrait également avoir des effets bénéfiques sur la réduction des lipides sanguins (triglycérides et cholestérol). La **chicorée** moulue utilisée en succédané du café contient ainsi plus de 33 % de fibres dont plus de la moitié sous forme d'inuline. Pure, elle ne contient pas de caféine. L'ajout courant de **chicorée** dans le café au lait rend plus fine la floculation provoquée par la précipitation de la caséine du lait, grâce aux tanins contenus dans le café, et améliore la digestibilité.

POMME AU FOUR, MOUSSE GLACÉE À LA CHICORÉE

Ingrédients pour 2 personnes :

- 1 pomme type golden
- 2 cm de gousse de vanille
- 2 petits-suisses nature 20 % de MG
- 2 c. à c. rases de **chicorée** soluble
- 2 c. à c. de sucre en poudre
- 1 blanc d'œuf

- Gratter la gousse de vanille à l'aide de la pointe d'un couteau, mélanger les grains aux petits-suisses. Ajouter la **chicorée** soluble et sucrer.
- Battre le blanc d'œuf en neige ferme, l'incorporer délicatement au mélange précédent à l'aide d'une spatule pour ne pas le faire retomber.
- Placer au congélateur pendant 30 min en remuant toutes les 10 min.
- Pendant ce temps, préchauffer le four à 200 °C (th. 6/7).
- Laver la pomme, l'évider et la couper en deux.
- Déposer les deux moitiés de pomme sur une feuille de papier cuisson, les envelopper hermétiquement et les mettre dans un plat allant au four.
- Enfourner pour 30 min environ.
- Servir les demi-pommes encore tièdes accompagnées d'une quenelle de mousse glacée à la **chicorée**.

183. LA NOIX DE COCO

ALIMENTATION DU SPORTIF o CONSTIPATION

DESCRIPTION

La **noix de coco** est le fruit du cocotier. La partie que l'on consomme est en réalité le noyau du fruit et se compose d'une solide coque qui protège une amande blanchâtre. Cette chair comestible au goût qui rappelle la noisette se nomme aussi coprah et c'est de cette partie qu'est extraite l'huile de coprah utilisée dans l'industrie.

PROPRIÉTÉS NUTRITIONNELLES

La **noix de coco** est un fruit à part qui apporte 353 kcal /100 g. Les lipides dominent largement sa composition avec plus de 35 % et principalement des acides gras saturés. La vitamine E atteint 0,7 mg/100 g et celle-ci joue un rôle antioxydant.

Côté minéraux, elle contient 36 mg de magnésium et 2,6 mg de fer/100 g. Ce fer végétal non héminique sera toutefois moins bien absorbé par l'organisme que celui d'origine animale.

La noix et le lait de **noix de coco** sont d'excellentes sources de manganèse et de cuivre qui agissent comme cofacteur de plusieurs enzymes.

Enfin, avec 9,5 % de fibres dans la pulpe fraîche et jusqu'à 17 % dans la pulpe séchée, l'apport est remarquable et des chercheurs ont constaté que plus un aliment est enrichi avec de la farine de **noix de coco**, plus son index glycémique est faible avec un moindre impact sur l'élévation de la glycémie.

BOULETTES RIZ-COCO

Ingrédients pour 1 personne :

- 30 g de riz rond (cru)
- 150 ml de lait demi-écrémé
- 20 g de lait de coco
- 1 c. à c. de sucre
- 1 c. à s. de **noix de coco** râpée

- Faire blanchir le riz dans de l'eau bouillante salée pendant 5 min.
- Mélanger le lait et le lait de coco dans une casserole.
- Égoutter le riz, le verser dans le mélange au lait de coco et faire cuire 15 min à feu doux jusqu'à totale absorption.
- Hors du feu, sucrer.
- Laisser refroidir, puis former des boulettes à l'aide de deux petites cuillères.
- Les réserver au frais pendant 30 min.
- Rouler les boulettes de riz-coco dans la **noix de coco** râpée.
- Déguster bien frais, avec un thé vert.

184. LA POIRE

CONSTIPATION

DESCRIPTION

La **poire** est le fruit du poirier qui appartient à la famille des rosacées comme la pomme et l'abricot.
Il s'agit d'un fruit climactérique, c'est-à-dire dont le mûrissement se poursuit après sa récolte.
Les contraintes de distribution modernes ont limité à une dizaine les variétés de grande culture dont la poire conférence, la poire comice, la guyot ou encore la williams.

PROPRIÉTÉS NUTRITIONNELLES

La **poire** est un fruit modérément énergétique avec 53 kcal/100 g. Les glucides (10,8 %) sont constitués en majorité de fructose, mais également de « sucre-alcool », dont le sorbitol (2 g et 2,6 g/100 g) qui peut, consommé en excès, provoquer des ballonnements. La poire au sirop atteint, elle, 62 kcal/100 g, ce qui reste modéré si l'on prend soin de ne pas consommer le sirop.
Les fibres de la **poire,** 3 % en moyenne, sont essentiellement des fibres insolubles qui stimulent le transit intestinal. Les intestins fragiles privilégieront des variétés à chair fondante, mieux tolérées que celles à chair granuleuse.
Enfin, la **poire** contient plusieurs composés phénoliques aux propriétés antioxydantes. Il s'agit de flavonoïdes et d'acides phénoliques présents dans la chair en petite quantité, mais surtout dans la peau.

DÔME VANILLÉ À LA POIRE

Ingrédients pour 1 personne :

- 1 **poire**
- 50 g de fromage blanc nature 20 % de MG
- Quelques gouttes de vanille liquide
- 2 c. à c. de sucre en poudre
- 1 feuille de gélatine

- Laver, peler et épépiner la **poire.**
- Mixer la moitié de la **poire** avec le fromage blanc, la vanille et le sucre.
- Faire ramollir la feuille de gélatine dans un bol d'eau froide. Essorer la gélatine et la dissoudre ensuite dans ¼ de verre d'eau bouillante.
- Ajouter cette préparation au mélange poire-fromage blanc en remuant vivement.
- La verser dans une coupe à dessert recouverte de film alimentaire
- Couper la deuxième moitié de **poire** en dés et recouvrir la crème vanillée.
- Laisser prendre au moins 2 h au réfrigérateur.
- Juste avant de servir, démouler la coupe sur une petite assiette.

185. LE KIWI

CONSTIPATION ○ CARENCE EN VITAMINE C
(ADOLESCENTS, PERSONNES ÂGÉES)

Attention : risque allergique.

DESCRIPTION

Le **kiwi** est le fruit d'une liane robuste et prolifique originaire de Chine et appelée actinidia.
Il se présente sous forme d'un petit ovoïde recouvert d'une peau brune et duveteuse.
Sa pulpe, sucrée et acidulée à la fois, est verte le plus souvent, mais peut également être jaune pâle et contient une multitude de minuscules graines noires caractéristiques et comestibles.
La maturation des **kiwis** dans une corbeille de fruits est accélérée si on le place à côté de pommes, qui dégagent de l'éthylène pendant leur maturation.

PROPRIÉTÉS NUTRITIONNELLES

Avec 50 kcal/100 g et 10 % de glucides, le **kiwi** est légèrement moins calorique que la moyenne des fruits.
Il se caractérise surtout par sa richesse en vitamine C, anti-infectieuse et antioxydante, de 80 mg/100 g en moyenne. Il apporte également une quantité intéressante de vitamine E (3 mg/100 g) qui se concentre dans les petites graines. Les vitamines A, B6 et B9 sont aussi présentes en quantités intéressantes.
Côté minéraux, il est bien pourvu en potassium (300 mg/100 g) mais également en calcium (27 mg/100 g) et en magnésium (17 mg/100 g).
Comme la figue et l'ananas, le **kiwi** contient une protéase, appelée actinidine, capable d'améliorer la digestion des

protéines, mais cette même enzyme est reconnue comme allergène.

Riche en fibres (2,3 %), le **kiwi** favorise le transit intestinal. Enfin, il renferme de nombreux composés phénoliques qui possèdent des propriétés antioxydantes.

SORBET AU KIWI

Ingrédients pour 4 personnes :

- 8 **kiwis** bien mûrs
- 15 cl d'eau
- 4 c. à c. de sucre
- 1 blanc d'œuf

- Dans une casserole, diluer l'eau et le sucre, et porter à ébullition.
- Laver, peler les **kiwis** puis les mixer. Les passer au chinois.
- Battre le blanc d'œuf en neige et l'ajouter délicatement à la purée de **kiwis.**
- Incorporer le sirop, puis disposer la préparation au réfrigérateur pendant 1 h.
- Le remuer tous les quarts d'heure.
- Lorsque le sorbet commence à prendre, le placer au congélateur, le battre de temps en temps pour éviter la formation de cristaux.

186. LE MELON

RÉGIME HYPOCALORIQUE ○ RÉTENTION D'EAU
○ GROSSESSE ○ RÉGIME CONTRÔLÉ EN GLUCIDES

DESCRIPTION

Le **melon** est une plante à tiges rampantes appartenant à la famille des cucurbitacées.
Son fruit est assez volumineux et de forme ovale à ronde avec des divisions dessinées sur sa peau plus ou moins rugueuse.
La pulpe qu'il contient est de couleur jaune à orangé foncé et s'avère très juteuse et parfumée à pleine maturité.
La cavité centrale contient de nombreux pépins qu'il est facile d'éliminer avant consommation.
Le **melon** se consomme au choix en entrée ou en dessert.

PROPRIÉTÉS NUTRITIONNELLES

Très riche en eau (90,1 %), le **melon** participe à l'hydratation quotidienne. Sa valeur énergétique moyenne est de l'ordre de 34 kcal/100 g avec un taux de glucides moyen de 7 %, ce qui est bien inférieur à la moyenne des autres fruits.
Avec la mangue et l'abricot, le **melon** fait partie des fruits qui contiennent le plus de bêta-carotène (provitamine A), avec 418 µg pour les **melons** à chair orange, mais moins pour les **melons** à chair jaune ou verte.
La vitamine B9, importante pendant le premier trimestre de grossesse, est bien représentée : 0,1 mg/100 g. Le taux de vitamine C se situe aux alentours de 25 mg/100 g, ce qui est supérieur à la pomme, la poire ou l'abricot.
Côté minéraux, le potassium domine largement, donnant au **melon** des propriétés diurétiques.

Enfin, les fibres ne dépassent pas 1 g/100 g, ce qui en fait un fruit très bien toléré.

SALADE DE MELON FRAÎCHEUR

Ingrédients pour 2 personnes :

- 1 gros **melon**
- 60 g de feta
- 100 g de tranche de jambon de Bayonne dégraissé
- Le jus de 1 citron

- Couper le **melon** en deux, retirer les pépins et réserver les coques.
- Récupérer la chair et la couper en petits dés.
- Ajouter la feta coupée en dés et le jambon en fines lanières.
- Arroser de jus de citron, bien mélanger et garnir les coques de **melon** avec cette salade.
- Servir bien frais.

187. LA MANGUE

SOURCE D'ANTIOXYDANTS ○ TROUBLES
DE LA CIRCULATION, VARICES

DESCRIPTION

La **mangue** est le fruit d'un grand arbre tropical appelé manguier. De forme ovale ou en haricot, elle se compose d'une écorce jaune, verte, rouge ou bicolore qui recouvre une chair adhérente à un noyau large et assez plat. La chair très serrée de couleur jaune orangé est onctueuse, juteuse et très sucrée. La **mangue** se consomme le plus souvent crue en dessert, mais également sous forme de nectar ou de coulis.

PROPRIÉTÉS NUTRITIONNELLES

Avec 60 kcal/100 g et 14 % de glucides sous forme de saccharose essentiellement, la **mangue** est légèrement plus sucrée et plus calorique que la moyenne des fruits. Elle a la particularité d'être le fruit frais le plus riche en bêta-carotène avec 1 200 µg/100 g. Ce précurseur de la vitamine A agit sur la vision nocturne et favorise le bronzage. La vitamine E, antioxydante, dont l'action est potentialisée par la vitamine A, est également bien représentée avec 1,8 mg/100 g. La **mangue** est une source intéressante de vitamine C avec 44 mg/100 g, ce qui est comparable aux agrumes. Une partie des pigments (anthocyanes) possède des propriétés assimilées à la vitamine P, et agit positivement sur les capillaires sanguins et la circulation. L'apport en fibres de la **mangue** reste moyen mais augmente en fonction du degré de maturité, pouvant la rendre fibreuse.

Enfin, son contenu en polyphénols, sous forme d'acide gallique principalement, est maximal à pleine maturité.

GAMBAS AU CURRY, LÉGUMES VERTS ET MANGUE POÊLÉE

Ingrédients pour 1 personne :

- 160 g de gambas
- 100 g de brocolis surgelés
- 75 g de pois gourmands surgelés
- ½ **mangue**
- 75 g de poivron rouge
- ¼ de gousse d'ail
- ½ c. à c. de curry
- 3 c. à s. de jus d'orange 100 % pur jus
- 50 ml de coulis de tomate nature
- 2 c. à s. de lait de coco
- 1 c. à c. de coriandre ciselée
- Sel et poivre

- Décongeler les brocolis et les pois gourmands au micro-ondes quelques minutes.
- Peler la **mangue,** la couper en fines tranches. Hacher le poivron.
- Presser la gousse d'ail, la faire revenir à sec dans une poêle à revêtement antiadhésif. Ajouter les gambas, le poivron haché et le curry, faire revenir quelques minutes.
- Ajouter ensuite le jus d'orange, les tranches de **mangue** et laisser mijoter 2 min.
- Baisser le feu et ajouter le coulis de tomates et le lait de coco, laisser réduire légèrement. Mettre tous les légumes dans la poêle, terminer la cuisson.
- Saler, poivrer, ajouter la coriandre.
- Servir bien chaud.

188. LE POTAGE DE LÉGUMES MAISON

RÉGIME PAUVRE EN FIBRES ○ RÉGIME HYPOCALORIQUE ○ COLOPATHIE (SELON LE LÉGUME UTILISÉ)

DESCRIPTION

Le **potage** est un aliment liquide chaud ou froid et plus ou moins épais, généralement servi en entrée.
La plupart des recettes sont composées de légumes cuits, auxquels on ajoute parfois divers ingrédients comme des morceaux de viande, des matières grasses, des pâtes, des croûtons…
Les légumes sont épluchés, coupés en petits morceaux et cuits lentement dans de l'eau avec des herbes, des épices et des aromates.
Les **potages de légumes maison** ne sont pas comparables aux produits que l'on trouve dans le commerce, tant au niveau gustatif qu'au niveau des intérêts nutritionnels.

PROPRIÉTÉS NUTRITIONNELLES

Pendant la cuisson dans de l'eau non salée, les éléments hydrosolubles des légumes vont se diffuser dans le bouillon de cuisson. On retrouvera ainsi dans le bouillon obtenu une grande quantité de composés aromatiques, mais également de minéraux hydrosolubles comme le calcium, le magnésium, le potassium, le fer et des vitamines hydrosolubles comme la vitamine C et les vitamines du groupe B.
Il est ainsi important d'ajuster la quantité d'eau en comptant environ 250 ml par personne et de consommer l'intégralité du bouillon.

Fruits et légumes

Les fibres cuites et mixées sont rendues plus digestes et le **potage** est ainsi idéal pour couvrir les besoins en vitamines et minéraux dans le cadre de régimes pauvres en fibres.

POTAGE DE LÉGUMES MAISON

Ingrédients pour 1 personne :

- 200 g de légumes frais ou surgelés nature au choix : poireaux, carottes, navets, haricots verts, tomates…
- ½ oignon
- 1 branche de thym
- 1 feuille de laurier
- 2 clous de girofle
- 300 ml d'eau
- Sel et poivre en grain

- Éplucher, laver tous les légumes et les couper en morceaux de taille égale. Peler et émincer l'oignon.
- Dans une cocotte, déposer tous les légumes en morceaux, l'oignon émincé, la branche de thym, la feuille de laurier, les clous de girofle, les grains de poivre, et y verser l'eau. Saler à votre convenance.
- Faire cuire à couvert, à feu moyen pendant 45 min.
- Vérifier la cuisson des légumes et mixer.

189. LE POTIRON

RÉGIME CONTRÔLÉ EN FIBRES ○ RÉGIME HYPOCALORIQUE ○ RÉGIME HYPOSODÉ

DESCRIPTION

Le **potiron** est la plus ancienne des courges et se récolte d'octobre à décembre.

Communément appelée citrouille, cette dernière est en réalité réservée à l'alimentation animale et le **potiron** s'en distingue par une chair plus fine, moins filandreuse et plus sucrée.

Le **potiron** est rond, côtelé et aplati aux deux pôles avec une écorce très dure pouvant, selon les variétés, être de couleur jaune, orange ou verte. Sa chair est orangée.

Il s'agit d'un légume très économique qui se consomme le plus souvent en soupe, en gratin ou en purée.

Les graines sont également comestibles une fois grillées et salées.

PROPRIÉTÉS NUTRITIONNELLES

Riche en eau à 92 %, le **potiron** apporte seulement 20 kcal/100 g, ce qui en fait un légume peu énergétique. Très bien pourvu en minéraux, il a la particularité d'apporter beaucoup de potassium (323 mg/100 g) et peu de sodium (moins de 2 mg/100 g). Il aide ainsi à la régulation de la pression artérielle et favorise la diurèse. Le calcium et le magnésium sont également présents en quantités intéressantes.

Le **potiron** apporte en moyenne 1,3 % de fibres qui, consommées cuites et mixées la plupart du temps, sont très bien tolérées. Les **potirons** les plus intensément colorés renferment un maximum de bêta-carotène aux propriétés vitaminiques et antioxydantes.

Avec 1,8 à 2 mg de provitamine A/100 g, une portion de 200 g de potiron suffit à couvrir les besoins journaliers.

SOUPE DE POTIRON À L'ORANGE

Ingrédients pour 1 personne :

- 250 g de **potiron**
- ½ oignon
- 1 cube de bouillon de légumes dégraissé
- 200 ml d'eau
- Le jus de ¼ d'orange et le zeste
- 1 pincée de noix de muscade
- 1 feuille de coriandre
- Sel et poivre

- Peler, laver et couper le **potiron** en cubes. Peler l'oignon.
- Dans une cocotte-minute mise à feu vif, disposer les dés de **potiron**, l'oignon, le cube de bouillon de légumes dégraissé, l'eau et le jus d'orange. Faire cuire sous pression 10 min.
- Stopper la cuisson puis mixer l'ensemble, en ajoutant un peu d'eau si la consistance est trop épaisse.
- Saler, poivrer et servir avec une pincée de noix de muscade, une feuille de coriandre et quelques zestes d'orange très fins.

190. LA MYRTILLE

CONSTIPATION ○ RÉGIME HYPOCALORIQUE

DESCRIPTION

Fruit du myrtillier, la **myrtille** est une baie de la même famille que les airelles.
Ces petits grains de couleur bleu-violet sombre et gorgés de jus ont une saveur douce et légèrement sucrée.
Sauvages ou cultivées, les **myrtilles** sont également appelées *blueberries* outre-Atlantique.
Crues, elles accompagnent très bien un fromage blanc, et se dégustent également sous forme de sorbet, de confiture, séchées, en pâtisserie : dans la tarte aux myrtilles vosgienne ou encore les muffins américains.

PROPRIÉTÉS NUTRITIONNELLES

La **myrtille** fait partie des fruits modérément sucrés avec une moyenne de 10 % de glucides, et même 6 % pour certaines variétés sauvages. Elle apporte en moyenne 50 kcal/100 g.
Elle se caractérise par sa richesse en fibres (3 à 5 %) ayant une action stimulante sur le transit.
Côté minéraux, le potassium domine et on relève également de petites quantités de magnésium, de calcium et de divers oligo-éléments.
La vitamine E est présente en quantité intéressante ainsi que des vitamines du groupe B et de petites quantités de provitamine A. La vitamine C atteint 20 mg/100 g et son action est potentialisée par une concentration assez remarquable de substances flavonoïdes spécifiques appelées « vitamine P ». Ces substances à l'activité antioxydantes ont des effets positifs sur la santé des

Fruits et légumes

petits vaisseaux sanguins et favorisent une bonne fluidité du sang.

La **myrtille** aurait également des propriétés antiseptiques, antidiarrhéiques, antihémorragiques ou encore des effets bénéfiques sur la cataracte.

Il faut toutefois rester vigilant pour les personnes à risque, les **myrtilles** sauvages pouvant être contaminées par un parasite (qui sera cependant détruit par la cuisson).

COMPOTÉE DE MYRTILLES FAÇON CRUMBLE

Ingrédients pour 1 personne :

- 150 g de **myrtilles**
- 1 c. à s. de sucre en poudre
- 1 biscuit sec type petit-beurre

- Faire cuire les **myrtilles** en sucrant à feu doux jusqu'à ce qu'elles soient bien fondantes.
- Verser dans un ramequin ou une verrine et émietter le biscuit sur le dessus.
- Déguster encore tiède.

191. LES ÉPINARDS

GROSSESSE ○ PÉRIODE PÉRICONCEPTIONNELLE
○ RÉGIME HYPOCALORIQUE

À éviter en cas de régime hyposodé strict, traitement anticoagulant et risque de lithiase urinaire.

DESCRIPTION

L'**épinard** est un légume-feuille de la famille des chénopodiacées comme la blette ou la betterave.
Il est utilisé cru en entrée sous forme de jeunes pousses ou cuit et il entre alors dans la réalisation de recettes qui portent le nom de « florentine ».

PROPRIÉTÉS NUTRITIONNELLES

L'**épinard** est un légume peu énergétique (18 kcal/100 g). Il se démarque des autres végétaux par une quantité plus importante de protéines de qualité satisfaisante et de lipides dont 89 mg/100 g d'acide linolénique. L'apport minéral est intéressant avec du potassium, du calcium, mais également une grande quantité de sodium. Le fer des **épinards** a souvent été mis en avant, mais en réalité seulement 5 % seraient absorbés, la présence de fibres (2,7 %) et d'acide oxalique gênant son assimilation.
On conseille aux personnes à risque de lithiases urinaires (oxalate de calcium) de limiter leur consommation d'épinards. L'**épinard** est l'une des meilleures sources connues de vitamine B9 et il apporte également une quantité élevée de provitamine A, de vitamine C, mais aussi de vitamine K nécessaire à la coagulation du sang.

CANNELLONI VÉGÉTARIENS

Ingrédients pour 1 personne :

- 2 feuilles de lasagne
- 100 g d'**épinards**
- 100 g de courgettes
- ½ oignon émincé
- 50 g de pois chiches (poids cuit)
- 2 petits-suisses nature 20 % de MG
- 50 g de coulis de tomate nature
- 1 c. à s. de persil ciselé
- Sel et poivre

- Préchauffer le four à 210 °C (th. 7).
- Décongeler les **épinards** au four à micro-ondes. Laver et râper les courgettes. Faire revenir ces deux légumes dans une poêle à revêtement antiadhésif avec l'oignon émincé.
- Dans un récipient, écraser les pois chiches à la fourchette.
- Mélanger les petits-suisses, les pois chiches écrasés et les légumes. Saler et poivrer.
- Cuire les feuilles de lasagne à l'eau bouillante salée pendant 1 à 2 min, puis les rincer délicatement à l'eau froide et les égoutter à plat sur un torchon propre.
- Étaler la farce sur chaque feuille de lasagne et les rouler pour former des cannelloni.
- Déposer les rouleaux dans un plat à gratin recouvert de papier cuisson. Napper de coulis de tomate et d'un peu de persil, puis enfourner pour 10 min.
- Servir bien chaud !

192. LA GRENADE

CONSTIPATION (FRUIT ENTIER)

Prévention des cancers et particulièrement celui de la prostate.

DESCRIPTION

La **grenade** est le fruit du grenadier qui arrive à maturité de septembre à décembre.
Ronde et de la taille d'une petite pomme, elle se compose d'une écorce épaisse, ferme et brillante de couleur rouge-marron à maturité. Elle renferme des nombreuses petites graines emprisonnées dans une chair rose translucide, juteuse et charnue.
Il s'agit d'un fruit non climactérique, qui ne continue donc pas à mûrir après récolte.
La **grenade** se consomme fraîche, mais également sous forme de jus frais ou fermenté.

PROPRIÉTÉS NUTRITIONNELLES

La **grenade** est un fruit très rafraîchissant contenant plus de 80 % d'eau.
Elle est légèrement plus riche en glucides que la moyenne des fruits avec 14 % et apporte 62 kcal/100 g.
Elle est particulièrement riche en fibres (3,5 %), essentiellement insolubles, contenues dans les graines, qui peuvent s'avérer irritantes. Le jus filtré est très bien toléré par les intestins fragiles. La vitamine C est bien représentée (20 mg/100 g) ainsi que les vitamines du groupe B, et surtout la vitamine B6 qui intervient dans la régulation de l'influx nerveux. Le fer, le zinc, le manganèse et le cuivre sont présents en quantités intéressantes.

Les pigments rouges de la pulpe sont constitués d'anthocyanes, au fort pouvoir antioxydant, aidant à lutter contre le vieillissement cellulaire. Dans le jus de **grenade** fermenté, ces polyphénols semblent être particulièrement efficaces aussi pour lutter contre le cancer de la prostate.

TARTARE DE CRABE À LA GRENADE

Ingrédients pour 2 personnes :

- 100 g de crabe cuit émietté nature
- 1 **grenade**
- 1 kiwi
- 1 orange
- 1 branche de céleri
- 2 c. à c. d'huile de colza
- 2 feuilles de salade
- 1 c. à s. de jus de citron
- Sel et poivre

- Laisser égoutter la chair de crabe.
- Ouvrir la **grenade** et récupérer les grains.
- Peler le kiwi, rincer et le couper en dés.
- Peler l'orange à vif et prélever les suprêmes. Les couper en dés et conserver le jus.
- Rincer le céleri et le couper en petits dés.
- Mélanger l'ensemble de ces ingrédients avec le crabe émietté, le jus de l'orange, le jus de citron et l'huile. Assaisonner.
- Réserver au frais au moins 1 h et dresser sur une feuille de salade.

193. L'ARTICHAUT

CONSTIPATION ○ RÉTENTION D'EAU ○ GROSSESSE

DESCRIPTION

L'**artichaut** est un chardon domestiqué et cultivé dont on consomme l'inflorescence avant que les fleurs ne se développent.
Les gros **artichauts** ou « Camus de Bretagne » sont cultivés principalement dans le Finistère et les Côtes d'Armor. Dans le Bassin méditerranéen, les petits artichauts violets sont consommés entiers, crus marinés ou bien légèrement poêlés.

PROPRIÉTÉS NUTRITIONNELLES

Plus riche en glucides que la moyenne des légumes avec 7,6 %, l'**artichaut** apporte environ 40 kcal/100 g.
Une partie des glucides sous forme d'inuline, non assimilable, agit comme une fibre et est fermentée par la flore bactérienne du côlon. On qualifie l'inuline de prébiotique avec une action bénéfique sur le transit mais, en trop grande quantité, elle peut provoquer des désordres intestinaux.
Riche en potassium, l'**artichaut** favorise l'élimination rénale et représente également une source intéressante de fer (1,3 mg/100 g), de calcium (47 mg/100 g), de magnésium (31 mg/100 g) et de cuivre.
Les folates (B9) sont présents en quantité intéressante. Ils aident à lutter contre les anomalies de fermeture du tube neuronal pendant le premier trimestre de grossesse.

CRÈME D'ARTICHAUT

Ingrédients pour 1 personne :

- 200 g d'**artichauts**, frais ou surgelés, selon la saison
- 1 oignon blanc
- 1 c. à s. de crème fraîche 15 % de MG
- 1 c. à s. de persil ciselé
- Sel et poivre

- Éplucher l'oignon et le couper en fines lamelles.
- Le faire fondre dans une grande casserole à revêtement antiadhésif.
- Couper les **artichauts** en morceaux, les ajouter avec les oignons.
- Une fois dorés, ajouter 300 ml d'eau, porter à ébullition et assaisonner.
- Laisser cuire pendant 15 min environ.
- Mixer, rectifier l'assaisonnement, ajouter la crème en quenelle et parsemer de persil.

194. LE FENOUIL

RÉGIME HYPOCALORIQUE ○ CONSTIPATION
○ GROSSESSE

À éviter en cas de régime hyposodé strict (surtout cuit). À contrôler en cas de régime hyposodé plus large.

DESCRIPTION

Le **fenouil**, contrairement à ce que sa forme pourrait laisser penser, n'est pas un bulbe (organe souterrain) mais la base renflée et charnue des feuilles de la plante, consommée comme légume. Les graines servent, elles, d'aromate en cuisine.

PROPRIÉTÉS NUTRITIONNELLES

Le **fenouil** est peu calorique (25 kcal/100 g) et riche en eau (88 %). De nombreux minéraux sont dissous dans cette eau de constitution dont une majorité de potassium, mais également du calcium (100 mg/100 g) ainsi que du phosphore (51 mg/100 g) et du magnésium (40 mg/100 g). Son apport en sodium relativement élevé implique une limitation du **fenouil** (surtout lorsqu'il est cuit) dans les régimes hyposodés stricts. Il fait partie des légumes les plus riches en fer avec 2,7 mg/100 g, d'autant que son absorption est potentialisée par un apport élevé en vitamine C (52 mg/100 g).

La provitamine A et la vitamine E, aux propriétés antioxydantes, sont bien représentées, ainsi que les vitamines du groupe B et surtout la vitamine B9.

Le **fenouil** est riche en fibres (3,3 %), qui s'avèrent très tendres si l'on prend soin d'éliminer les feuilles extérieures.

SAUMON AU FENOUIL BRAISÉ À L'ORANGE

Ingrédients pour 1 personne :

- 125 g de pavé de saumon
- 250 g de **fenouil**
- 1 orange non traitée
- ½ oignon
- 1 c. à c. d'huile d'olive
- 1 pincée d'aneth
- Sel et poivre en grains

- Prélever le zeste d'une moitié de l'orange, le hacher finement.
- Presser l'orange et diluer le jus avec 3 cuillerées à soupe d'eau.
- Éplucher et émincer l'oignon. Laver le **fenouil** et le couper en fines tranches.
- Faire chauffer une sauteuse à revêtement antiadhésif avec l'huile, y faire revenir l'oignon et le **fenouil.**
- Ajouter les zestes d'orange et le jus, puis couvrir et laisser mijoter 25 min à feu moyen.
- Ajouter éventuellement un peu d'eau en cours de cuisson si nécessaire. Saler et poivrer.
- Pendant ce temps, couper le saumon en cubes, les faire dorer de chaque côté dans une poêle à revêtement antiadhésif à sec.
- Dresser les légumes puis les cubes de saumon poêlés sur une assiette. Décorer avec l'aneth.

195. LE PRUNEAU

CONSTIPATION ○ SOURCE D'ANTIOXYDANTS

À éviter en cas d'intestin irritable. À contrôler dans les régimes hypocalorique et contrôlé en glucides.

DESCRIPTION

Le **pruneau** est un fruit sec obtenu à partir de différentes variétés de prunes, mais seul le pruneau d'Agen, issu exclusivement de la prune d'Ente, bénéficie d'une indication géographique protégée (IGP).
Les prunes sont cueillies à maturité puis séchées pendant 20 à 24 heures dans des fours jusqu'à ce que leur taux d'humidité atteigne 21 à 22 %, assurant ainsi une longue conservation. Avant commercialisation, les **pruneaux** sont réhydratés pour atteindre en France environ 35 % d'humidité.

PROPRIÉTÉS NUTRITIONNELLES

En tant que fruit sec, le **pruneau** est débarrassé d'une partie de son eau de constitution.
Il apporte ainsi en moyenne 253 kcal et 50 g de glucides/100 g, soit 5 fois plus que la prune fraîche.
Cette forte concentration en sucres est marquée par la présence de sorbitol, un sucre-alcool ayant des effets laxatifs lorsqu'il est consommé en excès. Ces effets s'additionnent à l'action des fibres (7 à 8 %) qui agissent en stimulant le transit intestinal et contribuent dans un même temps à ralentir l'absorption des sucres, ce qui justifie un index glycémique moyen pour le pruneau.
Les **pruneaux** font partie des aliments les plus riches en potassium (800 mg/100 g) et sont également bien pourvus

en fer (1,98 mg/100 g), en magnésium (45 mg/100 g) et en calcium (50 mg/100 g).
Enfin, ils sont particulièrement riches en acides chlorogéniques, des polyphénols au pouvoir antioxydant.

MILLEFEUILLE SUCRÉ-SALÉ SUR LIT DE MÂCHE

Ingrédients pour 1 personne :

- 30 g de **pruneaux** dénoyautés
- 60 g de filets de bacon fumé
- Quelques brins de ciboulette fraîche
- 40 g de chèvre frais à tartiner
- 1 feuille de brick
- Poivre

- Mettre les **pruneaux** dans un bol, recouvrir d'eau et faire cuire 5 min au micro-ondes. Égoutter, puis mixer la préparation.
- Couper le filet de bacon en fines lanières.
- Ciseler la ciboulette et mélanger intimement avec le chèvre frais. Poivrer.
- Couper la feuille de brick en trois carrés égaux.
- Tartiner le chèvre frais à la ciboulette sur le premier carré. Recouvrir avec le deuxième carré. Le tartiner de crème aux **pruneaux** et ajouter les lanières de filet de bacon.
- Recouvrir avec le dernier carré, puis quelques lanières de bacon.
- Enfourner jusqu'à ce que les feuilles de brick soient bien dorées.
- Déguster sur un lit de mâche.

196. L'OSEILLE

CONSTIPATION ○ GROSSESSE
○ RÉGIME HYPOCALORIQUE

DESCRIPTION

L'**oseille** est une plante herbacée dont plusieurs espèces sont cultivées pour leurs feuilles vertes et arrondies qui ressemblent à l'épinard.
Côté gustatif, elle se démarque par son acidité et son nom est d'ailleurs dérivé du latin acidulus qui signifie « aigrelet ». Elle est utilisée en cuisine crue, sous forme de salade de jeunes pousses, ou bien cuite, dans la composition de potages, sauces…

PROPRIÉTÉS NUTRITIONNELLES

L'**oseille** est un légume-feuille riche en eau (93 %) et à l'apport calorique modeste (24 kcal/100 g).
Son apport en fibres (3 %) est remarquable. Attendries le plus souvent par la cuisson, les fibres stimulent le transit en douceur. La saveur acidulée agit en stimulant les sécrétions digestives, favorisant donc la bonne assimilation du repas.
L'**oseille** est particulièrement riche en fer (3 mg/100 g), en magnésium (46 mg/100 g) et en calcium (40 mg/100 g), mais également en oligo-éléments comme le manganèse, le zinc ou encore le cuivre.
Au même titre que l'épinard, elle contient de l'acide oxalique, un acide chélateur qui gêne l'absorption de ces minéraux.
La teneur en vitamine C est remarquable, avec environ 100 mg/100 g, et elle vient améliorer l'absorption du fer.
La vitamine E, qui prévient le vieillissement cellulaire,

et la vitamine B9, importante pendant la grossesse, sont également intéressantes.

L'**oseille** regorge aussi de pigments, dont du bêta-carotène en quantité importante : ce puissant antioxydant agit en protégeant la vision.

Enfin, la fraction lipidique contient une petite quantité d'acide gras essentiel : l'acide linoléique (Oméga-3).

POTAGE DE PRINTEMPS EXPRESS

Ingrédients pour 1 personne :

- 200 g de poireaux
- 90 g de pommes de terre
- 50 g d'**oseille**
- 1 c. à s. de cerfeuil ciselé
- Sel et poivre

- Laver les poireaux et les pommes de terre. Les couper finement.
- Rincer l'**oseille**.
- Faire revenir doucement les poireaux à sec, dans une poêle à revêtement antiadhésif.
- Baisser le feu, ajouter l'**oseille**, les pommes de terre, saler, poivrer et ajouter de l'eau à mi-hauteur.
- Laisser cuire 20 min.
- Juste avant de servir, ajuster l'assaisonnement et parsemer de cerfeuil ciselé.

197. LE CHAMPIGNON DE COUCHE

RÉGIME HYPOCALORIQUE ○ RÉGIME HYPOSODÉ
○ RÉGIME HYPOCHOLESTÉROLÉMIANT
○ CONSTIPATION ○ COLOPATHIES

À limiter en cas de traitement anticoagulant.

DESCRIPTION

Par définition, un **champignon** est un organisme végétal sans chlorophylle, ni fleurs. Il est souvent formé d'un pied (le stipe) et surmonté d'un chapeau.
À l'automne surtout, les connaisseurs ramassent les champignons sauvages dans les forêts et les prairies, mais la plus grande consommation concerne des champignons cultivés dits « de couche ».

PROPRIÉTÉS NUTRITIONNELLES

Les **champignons** sont riches en eau et n'apportent pas plus de 3 % de glucides et de 15 kcal/100 g.
Ils se démarquent par une plus grande richesse en protéines (entre 2,1 et 3,3 %), bien pourvues en acides aminés.
La fraction lipidique des **champignons** est composée en partie de stérols végétaux avec une action bénéfique sur le taux de cholestérol sanguin. On note également la présence d'ergostérol qui agit comme précurseur de la vitamine D, faisant des **champignons** une source indirecte. Les fibres des champignons (2 à 2,5 %), en partie insolubles, stimulent la motilité intestinale et leur effet est accentué par la présence de glucides peu métabolisables, comme le xylose, qui fermentent dans l'intestin. Les vitamines du groupe B sont bien représentées ainsi que la vitamine K (20 µg/100 g).

Fruits et légumes

Riches en phosphore et en potassium, associés à une quantité de sodium faible, les **champignons** sont diurétiques et indiqués dans les régimes hyposodés. Le sélénium, qui entre dans la composition de nombreux enzymes, est également présent dans des proportions intéressantes.

ESCALOPE DE DINDE AUX CHAMPIGNONS

Ingrédients pour 1 personne :

- 150 g d'escalope de dinde
- 200 g de **champignons** de Paris émincés
- ¼ d'oignon
- 1 c. à s. de crème fraîche
- 1 c. à s. de persil haché
- Sel et poivre en grains

- Faire revenir les **champignons** à sec dans une poêle à revêtement antiadhésif.
- Éplucher l'oignon et l'émincer finement, puis le faire revenir à sec dans une poêle à revêtement antiadhésif jusqu'à ce qu'il soit translucide.
- Ajouter l'escalope de dinde et la faire revenir des deux côtés pour la dorer. Ajouter les **champignons** précuits.
- Ajouter la crème fraîche. Laisser frémir quelques secondes.
- Saler, poivrer et parsemer de persil haché.
- Servir immédiatement.

198. LA LAITUE

GROSSESSE ○ RÉGIME HYPOCALORIQUE ○ RÉGIME CONTRÔLÉ EN GLUCIDES

À contrôler en cas de traitement anticoagulant.
À limiter en cas de régime pauvre en fibres.

DESCRIPTION

Les **laitues** sont des plantes annuelles dont certaines espèces sont cultivées pour leurs grandes feuilles tendres. Elles se déclinent en plusieurs variétés : frisée, Boston, Iceberg, romaine, pour lesquelles la couleur varie du vert plus ou moins foncé au rouge.
Elles sont très consommées en crudité mais également braisée ou en potage.

PROPRIÉTÉS NUTRITIONNELLES

La **laitue** est très riche en eau (92 %) et apporte seulement 10 kcal/100 g.
Grâce à son volume et sa richesse en eau et en fibres, elle constitue une entrée rassasiante et de faible densité énergétique. Les fibres sous forme soluble sont bien tolérées.
Bien que les lipides soient peu présents, une fraction est sous forme d'acide linolénique (Oméga-3), soit près de 5 % de l'apport quotidien recommandé.
Les **laitues** contiendraient des quantités intéressantes de composés phénoliques et de bêta-carotène, connus pour leur pouvoir antioxydant, surtout pour les variétés rouges. Les caroténoïdes étant mieux absorbés dans l'organisme s'ils sont couplés à une petite quantité de gras, l'ajout habituel de vinaigrette est bénéfique. Comme la plupart

des légumes-feuilles, elle est source de vitamine K et de vitamine B9.

SOUPE CHINOISE

Ingrédients pour 1 personne :

- 30 g de champignons noirs séchés
- 50 g de **laitue**
- 50 g de tomate
- 50 g de carotte
- 250 ml d'eau
- 1 cube de bouillon de légumes dégraissé
- Quelques feuilles de coriandre
- 1 c. à c. de sauce soja
- Poivre de Sichuan

- Faire tremper les champignons noirs 30 min dans de l'eau tiède, puis les rincer et les couper en fines lamelles.
- Laver et égoutter la **laitue.** La couper en fines lanières.
- Peler et épépiner la tomate. La couper en petits dés.
- Peler, laver et couper la carotte en fins bâtonnets.
- Dans une casserole, verser 250 ml d'eau et le cube de bouillon.
- Dès que l'eau est frémissante, ajouter les légumes, la coriandre ciselée, la sauce soja et le poivre. Laisser mijoter 30 à 35 min.
- Servir bien chaud.

199. LA MÛRE

RÉGIME VÉGÉTARIEN ○ CONSTIPATION

DESCRIPTION

La **mûre** de consommation courante est le fruit du mûrier mais peut également désigner le fruit des ronces. Elle est alors plus petite, plus acide et porte le nom de mûre sauvage.
À maturité, au mois de septembre, la **mûre** est juteuse à souhait et de couleur violet foncé presque noire.
Consommable crue, elle sert également à la réalisation de confitures.

PROPRIÉTÉS NUTRITIONNELLES

Selon qu'elle soit issue du mûrier ou de la ronce, la composition de la **mûre** varie significativement.
Le taux de glucides sera effectivement plus faible pour la mûre sauvage qui renferme 6 à 7 % de glucides, ce qui explique son acidité plus prononcée. Elle apporte 30 à 35 kcal/100 g et plus de 5 % de fibres. La mûre du mûrier est plus sucrée (11 % de glucides) et apporte 54 kcal/100 g.
Côté minéraux, la **mûre** est une source appréciable de calcium (36 mg/100 g) et de fer (2,3 mg). Bien qu'il s'agisse de fer d'origine végétale moins bien assimilé, son absorption est potentialisée par la présence de vitamine C à hauteur de 32 mg/100 g.
La **mûre** doit sa couleur intense à une forte concentration de pigments flavonoïdes avec des propriétés antioxydantes qui aident à lutter contre le vieillissement cellulaire.

VERRINE AUX MÛRES

Ingrédients pour 1 personne :

- 200 g de **mûres**
- 50 g de fromage blanc nature 20 % de MG
- 1 petit-suisse nature 20 % de MG
- 2 cm de gousse de vanille
- 1 c. à c. de sucre en poudre
- 1 spéculoos

- Rincer les **mûres.**
- Réserver 4 belles **mûres** entières et passer le reste au chinois pour retirer les pépins.
- Mélanger le fromage blanc et le petit-suisse. Ajouter les grains de vanille et le sucre.
- Écraser le spéculoos.
- Verser la moitié du mélange au fromage blanc au fond d'une verrine, ajouter par-dessus les **mûres** écrasées. Renouveler l'opération une seconde fois et terminer en saupoudrant de spéculoos émietté et en décorant avec les **mûres** entières.

200. LA GROSEILLE

RÉGIME HYPOCALORIQUE ○ CONSTIPATION

À éviter en cas de régime pauvre en fibres.

DESCRIPTION

La **groseille** est une petite baie rouge, fruit du groseillier, disponible en juin et juillet.
Elle se caractérise par leur richesse en jus et leur saveur acide.
Consommable crue et égrappée, la **groseille** est surtout utilisée pour réaliser des gelées, confitures ou coulis.

PROPRIÉTÉS NUTRITIONNELLES

Gorgée d'eau avec plus de 80 % et peu sucrée, la **groseille** s'avère très rafraîchissante.
Elle fait partie des fruits les moins caloriques et son apport énergétique de 33 kcal/100 g est comparable à celui du citron.
Elle fournit des quantités intéressantes de minéraux et d'oligo-éléments très variés avec une majorité de potassium (280 mg/100 g), mais également un peu de calcium (36 mg/100 g) et de fer (1,2 mg/100 g).
La vitamine C est présente à hauteur de 40 mg/100 g, ce qui est comparable à certains agrumes, d'autant que son action est potentialisée par la présence de flavonoïdes, nommés également « vitamine P », aux propriétés antioxydantes.
La **groseille** contient aussi énormément de fibres (8 g/100 g). Les fibres insolubles, présentes principalement dans les graines, peuvent être en partie éliminées pour les intestins sensibles.

Fruits et légumes

Les fibres solubles, des pectines, sont souvent bien tolérées et leur abondance rend les **groseilles** idéales à la confection de gelées et de confitures.

VERRINE FROMAGE BLANC, COULIS DE GROSEILLES

Ingrédients pour 1 personne :

- 200 g de **groseilles**
- ½ feuille de gélatine
- 100 g de fromage blanc nature 20 % de MG
- 1 c. à c. de sucre
- 1 spéculoos

- Mixer les **groseilles** avec un peu d'eau.
- Passer le coulis obtenu au chinois, ajouter ¼ de verre d'eau.
- Le chauffer quelques minutes et y faire dissoudre ½ feuille de gélatine préalablement ramollie dans de l'eau froide.
- Placer la préparation dans le fond d'un grand verre transparent et réserver la verrine au réfrigérateur pendant 1 h.
- Mélanger le fromage blanc et le sucre.
- Le mettre sur la gelée de **groseille** et recouvrir de spéculoos brisé.
- Déguster bien frais

201. LES PETITS POIS

ALIMENTATION DU SPORTIF ○ CONSTIPATION

À limiter en cas de régime contrôlé en glucides ou régime hypocalorique.

DESCRIPTION

Les **petits pois,** légumes printaniers par excellence, apparaissent sur les étals à partir du mois d'avril. On consomme en réalité les petites graines encore immatures de la plante, qui sont vertes, rondes et tendres.
Parfois, les graines et la cosse sont préparées ensemble et ils portent alors le nom parlant de pois « mange-tout ».

PROPRIÉTÉS NUTRITIONNELLES

La composition des **petits pois** en fait un légume à part qui apporte en moyenne 70 kcal/100 g.
Moins riche en eau que la moyenne des légumes frais, il est plus riche en matière sèche et notamment en glucides, de 10 % pour les petits pois jeunes extra-fins à plus de 15 %.
La nature de ces glucides évolue également en cours de maturation, avec une diminution des sucres simples et une augmentation de la proportion d'amidon.
Les protéines atteignent 6 %, ce qui est particulièrement élevé pour un légume.
Par ailleurs, les **petits pois** contribuent activement à la reminéralisation de l'organisme, notamment en potassium, phosphore et magnésium. Les vitamines du groupe B sont abondantes et la vitamine C est intéressante avec environ 15 mg/100 g après cuisson. Riches en fibres avec près de 6 g/100 g, ils stimulent ainsi le transit en douceur lorsqu'ils sont jeunes. En vieillissant, les fibres

solubles se transforment en partie en lignine, plus difficilement tolérée par les intestins fragiles.

CRÈME DE PETITS POIS AU CURRY ET PETITS OIGNONS

Ingrédients pour 1 personne :

- 140 g de **petits pois** frais
- 2 petits oignons nouveaux
- 10 g de fécule de maïs
- 75 ml de lait demi-écrémé
- ½ c. à c. de curry
- Sel et poivre du moulin

- Préchauffer le four à 180 °C (th. 6).
- Laver et éplucher les oignons nouveaux. Les émincer et les faire revenir quelques minutes à sec dans une poêle à revêtement antiadhésif.
- Égoutter les **petits pois** et les passer au moulin à légumes afin d'obtenir une purée lisse et éliminer les peaux.
- Délayer la fécule de maïs dans le lait froid. Ajouter le curry, saler, poivrer et porter à feu doux en remuant afin que la crème épaississe.
- Ajouter alors la purée lisse de **petits pois,** bien mélanger.
- Rectifier l'assaisonnement si nécessaire, ajouter les oignons nouveaux et enfourner pour 20 min.

202. LA CERISE

RÉTENTION D'EAU ○ CONSTIPATION

À limiter en cas de régime contrôlé en glucides ou régime hypocalorique.

DESCRIPTION

La **cerise** est le petit fruit à noyau du cerisier. Elle est le plus souvent rouge, ou presque noire, mais peut être jaune ou même bicolore.
Son goût varie selon les variétés avec une dominante de saveur sucrée ou acide, la variété des bigarreaux étant la plus appréciée.

PROPRIÉTÉS NUTRITIONNELLES

La **cerise** est le plus sucré des fruits rouges. Les cerises douces apportent 15 % de sucres et 68 kcal/100 g et les cerises acides 12 % de sucres et 50 à 55 kcal/100 g. Les variétés les plus colorées sont une source intéressante de bêta-carotène, avec une action vitaminique. En plus de cela, les pigments anthocyaniques contribuent à son activité antioxydante.
Les cerises acides sont cinq fois plus riches en antioxydants que les variétés plus douces.
Si l'on élimine la cerise acérola, star de la vitamine C, les teneurs varient de 5 à 20 mg/100 g, ce qui reste modeste.
Riches en eau et en potassium (250 mg/100 g), les **cerises** ont des propriétés diurétiques reconnues.
Les fibres, à hauteur de 1,7 g/100 g, sont constituées par des pectines qui stimulent le fonctionnement intestinal en douceur.

SAUCE SUCRÉE-SALÉE DE CERISES AUX ÉPICES DE NOËL

Ingrédients pour 1 personne :

- 70 g de **cerises** en conserve nature
- 5 cl de jus de **cerise** (provenant du bocal)
- ½ échalote
- 1 c. à c. d'épices à pain d'épices
- Sel

- Émincer l'échalote, puis la faire revenir à sec dans une poêle à revêtement antiadhésif jusqu'à ce qu'elle soit translucide. Ajouter les épices, les **cerises,** laisser mijoter quelques minutes, puis déglacer avec un peu de jus réservé provenant du bocal des **cerises.** Saler.
- Cuire jusqu'à obtenir la texture d'une compote épaisse.

203. LA PRUNE

CONSTIPATION

À contrôler en cas de régime pauvre en fibres.

DESCRIPTION

La **prune** est le fruit du prunier. C'est un petit fruit à noyau, plus ou moins rond ou ovale, d'une couleur allant du jaune clair au violet foncé selon les variétés. Il existe de nombreuses variétés, mais les plus consommées restent les reines-claudes, les mirabelles et les quetsches. Sa chair juteuse se prête très bien à une consommation fraîche, mais elle est également très utilisée pour la réalisation de tartes, de fruits au sirop et de confitures.

PROPRIÉTÉS NUTRITIONNELLES

Les **prunes** apportent 52 kcal/100 g, soit une valeur comparable à la pomme. Sucrées à 12 %, ce qui correspond à la moyenne des fruits, on note tout de même des différences selon les variétés, les plus sucrées étant les reines-claudes.
La **prune** se situe parmi les fruits les mieux pourvus en fibres avec plus de 2,5 %, ce qui explique un effet laxatif en cas de consommation excessive.
Parmi ces fibres, la pectine domine, rendant les **prunes** idéales pour faire des confitures.
La vitamine C est peu présente, mais la présence de pigments anthocyaniques (plus présents dans les **prunes** violettes), ayant une activité « vitamine P », renforce l'activité de cette petite quantité de vitamine C. La **prune** fournit également un large éventail de vitamines du groupe B nécessaires à la bonne assimilation des glucides dans l'organisme. Enfin, l'apport en provitamine A

peut s'avérer intéressant dans les prunes les plus colorées. Mais surtout, la **prune** contient 0,7 mg de vitamine E/100 g, ce qui constitue un apport intéressant (besoin d'environ 12 mg par jour).

CUISSE DE LAPIN AUX PRUNES

Ingrédients pour 1 personne :

- 1 cuisse de lapin
- 2 grosses **prunes**
- 1 échalote
- 1 c. à c. d'huile d'olive
- 1 gousse d'ail
- 1 brin de thym
- Sel et poivre

- Peler et émincer l'échalote. Hacher l'ail.
- Faire fondre l'échalote dans une cocotte avec l'huile d'olive.
- Ajouter la cuisse de lapin, l'ail haché et le brin de thym. Saler et poivrer.
- Faire dorer le lapin.
- Ajouter de l'eau aux ¾ de la viande.
- Laisser mijoter à feu doux pendant 30 min.
- Pendant ce temps, dénoyauter les **prunes,** les couper en quatre et les ajouter dans la cocotte, poursuivre la cuisson pendant 10 min et servir bien chaud !

204. LE LITCHI

ALIMENTATION DU SPORTIF ○ CONSTIPATION

À contrôler en cas de régime pauvre en fibres.

DESCRIPTION

Le **litchi** ou letchi est le fruit d'une espèce d'arbre tropical.
Il s'agit d'un petit fruit sphérique entouré d'une écorce semi-rigide et écailleuse de couleur rose à rouge à maturité. On lui donne parfois le nom de « cerise de Chine ».
L'intérieur du fruit contient une pulpe de couleur blanche qui entoure un noyau de forme oblongue.
Facile à transporter et à décortiquer, il est juteux, très parfumé et apprécié frais, en cuisine ou encore fréquemment sous forme de **litchi** au sirop.

PROPRIÉTÉS NUTRITIONNELLES

Le **litchi** est légèrement plus riche en glucides que la moyenne des fruits, avec 14 %, et donc plus calorique, avec près de 70 kcal/100 g.
Au sirop, ils atteignent tout de même 27 % de glucides et 121 kcal, ce qui impose de limiter cette forme de consommation et d'éliminer le sirop.
La pulpe apporte 1,2 g de fibres/100 g, ce qui favorise une assimilation progressive des glucides qu'il contient et participe à booster le transit intestinal.
Enfin, le **litchi** est une source intéressante de vitamine C, avec plus de 70 mg/100 g contre 50 mg pour l'orange. Cette vitamine est de plus bien préservée sous l'écorce.

Fruits et légumes

VERRINE DE CREVETTES AUX LITCHIS

Ingrédients pour 1 personne :

- 160 g de crevettes roses décortiquées
- 100 g de **litchis** au sirop (poids net, égouttés)
- 1 c. à c. de sauce soja
- ½ citron vert
- ½ c. à c. de gingembre en poudre
- Quelques feuilles de menthe fraîche

- Préparer une marinade à base de sauce soja, de jus de citron vert et de gingembre. Couper les crevettes en petits morceaux et les laisser mariner pendant au moins 2 h en prenant le soin de remuer de temps en temps.
- Égoutter les crevettes et les **litchis** au sirop. Couper les **litchis** en petits dés.
- Laver et ciseler la menthe fraîche.
- Mélanger intimement les crevettes, les **litchis,** la menthe ciselée et 1 cuillerée de marinade.

205. LE RAISIN

RÉGIME HYPOCHOLESTÉROLÉMIANT

À limiter en cas de régimes contrôlé en glucides, hypocalorique, pauvre en fibres (ou éliminer la peau et les pépins).

DESCRIPTION

Le **raisin** est le fruit de la vigne et se présente sous forme de grappes composées de grains.

On dénombre plusieurs variétés de **raisin,** mais on les classe de façon plus large en fonction de leur couleur : le raisin blanc (vert clair ou jaune) et le raisin rouge plus ou moins foncé.

Les **raisins** sont consommés comme fruits de table ou servent à la fabrication du vin.

Sous forme de **raisins** secs, ils sont très utilisés en pâtisserie. Les pépins peuvent également servir pour extraire de l'huile (l'huile de pépins de raisin).

PROPRIÉTÉS NUTRITIONNELLES

Le **raisin** fait partie des fruits les plus riches en glucides (14 à 18 %) et apporte ainsi 70 kcal/100 g.

Ces sucres simples sont vite absorbés et très bien utilisés par l'organisme grâce à la présence en quantités intéressantes de vitamines du groupe B, notamment B1, B2 et B6.

Gorgé d'eau et riche en potassium, on lui prête également des propriétés drainantes.

Le **raisin** est particulièrement riche en flavones et anthocyanes qui sont de puissants antioxydants, avec des valeurs encore plus intéressantes pour les **raisins** rouges.

Parmi ces molécules, le resvératrol est caractéristique avec un effet cardioprotecteur.

Ces composés phénoliques sont concentrés dans les pépins, dans la pellicule et, en moindres proportions, dans la pulpe et le jus.

Selon plusieurs études, la consommation de **raisin** entraîne une diminution de l'oxydation du cholestérol LDL (mauvais) et de la formation de caillots sanguins.

CUISSE DE PINTADE CARAMÉLISÉE AU RAISIN

Ingrédients pour 1 personne :

- 1 cuisse de pintade
- 100 g de **raisin** frais
- ½ oignon
- 1 c. à c. de miel
- 1 pincée de gingembre
- 1 pincée de cannelle
- ¼ de citron
- Sel et poivre

- Préchauffer le four à 180 °C (th.6).
- Éplucher et émincer l'oignon. Répartir dans le fond d'un plat allant au four.
- Retirer la peau de la cuisse de pintade. Napper la chair de miel à l'aide d'un pinceau, saupoudrer d'épices, saler et poivrer. La déposer sur les oignons et enfourner pour 15 min.
- Pendant ce temps, laver les grains de **raisin,** les couper en deux et éliminer les pépins.
- Sortir le plat du four, ajouter les grains de **raisin** autour de la viande et mouiller d'un verre d'eau additionné du jus de citron. Enfourner pour 15 min supplémentaires en arrosant régulièrement la viande avec le jus de cuisson.
- Terminer la cuisson sur position gril afin que la viande soit bien dorée.

206. LES POUSSES DE HARICOT MUNGO

RÉGIME HYPOCALORIQUE ○ CONSTIPATION

DESCRIPTION

Les **pousses de haricot mungo** sont souvent appelées par erreur « pousses de soja » ou « germes de soja ».
En réalité, elles sont issues de la graine d'un haricot de la même espèce que notre haricot vert, le Phaseolus aureus, dont on consomme les jeunes pousses issues des graines après germination.
Caractéristiques de la cuisine asiatique, elles sont utilisées crues en salade ou cuites dans des poêlées. En France, on les trouve fréquemment en conserve.

PROPRIÉTÉS NUTRITIONNELLES

Avec 37 kcal/100 g et 6,9 % de glucides, les **pousses de haricot mungo** s'intègrent facilement dans l'alimentation et même dans les régimes hypocaloriques.
Leur principal atout est leur richesse en vitamine C anti-infectieuse (82 mg/100 g) et en vitamine E (0,9 mg/100 g) aux vertus antioxydantes, surtout si on les consomme crues.
Côté minéraux, le calcium est bien représenté, avec 40 mg/100 g.
Enfin, la teneur en fibres de 2 g/100 g est intéressante, avec une action positive sur le transit, surtout si on consomme les pousses crues.

SAUTÉ DE BŒUF À L'ASIATIQUE

Ingrédients pour 2 personnes :

- 300 g de rumsteck
- 1 gousse d'ail
- 2 pincées de gingembre
- 200 g de **pousses de haricot mungo**
- 2 c. à s. de sauce soja
- Le jus de 1 citron
- 1 petite branche de coriandre fraîche
- Sel et poivre

- Couper le rumsteck en fines lamelles. Presser la gousse d'ail.
- Faire revenir les lamelles de rumsteck à sec dans une poêle à revêtement antiadhésif avec le gingembre, les sortir et réserver.
- Les remplacer par la gousse d'ail pressée, et la faire revenir jusqu'à ce qu'elle soit translucide.
- Ajouter à nouveau les lamelles de rumsteck, les **pousses de haricot mungo,** la sauce soja et le jus de citron. Saler et poivrer.
- Cuire pendant 5 min supplémentaires. Parsemer de coriandre fraîche et servir immédiatement.

207. LA LUZERNE, GRAINES GERMÉES D'ALFALFA

SOURCE D'ANTIOXYDANTS

À éviter en cas de traitement anticoagulant.

DESCRIPTION

La **luzerne** ou alfalfa est une plante de la famille des fabacées, initialement utilisées pour l'alimentation du bétail. Cependant, avec l'augmentation de la consommation de graines germées, notamment chez les adeptes de l'alimentation biologique, son utilisation s'est répandue et elle est la deuxième graine la plus consommée avec le haricot mungo. Sa saveur douce agrémente les salades, les farces au fromage blanc, les sandwichs, etc.
Il est assez facile de faire germer ces graines chez soi pour sa propre consommation.

PROPRIÉTÉS NUTRITIONNELLES

Les **graines germées d'alfalfa** apportent peu de calories, moins de 35 kcal/100 g. De plus, la germination des graines les rend très digestes : les protéines et les glucides sont réduits en acides aminés et sucres simples, qui sont facilement digérés.
Elles sont également riches en sels minéraux : calcium, fer, magnésium, potassium et phosphore.
De toutes les graines germées que nous consommons, la **luzerne** est celle qui contient le plus de vitamines : A, C, E, B1, B2, B3, B9 et K.

VERRINES DE BETTERAVE ROUGE, MAGRET DE CANARD ET LUZERNE

Ingrédients pour 2 personnes :

- 50 g de **luzerne**
- 150 g de betterave rouge cuite
- 8 tranches de magret de canard fumé
- 1 c. à s. de jus de citron
- 2 c. à c. d'huile de colza
- 1 c. à c. de vinaigre balsamique
- 1 c. à c. de persil haché
- Sel et poivre

- Laver puis égoutter la **luzerne**. Ajouter le jus de citron et réserver.
- Couper la betterave en petits dés.
- Mélanger l'huile, le vinaigre, le persil, le sel et le poivre.
- Ajouter cette sauce aux dés de betterave rouge.
- Placer la préparation au fond de deux verrines transparentes.
- Recouvrir de **luzerne** citronnée, puis des tranches de magrets de canard fumé.
- Servir bien frais.

208. LA MÂCHE

RÉGIME HYPOCALORIQUE ○ GROSSESSE ○ RÉGIME VÉGÉTARIEN/VÉGÉTALIEN

DESCRIPTION

Surnommée « doucette », la **mâche** est une petite plante herbacée à feuilles tendres.
Elle est souvent classée parmi les salades, mais elle appartient en réalité à la même famille que la valériane.
Ses feuilles sont très tendres et sa saveur fine et délicate égaye les salades composées.

PROPRIÉTÉS NUTRITIONNELLES

La **mâche** apporte 19 kcal/100 g, ce qui en fait une entrée particulièrement légère.
Elle contient seulement 0,2 % de lipides, mais une proportion importante sous forme d'acides gras Oméga-3 (240 mg/100 g), ce qui est remarquable.
Le potassium est bien représenté (285 mg/100 g), mais également le fer avec plus de 2 g/100 g.
Bien qu'il s'agisse de fer végétal, non héminique, et ainsi moins bien assimilé par l'organisme, la présence de vitamine C en quantité intéressante vient favoriser son absorption.
L'apport en bêta-carotène est également significatif (874 µg), avec une action vitaminique et un fort pouvoir antioxydant.
Enfin, la vitamine B9 est présente comme dans la plupart des légumes-feuilles et, avec 107 µg/100 g, sa consommation est intéressante notamment en début de grossesse.

SALADE FESTIVE

Ingrédients pour 1 personne :

- 40 g de saumon fumé
- ½ échalote
- 50 g de betterave rouge cuite
- 50 g de tomates cerise
- 60 g de **mâche**
- 10 g de noisettes concassées non salées
- Sel et poivre

- Tailler le saumon en fines lanières, les disposer sur une assiette, filmer, puis placer au frais.
- Peler et émincer l'échalote.
- Couper la betterave en julienne et les tomates cerise en deux.
- Mélanger la **mâche,** les betteraves, l'échalote et les noisettes concassées. Saler, poivrer.
- Déposer la salade sur une belle assiette, disposer les lanières de saumon et les tomates cerise.
- Accompagner d'une sauce crudité ou vinaigrette allégée maison au vinaigre de xérès.

209. LA PASTÈQUE

RÉGIME HYPOCALORIQUE

DESCRIPTION

Fruit d'été par excellence, la **pastèque** ou melon d'eau est le fruit d'une plante herbacée du même nom, de la famille des cucurbitacées.
À maturité, ce gros fruit pèse entre 5 et 20 kg. Sa chair rouge, blanche ou jaune est particulièrement juteuse et peut contenir des pépins comestibles noirs et blancs. Il existe désormais des variétés sans pépins très appréciées.

PROPRIÉTÉS NUTRITIONNELLES

Composée à 92 % d'eau, la **pastèque** possède des propriétés hydratantes particulièrement intéressantes lors de fortes chaleurs.
Avec seulement 6,5 % de glucides et 30 kcal/100 g, c'est également un fruit peu calorique.
Peu riche en minéraux, elle apporte tout de même 110 mg/100 g de potassium.
La vitamine C est présente à hauteur de 11 mg/100 g. Ainsi, une tranche d'environ 250 g apporte 28 mg, soit plus de 25 % de l'apport journalier recommandé.
Les principaux composés antioxydants de la **pastèque** sont des caroténoïdes, mais plus particulièrement sous forme de lycopène qui n'a pas d'action vitaminique.
Enfin, la **pastèque** est l'un des aliments les plus riches en citrulline, un acide aminé qui se transforme dans le corps en arginine et joue un rôle sur les systèmes cardiovasculaire et immunitaire.

Fruits et légumes

SALADE D'ÉTÉ CROQUANTE AUX BILLES DE PASTÈQUE

Ingrédients pour 2 personnes :

- 250 g de **pastèque**
- 1 courgette
- 1 poivron vert
- 2 tomates
- 250 g de melon
- Le cœur de 1 laitue
- 2 c. à c. de vinaigre balsamique
- 2 c. à c. d'huile d'olive
- 2 c. à s. de pignons de pin grillés
- Sel et poivre

- Laver tous les légumes.
- Râper finement la courgette. Couper le poivron vert, éliminer les pépins et parties blanches. Le couper en dés, ainsi que les tomates.
- Réaliser des billes de melon et de **pastèque.**
- Disposer les feuilles de laitue sur des assiettes, répartir la courgette râpée, les dés de tomates et de poivrons et enfin les billes de fruits.
- Arroser de vinaigre balsamique et d'huile d'olive et assaisonner à votre goût.
- Servir bien frais, parsemé de pignons grillés.

210. LA PÊCHE, LE BRUGNON ET LA NECTARINE

RÉGIME HYPOCALORIQUE

DESCRIPTION

La **pêche,** le **brugnon** et la **nectarine** sont issus de la même espèce botanique : le pêcher ou Prunus persica. Des mutations génétiques spontanées ont simplement donné des fruits différents.
Les **pêches** sont juteuses et leur peau est veloutée. Les **nectarines** et les **brugnons** ont une peau lisse, et le noyau est libre pour la **nectarine,** alors qu'il adhère à la chair pour le **brugnon.**
La couleur de la peau est assez similaire, avec des variations de tons jaunes, roses et rouges, et la chair, jaune ou blanche, offre une texture et des saveurs proches.

PROPRIÉTÉS NUTRITIONNELLES

Avec un apport énergétique d'environ 40 kcal/100 g et seulement 9 % de glucides, il s'agit de fruits peu caloriques.
Le potassium est bien représenté, comme dans la plupart des fruits et des légumes.
Côté vitamines, on remarque des teneurs intéressantes en vitamines du groupe B, en vitamine E et plus modeste en vitamine C (7 mg/100 g). Toutefois, la présence de flavonoïdes vient renforcer l'assimilation de la vitamine C. La provitamine A est présente, surtout si l'on choisit les variétés à chair jaune. La consommation d'une **pêche** jaune peut suffire à couvrir 50 % de l'apport journalier recommandé.
Enfin, avec 2 g de fibres sous forme soluble, **pêches, nectarines** et **brugnons** sont particulièrement bien tolérés,

surtout si on élimine la peau et qu'on les consomme bien mûrs.

SALADE DE CANARD À LA NECTARINE

Ingrédients pour 1 personne :

- 100 g d'aiguillettes de canard
- 60 g de pain complet pour les croûtons
- 1 **nectarine**
- 1 tomate
- 100 g de poivron jaune
- 100 g de mesclun ou salade
- 1 c. à s. de basilic ciselé
- 1 échalote
- Sel et poivre du moulin

- Faire revenir les aiguillettes de canard dans une poêle à revêtement antiadhésif sans matières grasses. Faire griller le pain, le laisser tiédir et le couper en croûtons.
- Laver les légumes et les fruits. Couper la tomate, le poivron et la **nectarine** en petits dés.
- Peler et émincer l'échalote.
- Sur une assiette, dresser le mesclun, les dés de tomate, de poivron et de **nectarine.** Assaisonner.
- Déposer les lanières de canard et les croûtons. Décorer de basilic et d'échalote ciselée.
- Servir immédiatement.

211. LA BANANE

ALIMENTATION DU SPORTIF

À limiter en cas de régimes hypocalorique et contrôlé en glucides.

DESCRIPTION

La **banane** est le fruit du bananier.
Elle possède une peau de couleur jaune ou verte qui la rend idéale à transporter et protège une pulpe au goût sucré et à la consistance fondante.
Il existe deux grands types de **banane** : les bananes à dessert qui se consomment partout dans le monde et les bananes à cuire, parmi lesquelles les bananes plantains, caractéristiques de la cuisine tropicale.

PROPRIÉTÉS NUTRITIONNELLES

La **banane** fait partie des fruits frais les plus énergétiques avec 94 kcal/100 g, soit près de 150 kcal pour une banane de taille moyenne.
Ses glucides, à hauteur de 20 %, sont constitués avant maturation par de l'amidon qui disparaît progressivement pour laisser ensuite place à des sucres simples.
Les bananes à dessert constituent ainsi une source d'énergie rapidement disponible, ce qui en fait le fruit de l'effort par excellence.
Certaines variétés contiennent même, après maturation, moins de sucre et plus d'amidon. C'est le cas de la banane plantain, qui nécessite ainsi une cuisson avant consommation.
La **banane** est une source intéressante de vitamine B6 (0,5 mg/100 g), qui intervient dans le métabolisme des

glucides, et la vitamine E est présente à un taux relativement important pour un fruit.

Enfin, le potassium (385 mg) et le magnésium sont bien représentés, ce qui en fait un fruit reminéralisant.

PAPILLOTE DE POULET EXOTIQUE

Ingrédients pour 1 personne :

- 150 g de filet de poulet
- ½ **banane**
- Le jus de ½ citron vert
- ¼ de gousse de vanille
- 1 pincée de cannelle
- 1 pincée de coriandre
- 1 pincée de curry
- ½ tomate
- Sel et poivre en grains

- Préchauffer le four à 200 °C (th. 6/7).
- Ouvrir la gousse de vanille et récolter les grains à l'aide de la pointe d'un couteau.
- Écraser la **banane.** Mélanger avec le jus de citron vert et les grains de vanille. Couper la ½ tomate en rondelles.
- Sur une feuille de papier cuisson, disposer la purée de **banane** et recouvrir avec le filet de poulet. Saler, poivrer, saupoudrer d'épices et disposer les rondelles de tomate.
- Refermer hermétiquement la papillote et enfourner pour 15 à 20 min.
- Servir bien chaud.

212. L'ORANGE

OSTÉOPOROSE (ET PRÉVENTION) ○ CONSTIPATION

À éviter en cas de régime pauvre en fibres.

DESCRIPTION

L'**orange** est le fruit de l'oranger, un petit arbre du groupe des agrumes, cultivé dans les pays méditerranéens et dans les régions chaudes.
Son fruit est rond à peau orange, parfois veinée de rouge, dont la pulpe acidulée est divisée en quartiers et contient des pépins en quantités variables.
Fruit juteux par excellence, c'est le deuxième fruit le plus consommé en France après la pomme.

PROPRIÉTÉS NUTRITIONNELLES

Riche en eau, l'**orange** est idéale pour la réalisation de jus.
Elle apporte 10 à 12 % de glucides sous forme de saccharose, fructose et glucose. Ces sucres simples en font une source d'énergie rapidement disponible pour l'organisme.
Divers pigments donnent à la pulpe une couleur plus ou moins foncée, dont les caroténoïdes qui possèdent une action vitaminique (vitamine A).
La vitamine C reste dominante, même si, avec 53 mg/100 g, elle est loin d'être le fruit qui en soit le plus riche. Disponible tout l'hiver, l'orange représente une source sûre de vitamine C, qui vient stimuler le système immunitaire.
Pour ce qui est de la réputation ancienne d'excitant et de responsable d'insomnies, elle n'est pas fondée. La vitamine C est certes dynamisante, mais à raison d'un

fruit même en fin de journée, il n'y aucun risque de perturbation du sommeil. Enfin, le calcium occupe une place privilégiée avec 40 mg/100 g sous une forme particulièrement bien assimilé par l'organisme.

Sa richesse en fibres stimule le transit et peut même provoquer des ballonnements.

CUISSE DE POULET AU PAPRIKA ET À L'ORANGE

Ingrédients pour 1 personne :

- 1 cuisse de poulet sans la peau
- 1 petite **orange**
- ½ oignon
- ½ c. à c. de paprika
- 1 c. à s. de thym
- 1 c. à s. de persil ciselé
- Sel et poivre en grains

- Laver et couper l'**orange** en deux. Presser une moitié et couper l'autre en fines rondelles. Éplucher et émincer l'oignon, puis le mélanger au jus d'orange.
- Disposer la cuisse de poulet dans un plat allant au four, masser la chair avec le sel, le poivre, le paprika, le thym et le persil. Ajouter la marinade au jus d'**orange,** couvrir d'un film alimentaire et laisser mariner au réfrigérateur pendant 45 min au moins.
- Préchauffer le four à 210 °C (th. 7).
- Dans le plat, répartir les rondelles d'**orange** sur la cuisse de poulet.
- Enfourner pour 45 min en retournant la cuisse à mi-cuisson.
- Servir dès la sortie du four.

213. LE CÉLERI-RAVE

RÉGIME HYPOCALORIQUE ○ CONSTIPATION

*À éviter en cas de régime hyposodé,
allergie ou traitement sous anticoagulants.*

DESCRIPTION

Le **céleri-rave** est une plante potagère qui fait partie de la famille des apiacées, comme la carotte et le persil notamment. On consomme sa racine charnue et blanche soit crue, le plus souvent râpée, soit cuite, sautée ou en purée. Sa saveur très marquée relève les plats et ses feuilles ont des qualités aromatiques comme celles des autres variétés de céleri.

PROPRIÉTÉS NUTRITIONNELLES

Contrairement aux autres légumes-racines, le **céleri-rave** est très peu calorique, avec 18 kcal/100 g et seulement 2,4 % de glucides.

Riche en eau, il est aussi très riche en fibres (5 %) qui contribuent à accélérer le transit. Cet effet est accentué par la présence d'hexoses et de pentoses, des glucides partiellement métabolisés dans l'intestin et qui peuvent donc fermenter.

Le **céleri-rave** est riche en sodium, mais également en potassium, ce qui vient contrebalancer les effets du sodium sur la santé cardiovasculaire.

Côté vitamines, c'est une excellente source de vitamine K qui entre dans les mécanismes de la coagulation sanguine. Ces propriétés impliquent une limitation en cas de traitement sous anticoagulants.

Fruits et légumes

Enfin, il contient des polyacétylènes en quantités suffisantes pour que l'on observe des effets biologiques bénéfiques, par exemple sur les cellules cancéreuses.
Le **céleri-rave** présente toutefois un risque allergique à prendre en compte.

SALADE BOSTON

Ingrédients pour 1 personne :

- 100 g de **céleri-rave**
- 100 g de champignons de Paris
- 1 orange
- 1 gousse d'ail
- 1 pincée de cumin en poudre
- 1 pincée de gingembre
- 1 pincée de piment de Cayenne
- Sel et poivre en grains

- Laver et couper finement le **céleri** et les champignons.
- Peler l'orange à vif et prélever les suprêmes.
- Peler et hacher l'ail.
- Mélanger les champignons, le céleri, l'orange, les épices et assaisonner.
- Servir bien frais.

214. LE CÉLERI-BRANCHE

RÉTENTION D'EAU ○ CONSTIPATION ○ DIURÉTIQUE
○ RÉGIME HYPOCALORIQUE ○ RÉGIME CONTRÔLÉ
EN GLUCIDES

DESCRIPTION

Le **céleri-branche** ou céleri à côtes est une plante potagère disponible de juin à octobre.

Bien différente de la grosse racine blanche qu'est le céleri-rave, cette variété de céleri possède un feuillage vert et des côtes charnues, brillantes et cassantes quand elles sont bien fraîches. Ces « côtes » comestibles sont en réalité les pétioles des feuilles, en forme de gouttière et finement cannelés. Avec sa saveur assez relevée, on le consomme quelques fois cru en vinaigrette ou à l'apéritif, mais le plus souvent, cuit en tant que condiment, pour relever un potage ou un court-bouillon par exemple, ou encore comme garniture de caractère.

PROPRIÉTÉS NUTRITIONNELLES

Le **céleri-branche** apporte environ 15 kcal/100 g, ce qui en fait l'un des légumes frais les moins énergétiques.

Il contient beaucoup d'eau (93 %), seulement 4 g de glucides et 2,5 % de fibres pour aider à lutter contre la paresse intestinale.

Jusqu'à la Renaissance, le céleri était employé comme une plante médicinale, pour ses vertus diurétiques et son action stimulante sur le système nerveux. En effet, sa richesse en minéraux, notamment en potassium et sodium, couplée à l'apport en eau, favorise la diurèse. La croyance populaire lui prêtait également des vertus aphrodisiaques.

Fruits et légumes

BROCHETTE JAPONAISE

Ingrédients pour 1 personne :

- 125 g de filet de porc tranché finement
- 10 cm de **céleri-branche**
- 20 g d'emmental
- 1 c. à s. de sauce soja
- Quelques gouttes de sauce pimentée
- Poivre

- Laver le **céleri-branche,** le couper en deux. Couper l'emmental en deux bâtonnets de même taille.
- Piquer un morceau de fromage sur une brochette. Disposer à côté un bâtonnet de **céleri**. Enrouler le fromage et la branche de céleri avec une lanière de viande de porc. Ficeler et réaliser la même manipulation pour la deuxième brochette.
- Mélanger dans un plat : la sauce soja, la sauce pimentée et le poivre. Bien enrober les brochettes avec cette préparation et laisser mariner 20 min au réfrigérateur.
- Faire cuire les brochettes dans une poêle à revêtement antiadhésif à feu doux afin de laisser fondre le fromage, puis augmenter le feu et terminer de les griller sur tous les côtés.
- Servir aussitôt.

215. LE RADIS

RÉTENTION D'EAU ○ RÉGIME HYPOCALORIQUE

DESCRIPTION

Il existe deux grandes familles de **radis** de consommation courante : les radis roses et les radis noirs.
Le radis rose est une petite racine plus ou moins allongée ou ronde, blanche et rose ou rouge. Il est récolté de mai à octobre.
Le radis noir fait partie des gros radis et raves que l'on peut trouver en automne et en hiver. Son goût aigrelet est souvent plus prononcé.

PROPRIÉTÉS NUTRITIONNELLES

Les radis roses sont riches en eau et peu caloriques, avec seulement 15 kcal/100 g et 3 g/100 g de glucides. Ils apportent des quantités intéressantes de potassium, de vitamines C et B9.
Les radis noirs sont bien plus riches, avec 57 kcal/100 g et 11 g/100 g de glucides et, dans un même temps, bien pourvus en potassium et en calcium.
Le rapport calcium sur phosphore est le plus souvent supérieur à 1, favorisant l'assimilation du calcium.
La teneur en vitamine C de 100 mg/100 g est remarquable, d'autant que cette vitamine est bien mieux préservée dans cette racine que dans les légumes-feuilles.
Riches en eau et en potassium, pauvres en sodium, les **radis** noirs et roses sont naturellement diurétiques. Ils représentent également une bonne source de fibres alimentaires, d'autant plus efficaces que les **radis** sont toujours consommés crus. Comme les choux, ils renferment des composés appelés « indols », qui suscitent beaucoup d'intérêt dans la recherche contre le cancer.

Fruits et légumes

AMUSE-BOUCHES MARINS

Ingrédients pour 1 personne :

- 150 g de **radis** noirs
- 60 g de thon au naturel
- 1 petit-suisse nature 20 % de MG
- 1 échalote
- 1 c. à c. de ciboulette
- Sel et poivre en grains

- Laver puis peler le **radis.** Le couper en rondelles pas trop fines.
- Dans un bol, émietter le thon, le mélanger avec le petit-suisse, l'échalote ciselée et la ciboulette. Assaisonner de sel et poivre à votre goût.
- Mettre la préparation sur les rondelles de **radis** noirs.
- À déguster à l'apéritif bien frais !

216. LA BLETTE OU BETTE

RÉTENTION D'EAU ○ GROSSESSE ○ RÉGIME
HYPOCALORIQUE ○ RÉGIME ○ CONTRÔLÉ
EN GLUCIDES

À éviter en cas de lithiase biliaire.

DESCRIPTION

La **blette** ou **bette** est une plante herbacée de la famille des chénopodiacées, comme la betterave, l'épinard ou le quinoa.
Elle est cultivée pour ses grandes feuilles vertes qui se consomment comme des épinards et ses côtes larges et plates préparées en gratins et tourtes. Elle se récolte de juillet à octobre.
Les **bettes** font référence à l'ensemble de la feuille alors que l'appellation « carde » ne concerne que la côte.

PROPRIÉTÉS NUTRITIONNELLES

La **blette**, feuilles et côtes confondues, est peu calorique avec environ 20 kcal/100 g.
Elle ne dépasse pas les 3 % de glucides, ce qui est inférieur à la moyenne des légumes (5 %).
Elle est riche en eau et en minéraux, notamment en magnésium (86 mg), potassium (510 mg), fer (2,3 mg) et calcium (80 mg), ce qui lui vaut des propriétés diurétiques.
Côté vitamines, elle est particulièrement bien pourvue en provitamine A (4 100 µg), aux propriétés antioxydantes et essentielles à la peau, aux tissus et à la vision.
La **blette** est également bien pourvue en vitamine C (35 mg/100 g), qui sera toutefois réduite à la cuisson,

et en vitamine B9, importante en période périconceptionnelle.
Enfin, l'acide oxalique qu'elle contient peut gêner l'absorption de certains minéraux et favoriser l'apparition de calculs biliaires.

POÊLÉE DE BLETTES

Ingrédients pour 1 personne :

o ½ botte de **blettes**
o 1 oignon
o 2 gousses d'ail
o ½ boîte de tomates concassées
o 1 pincée de thym
o 1 feuille de laurier
o Sel et poivre

o Trier et laver les **blettes.** Les couper en morceaux et les faire cuire 10 min dans un autocuiseur. Bien les égoutter.
o Dans une poêle à revêtement anti-adhésif, faire fondre à feu doux sans matières grasses l'oignon et l'ail hachés finement.
o Ajouter les tomates, saler, poivrer et compléter avec le thym et le laurier. Laisser mijoter et ajouter les **blettes.**
o Déguster bien chaud.

217. LE CŒUR DE PALMIER

ALIMENTATION DU SPORTIF ○ CONSTIPATION

À éviter en cas de régime hyposodé.

DESCRIPTION

Le **cœur de palmier** est le nom donné au chou palmiste. Il s'agit de la partie intérieure de la tige de plusieurs variétés de palmiers des régions tropicales.
Bien protégé par une série d'écorces, le **cœur de palmier** est une sorte de moelle tendre, cylindrique et blanchâtre. Il peut être consommé cru, mais est plus couramment vendu précuit en conserve et sa saveur rappelle quelque peu celle de l'artichaut.

PROPRIÉTÉS NUTRITIONNELLES

Le **cœur de palmier** apporte 44 kcal/100 g, ce qui est supérieur à la moyenne des légumes et impose une limitation dans les régimes contrôlés en glucides.
Il est particulièrement riche en fibres (1,8 g/100 g), avec une action stimulante sur le transit intestinal.
Il contient un grand nombre de minéraux essentiels (calcium, cuivre, fer, magnésium, potassium, phosphore, zinc), mais on remarque particulièrement son apport en manganèse de 1,13 mg/100 g, soit 56 % des apports journaliers recommandés. Cet oligo-élément est connu pour son rôle de régulateur de la fonction immunitaire et d'antioxydant.
Les **cœurs de palmier** appertisés sont conservés en saumure et apportent donc une quantité non négligeable de sodium (565 mg/100 g soit 1,4 g de sel), ce qui impose une limitation dans le cadre des régimes hyposodés.

Fruits et légumes

SALADE DES ÎLES

Ingrédients pour 1 personne :

- 100 g de batavia
- 100 g de tomates cerise
- 100 g de **cœurs de palmiers** égouttés
- 110 g d'ananas au sirop égouttés
- 8 bâtonnets de surimi
- 1 c. à s. de vinaigre de cidre
- 1 c. à s. d'huile de colza
- 1 c. à c. d'eau
- Sel et poivre

- Laver la batavia et les tomates. Couper les tomates en deux et émincer la salade. Tailler les **cœurs de palmiers** en rondelles et l'ananas en petits dés.
- Disposer la salade, les tomates, les **cœurs de palmier,** l'ananas et les bâtonnets de surimi dans une assiette.
- Préparer une sauce avec le vinaigre, l'huile, l'eau, le sel et le poivre.
- Arroser la salade de cette vinaigrette et servir.

218. LA FRAISE

RÉGIME HYPOCALORIQUE ○ RÉGIME CONTRÔLÉ EN GLUCIDES

À éviter en cas de côlon irritable et d'allergie.

DESCRIPTION

Petit fruit du fraisier disponible de mai à septembre, la **fraise** fait partie des fruits rouges.
Modérément sucrée et légèrement acide, elle se consomme le plus souvent crue ou sous forme de confiture.
La **fraise** ne mûrit plus après avoir été cueillie, d'où l'importance de l'acheter à point, sauf si vous souhaitez en faire des confitures car le taux de pectine permettant une bonne gélification diminue avec la maturation.

PROPRIÉTÉS NUTRITIONNELLES

La **fraise** s'avère peu sucrée avec 6 à 9 % de glucides et ainsi faiblement énergétique (35 kcal/100 g en moyenne). Avec 60 mg/100 g de vitamine C, c'en est une source intéressante, d'autant que son faible niveau calorique permet de consommer une portion de 250 g sans excès. Les flavonoïdes sont les principaux composés phénoliques présents dans la **fraise.** Ces antioxydants sont responsables de sa couleur rouge. Même si elle est moins riche que la framboise, la **fraise** contient de l'acide ellagique, un composé phénolique de la famille des tannins également reconnu pour ses propriétés antioxydantes.
La cuisson des **fraises** engendre une perte de 15 % à 20 % du contenu en antioxydants, mais ces substances restent tout de même présentes, y compris dans la confiture de **fraises.**

Fruits et légumes

Enfin, les petits grains secs présents sur la surface portent le nom d'akènes et sont souvent à l'origine des réactions allergiques. En effet, la **fraise** fait partie des aliments « histamino-libérateurs » à surveiller chez les personnes allergiques. Chez certains individus, les akènes peuvent également irriter l'intestin.

SOUPE DE FRAISE

Ingrédients pour 1 personne :

- 250 g de **fraises**
- ½ citron jaune non traité
- 1 pincée de gingembre en poudre
- Quelques feuilles de menthe

- Laver le citron puis prélever le zeste. Le couper finement.
- Presser le citron et réserver le jus.
- Laver, équeuter, puis mixer les **fraises.** Y ajouter le jus de citron et le gingembre en poudre.
- Placer la soupe au réfrigérateur pendant 20 min au moins.
- Laver puis sécher les feuilles de menthe à l'aide d'un papier absorbant. Les ciseler.
- Servir la soupe bien fraîche, décorée des zestes de citron et de feuilles de menthe ciselées.

219. LE PISSENLIT

DIURÉTIQUE ○ RÉTENTION D'EAU ○ CELLULITE
○ RÉGIME HYPOÉNERGÉTIQUE ○ TROUBLES
DU TRANSIT MINEURS

À éviter en cas de calculs biliaires, risque allergique.

DESCRIPTION

Fleur champêtre par excellence, le **pissenlit** est une plante herbacée vivace répandue à l'état sauvage, mais également cultivée.
Il est facilement identifiable grâce à ses feuilles très dentelées qui lui valent en Grande-Bretagne l'appellation dandelion (dent de lion).
Au printemps, les feuilles sont prêtes à être ramassées et sont servies en salade ou blanchies comme des épinards. Moins couramment, les boutons de fleurs peuvent être utilisés en remplacement des pointes d'asperges et les racines grillées peuvent être un bon substitut du café.
Très utilisées en phytothérapie, les feuilles et racines séchées sont servies sous forme d'infusion.

PROPRIÉTÉS NUTRITIONNELLES

Les feuilles de **pissenlit** sont très riches en vitamine C et en bêta-carotène.
Côté minéraux, le **pissenlit** apporte 187 mg/100 g de calcium, ce qui est remarquable, et une quantité intéressante de potassium. Il est possible que le nom français du **pissenlit** fasse référence aux propriétés diurétiques liées aux principes amers contenus dans la racine et les feuilles dans un premier temps, mais également amplifiées par la présence de potassium. Par ailleurs, il permettrait de traiter les troubles digestifs mineurs.

Enfin, les personnes allergiques aux plantes de la famille des astéracées (marguerite, chicorée, etc.) peuvent également réagir à la consommation de **pissenlit,** ce qui impose d'être vigilant.

SALADE RUSTIQUE

Ingrédients pour 1 personne :

- 2 œufs
- 100 g de tomate
- **Pissenlit** (à volonté)
- ¼ de gousse d'ail
- 1 c. à s. d'huile de colza
- 1 c. à c. de moutarde
- 1 c. à c. de vinaigre de vin
- Sel et poivre

- Faire cuire les œufs avec leur coquille dans de l'eau frémissante pendant 10 min.
- Les égoutter et les rafraîchir sous l'eau froide. Les écaler puis les couper en quartiers.
- Laver la tomate et le **pissenlit.** Couper la tomate en quartiers. Presser la gousse d'ail.
- Assembler tous les ingrédients et les assaisonner avec du sel et du poivre.
- Réaliser une vinaigrette avec l'huile, le vinaigre, la moutarde, le sel et le poivre. Napper la salade et servir aussitôt.

220. LE PANAIS

CONSTIPATION ○ PRÉVENTION DES CANCERS

*À contrôler pour les personnes diabétiques
et en cas de régime hypocalorique. À éviter
en cas de colopathie ou régime pauvre en fibres.*

DESCRIPTION

Le **panais** est une racine potagère à la forme assez proche de la carotte, mais de couleur écrue et au goût légèrement plus sucré. Il peut se consommer cuit en soupe, en purée ou dans un pot-au-feu, et il est souvent utilisé mélangé à d'autres légumes en raison de sa saveur assez prononcée.
Plus rarement, il se consomme cru et finement râpé en vinaigrette.

PROPRIÉTÉS NUTRITIONNELLES

Comparé à la carotte, le **panais** est plus riche en glucides avec plus de 17 % et apporte ainsi près de 70 kcal/100 g, ce qui est nettement supérieur à la moyenne des légumes.
Il est également plus riche en vitamines et minéraux et plus particulièrement en potassium avec 375 mg /100 g et en manganèse.
Côté vitamines, il apporte des vitamines B5, B6, B9, C et E en quantités intéressantes.
Le **panais** a la particularité de contenir de l'apigénine, au pouvoir antioxydant, et du falcarinol, qui joueraient un rôle dans la prévention des cancers d'après les études réalisées in vitro chez l'animal.
Il est aussi une bonne source de fibres alimentaires, principalement de fibres insolubles, qui agissent en

augmentant le volume des selles et aident à lutter contre la constipation.

VELOUTÉ DE PANAIS

Ingrédients pour 1 personne :

- 250 g de **panais**
- 150 ml de bouillon de légumes dégraissé
- 200 ml d'eau
- 1 c. à s. de crème fraîche 15 % de MG
- 1 pincée de noix de muscade râpée
- Sel et poivre

- Éplucher, laver et couper les **panais** en rondelles.
- Les faire cuire dans le bouillon et l'eau pendant 30 min environ.
- Mixer la préparation jusqu'à l'obtention d'un velouté, saler et poivrer à votre goût.
- Placer le velouté dans une grande assiette creuse.
- Ajouter la crème sous forme de quenelle et saupoudrer de noix de muscade.
- Déguster bien chaud !

221. LA BETTERAVE ROUGE

CONSTIPATION ○ GROSSESSE

À surveiller en cas de régimes contrôlé en glucides et régime hyposodé stricts.

DESCRIPTION

La **betterave rouge** est un légume-racine, au même titre que la carotte ou le navet. Sa couleur foncée et sa saveur sucrée la démarquent des autres légumes. Elle se consomme crue, à condition de la râper finement, ou plus couramment cuite.

PROPRIÉTÉS NUTRITIONNELLES

En tant que légume-racine et au même titre que la betterave sucrière, la **betterave rouge** élabore des réserves de glucides. Elle contient ainsi plus de 8 % de glucides, ce qui la rend plus sucrée et plus calorique que la moyenne des légumes.
Elle fournit une quantité intéressante de potassium, qui agit dans la transmission de l'influx nerveux, mais elle s'avère assez riche en sodium avec 60 mg/100 g, ce qui impose une limitation en cas de régime hyposodé strict. Les apports en magnésium et en calcium sont intéressants. Elle représente également une source intéressante de vitamine B9.
D'autre part, avec 2,5 g de fibres sous forme de cellulose et hémicelluloses, elle stimule en douceur le transit intestinal une fois cuite, mais s'avère plus irritante consommée crue. Ces fibres ont également l'avantage de ralentir l'assimilation des glucides qu'elle contient.
Enfin, ses pigments rouges contiendraient des substances aux propriétés antioxydantes intéressantes.

MILLEFEUILLE FRAÎCHEUR DE BETTERAVE ROUGE ET POMME GRANNY

Ingrédients pour 1 personne :

- 120 g de **betterave rouge** cuites
- 1 pomme granny smith
- 2 petits-suisses nature 20 % de MG
- Quelques brins de ciboulette fraîche
- 15 g de noix concassées
- Sel et poivre

- Peler et râper la pomme. Rincer et ciseler la ciboulette (réserver un brin entier). Les mélanger avec les petits-suisses, un peu de sel et de poivre. Ajouter les noix concassées.
- Couper la **betterave** en trois rondelles les plus régulières possibles.
- Déposer une première rondelle de **betterave,** recouvrir avec la moitié de la préparation à la pomme. Couvrir avec une autre rondelle de **betterave** et renouveler l'opération en terminant par la dernière tranche de **betterave** sur le dessus.
- Décorer avec le brin restant de ciboulette et réserver au frais jusqu'au service.

222. LE RUTABAGA

ALIMENTATION DU SPORTIF ○ CONSTIPATION

DESCRIPTION

Véritable légume d'hiver, le **rutabaga** est très peu consommé de nos jours et fait partie des légumes oubliés. Également appelé chou-navet, il appartient à la famille des crucifères comme toutes les variétés de choux, le navet et le cresson.

Il existe plusieurs variétés de **rutabaga,** mais celle à chair jaune orangé reste la plus fine et la plus agréable d'un point de vue gustatif.

On le consomme le plus souvent en soupe, mélangé à d'autres légumes, mais il s'accommode également très bien en accompagnement des viandes.

PROPRIÉTÉS NUTRITIONNELLES

Avec 39 kcal/100 g cuits et plus de 8 % de glucides, le **rutabaga** est plus riche que la moyenne des légumes. Il apporte une quantité intéressante de vitamine C, anti-infectieuse, importante pendant l'hiver, mais sa quantité sera toutefois diminuée à la cuisson.

Assez riche en fibres avec plus de 2 g, il agit en stimulant le transit intestinal.

Enfin, sa teneur en potassium élevée de 337 mg /100 g lui confère des vertus naturellement diurétiques et peut avoir des effets positifs sur la pression artérielle si l'on prend soin en parallèle de limiter sa consommation de sodium.

RACINES EN COCOTTE

Ingrédients pour 1 personne :

- 100 g de panais
- 100 g de carottes
- 100 g de **rutabagas**
- 1 gousse d'ail
- ½ cube de bouillon de volaille
- 1 pincée de cumin
- 1 c. à s. de crème fraîche 15 % de MG
- Sel et poivre

- Peler et laver les légumes.
- Couper les carottes et les panais en rondelles et les **rutabagas** en quartiers.
- Hacher l'ail.
- Dans une cocotte à revêtement anti-adhésif, faire colorer les légumes, puis ajouter l'ail.
- Verser 1 verre d'eau, puis émietter le cube de bouillon et poursuivre la cuisson pendant 15 min jusqu'à ce que les légumes soient bien tendres.
- Saupoudrer de cumin, saler et poivrer.
- Ajouter la crème et servir bien chaud.

223. LES FRUITS AU SIROP

COLOPATHIE ○ RÉGIME PAUVRE EN FIBRES

DESCRIPTION

Les **fruits au sirop** sont préparés à partir de fruits frais souvent pelés et épépinés ou dénoyautés, puis cuits dans un sirop préparé avec de l'eau, du sucre ou du miel et des épices au choix.
La plupart des fruits se prête très bien à ce mode de préparation qui permet une longue conservation et une consommation hors saison.

PROPRIÉTÉS NUTRITIONNELLES

Malgré l'appellation « au sirop » qui laisse penser qu'il s'agit de produits très sucrés et caloriques, l'apport énergétique reste en réalité raisonnable.
On compte en moyenne 70 kcal/100 g de **fruits au sirop**, à la condition de les égoutter avant consommation et de ne pas consommer le sirop.
Il existe également des **fruits au sirop** légers qui permettent de réduire encore cette valeur.
Enfin, dans ces fruits pelés, épépinés et cuits, les fibres ont été attendries par la cuisson et sont de ce fait très digestes.
Toutefois, la cuisson engendre une perte de vitamine C et il est important de varier les apports entre fruits cuits et fruits crus.

CLAFOUTIS AUX ABRICOTS

Ingrédients pour 1 personne :

- 100 g d'**abricots au sirop** (poids net égoutté)
- 150 ml de lait écrémé
- 1 œuf
- 2 c. à c. de sucre
- 10 g de fécule de maïs
- 5 g de poudre d'amandes

- Préchauffer le four à 200 °C (th. 6/7).
- Faire tiédir le lait dans une casserole à feu doux.
- Battre l'œuf avec le sucre, puis ajouter la fécule de maïs et la poudre d'amandes jusqu'à obtenir une pâte bien lisse.
- Ajouter le lait tiédi petit à petit en remuant bien pour ne pas obtenir de grumeaux.
- Tapisser un moule à manqué de papier cuisson, verser la pâte et répartir les **abricots** coupés en lamelles.
- Enfourner pour 20 min.
- Servir froid ou tiède.

224. LA CHOUCROUTE

GROSSESSE ○ CONSTIPATION ○ RÉGIME HYPOCALORIQUE (NON CUISINÉE)

DESCRIPTION

La **choucroute** correspond à du chou fermenté de 15 jours à 8 semaines, puis conservé en cuve en saumure.
Elle est ensuite décuvée, légèrement égouttée et commercialisée nature ou cuisinée.
Il existe de la choucroute nouvelle qui apparaît sur le marché dès septembre et correspond à la première récolte des variétés de choux dites « précoces ».
Cette **choucroute** est commercialisée après une fermentation de moins de 15 jours qui la laisse plus douce, plus craquante et moins acide.

PROPRIÉTÉS NUTRITIONNELLES

Comme le chou qui sert à sa fabrication, la **choucroute** bénéficie d'apports intéressants en fibres, en vitamine C, en vitamine B6 qui agit sur l'assimilation des glucides, B9, importante en période périconceptionnelle et pendant le premier trimestre de grossesse, ainsi qu'en fer, en magnésium et en calcium.
Il est préférable d'opter pour de la **choucroute** non cuisinée, la version cuisinée utilisant souvent du saindoux, c'est-à-dire de la graisse de porc riche en acides gras saturés, néfastes en excès pour le système cardio-vasculaire.
La **choucroute** nouvelle reste plus riche en vitamines et minéraux du fait de son mode de fabrication plus court qui induit moins de pertes, surtout si on la consomme crue.

Fruits et légumes

AUMÔNIÈRE À LA CHOUCROUTE ET SAUCE À LA CRÈME

Ingrédients pour 1 personne :

- 200 g de **choucroute** nature non cuisinée
- 2 feuilles de brick
- 120 g de filets de bacon
- ½ échalote
- Baies de genièvre
- 1 c. à s. de crème fraîche
- Poivre du moulin

- Laver la **choucroute** à l'eau tiède et bien la presser. La blanchir à deux reprises en la plongeant dans un bain d'eau bouillante non salée, puis la rincer à l'eau froide en l'effilochant et en la pressant pour bien l'égoutter. Préchauffer le four à 180 °C (th. 6).
- Étaler les feuilles de brick, puis répartir la **choucroute** et les tranches de bacon. Poivrer.
- Refermer les feuilles de bricks en aumônière en les maintenant à l'aide de ficelle alimentaire. Enfourner pour environ 15 min.
- Éplucher et émincer l'échalote. La faire revenir dans une poêle à revêtement antiadhésif à sec avec les baies de genièvre, puis baisser le feu et ajouter la crème. Rectifier l'assaisonnement et réserver.
- Sortir les feuilles de brick du four dès qu'elles sont bien dorées et les servir accompagnées de la sauce à la crème.

225. LE COING

DIARRHÉE

DESCRIPTION

Le **coing** est le fruit du cognassier, en forme de poire, assez volumineux. À maturité, il est jaune, très odorant et il se caractérise par une peau légèrement duveteuse en surface.
Le **coing** se consomme uniquement cuit et est utilisé principalement pour confectionner des gelées, des confitures, des pâtes de fruits ou des compotes.
Il peut également être pelé puis rôti au four et servi en garniture avec une viande blanche.

PROPRIÉTÉS NUTRITIONNELLES

Le **coing** apporte 58 kcal/100 g et 11 % de sucres, ce qui le rapproche de la moyenne des fruits. Il apporte 12 mg/100 g de vitamine C, mais cette quantité sera diminuée par le fait qu'on le consomme uniquement cuit. Riche en pectines, fibres solubles douces pour les intestins, le **coing** possède une action bénéfique et protectrice et ses propriétés antidiarrhéiques sont reconnues.
En effet, les tanins qu'il contient ralentissent le péristaltisme intestinal et les pectines sont capables de retenir une grande quantité d'eau, ce qui atténue les diarrhées. Du fait de leur action astringente, les tanins du **coing** jouent un rôle protecteur sur la muqueuse intestinale. Enfin, les pectines pourraient agir en absorbant les toxines, et les tanins possèdent une action antiseptique. Ils ont donc des effets intéressants pour lutter contre des bactéries ou des germes indésirables, souvent présents en cas de diarrhée.

COMPOTÉE DE COING

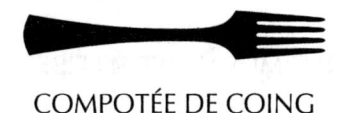

Ingrédients pour 1 personne :

- 250 g de **coing**
- 2 c. à s. d'eau
- 2 c. à s. de sucre en poudre

- Selon votre goût : cannelle, badiane, cardamome…
- Éplucher et épépiner le **coing.** Le couper en morceaux.
- Dans une casserole, déposer les morceaux de **coing**, l'eau, le sucre et les épices de votre choix.
- Faire cuire à feu doux à couvert pendant 10 à 15 min. Les morceaux doivent être fondants.
- Retirer les épices si nécessaire et écraser grossièrement à la fourchette les morceaux de **coing.**
- Déguster et savourer cette compotée de **coing** parfumée encore tiède.

226. LES COMPOTES SANS SUCRES AJOUTÉS

RÉGIME PAUVRE EN FIBRES

DESCRIPTION

La **compote** est un dessert préparé à partir de fruits cuits laissés en morceaux ou mixés avec ajout de sucre ou non et d'arômes au choix.
La quantité de sucre est facilement contrôlable pour les recettes maison, mais les produits du commerce ont des recettes variables et il est important de bien lire les étiquettes.

PROPRIÉTÉS NUTRITIONNELLES

Une portion de 100 g de **compote de fruits sans sucres ajoutés** apporte environ 70 kcal, soit l'équivalent d'un fruit.
Les fibres des fruits une fois cuites sont bien plus digestes et c'est ainsi sous forme de **compote** finement mixée que l'on introduit les fruits dans l'alimentation des bébés.
Comparativement aux fruits frais, la vitamine C, sensible à la chaleur, est nettement diminuée par la cuisson. Mais certains fabricants ajoutent de l'acide ascorbique (vitamine C) comme conservateur, ce qui s'avère alors intéressant. Dans le commerce, on trouve des **compotes** sucrées soit avec du saccharose, soit avec du sirop de glucose-fructose. Il convient d'éviter ces dernières.
Pour les **compotes** allégées en sucre, l'ajout de sucre a simplement été diminué d'au moins 20 %.
Les **compotes sans sucres ajoutés** sont à privilégier. Cela ne signifie pas qu'il s'agisse d'un produit ne contenant pas de glucides, mais simplement que le sucre naturellement

Fruits et légumes

contenu dans le fruit (fructose) suffira alors à donner la saveur sucrée.

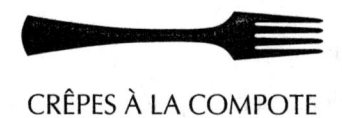

CRÊPES À LA COMPOTE

Ingrédients pour 4 crêpes :

- 25 g de farine
- 25 g de fécule de maïs
- 1 pincée de sel
- 1 œuf
- 150 ml de lait demi-écrémé
- Un peu d'huile
- 400 g de **compote de fruits sans sucres ajoutés**

- Dans un saladier, verser la farine et la fécule tamisées, ajouter le sel, puis creuser un puits.
- Casser l'œuf au milieu du puits et le battre en omelette.
- Verser la moitié du lait au centre du puits et mélanger. Compléter petit à petit avec le reste de lait jusqu'à l'obtention d'une pâte bien lisse, légèrement épaisse.
- Faire chauffer la crêpière à feu vif et passer un essuie-tout imbibé d'un peu d'huile. Une fois la crêpière bien chaude, verser une petite louche de pâte en l'étalant sur toute la crêpière. Recommencer l'opération jusqu'à épuisement de la pâte.
- Pour une collation, consommer 1 crêpe garnie de 100 g de **compote** et déguster aussitôt !

227. LE PÂTISSON

GROSSESSE ○ RÉGIME HYPOCALORIQUE ○ RÉGIME VÉGÉTARIEN/VÉGÉTALIEN

DESCRIPTION

Le **pâtisson,** également appelé artichaut d'Espagne, est un légume oublié de la famille des cucurbitacées.
Il se distingue des autres courges par la forme de son fruit : aplati, plus ou moins conique avec des bosses en périphérie qui forment une sorte de couronne.
La chair est blanche la plupart du temps, très tendre et se consomme uniquement cuite. Son goût se rapproche de celui de l'artichaut.

PROPRIÉTÉS NUTRITIONNELLES

Très riche en eau comme tous les autres légumes de la famille des cucurbitacées, le **pâtisson** est peu calorique avec 22 kcal/100 g, ce qui est comparable aux choux.
Il est bien pourvu en vitamines B1, C et B6, mais surtout en folates ou vitamine B9 (170 µg/100 g). Cette vitamine est primordiale en période périconceptionnelle et pendant le premier trimestre de grossesse, pour éviter les anomalies de fermeture du tube neuronal.
L'apport en fer est intéressant, bien qu'il s'agisse de fer d'origine végétale, non héminique, moins bien assimilé que celui d'origine animale.
Enfin, l'apport en fibres est modéré et il s'agit de fibres solubles qui stimulent le transit en douceur.

PÂTISSON FARCI

Ingrédients pour 2 personnes :

- 1 **pâtisson**
- 1 oignon
- 250 g de viande hachée de bœuf 5 % de MG
- 40 g d'emmental râpé
- 1 gousse d'ail
- 1 c. à s. de persil haché
- Sel et poivre en grains

- Préchauffer le four à 210 °C (th. 7).
- Laver le **pâtisson**, couper son chapeau, l'évider entièrement.
- Réduire l'oignon en purée à l'aide d'un mixeur.
- Dans un saladier, mélanger la viande avec la purée d'oignon, l'emmental râpé, l'ail écrasé, le persil. Saler et poivrer.
- Garnir le **pâtisson** de ce mélange.
- Enfourner pour 60 min.
- Servir immédiatement !

228. LE SALSIFIS OU SCORSONÈRE

RÉTENTION D'EAU ○ CONSTIPATION

À éviter en cas de régime pauvre en fibres.

DESCRIPTION

Les **salsifis** ou **scorsonères** sont des légumes-racines, au même titre que la carotte, et se récoltent d'octobre à janvier.
Les vrais **salsifis**, à peau jaune, ont pratiquement disparu des étals et on consomme des **scorsonères,** à peau noire. Plus savoureux, ils sont moins fibreux, surtout si l'on prend soin de choisir les plus jeunes et les plus fins.

PROPRIÉTÉS NUTRITIONNELLES

La **scorsonère** apporte 30 kcal/100 g, ce qui reste modéré. Elle renferme une quantité intéressante de vitamines du groupe B, importantes pour le système neuromusculaire et de la vitamine E antioxydante.
Le **salsifis** participe à la couverture des besoins en calcium et magnésium, mais surtout en potassium (320 mg/100 g), ce qui lui confère des vertus diurétiques. Il apporte également une belle quantité de manganèse qui intervient au niveau du système respiratoire et du cerveau.
Enfin, avec 4 g/100 g de fibres, il agit en activant le transit intestinal.

Fruits et légumes

COCOTTE DE LAPIN AUX SALSIFIS ET TOMATES AU THYM

Ingrédients pour 1 personne :

- 2 râbles de lapin
- 200 g de **salsifis** (poids net égoutté)
- ½ oignon
- 1 c. à s. d'huile d'olive
- 100 g de tomates pelées au jus (poids net égoutté)
- 1 cube de bouillon de volaille dégraissé.
- 1 c. à s. de persil haché
- Sel et poivre

- Rincer les **salsifis** et les égoutter.
- Peler et émincer l'oignon finement.
- Dans une cocotte, faire fondre l'oignon émincé dans l'huile d'olive puis y faire dorer les râbles de lapin.
- Ajouter le cube de bouillon, couvrir d'eau et faire cuire pendant 30 min à feu doux.
- Ajouter les **salsifis,** les tomates préalablement coupées en quatre, saler et poivrer.
- Prolonger la cuisson pendant 10 min, saupoudrer de persil et servir bien chaud !

229. LE CHOCOLAT NOIR

ALIMENTATION DU SPORTIF ○ SOURCE D'ANTIOXYDANTS

DESCRIPTION

Le **chocolat** est obtenu à partir des fèves de cacao qui sont torréfiées, puis broyées avant séparation de la pâte de cacao, qui donnera, après d'autres traitements, le cacao en poudre, et le beurre de cacao, la partie lipidique.

Pour obtenir un **chocolat noir,** on mélange de la pâte de cacao (35 % minimum), du beurre de cacao et du sucre dans des proportions variables.

PROPRIÉTÉS NUTRITIONNELLES

On retrouve dans la fève de cacao une concentration intéressante en flavonoïdes associés à du zinc, du manganèse et du cuivre, qui agissent en synergie comme antioxydants.

Plus le pourcentage de cacao est élevée, plus grand sera le pouvoir antioxydant.

Ces propriétés ont également pour effet de diminuer l'oxydation du mauvais cholestérol (LDL) et la vitamine B3 contenue dans le chocolat permet de réduire l'encrassement des artères.

D'autre part, le **chocolat noir** renferme une teneur intéressante en magnésium : 112 mg/100 g.

On remarque la présence de caféine, de théobromine et de théophylline. Ces substances sont des stimulants bien connus et 100 g de chocolat contiennent presque autant de caféine que 100 ml de café, mais bien plus de calories ! Le **chocolat noir** contient également de la

phényléthylamine, à la structure proche des amphétamines, et l'anandamide, aux vertus euphorisantes.
La croyance selon laquelle le **chocolat noir** serait le chocolat le moins riche en calories est fausse. En effet, qu'ils soient noirs, au lait ou blancs, tous les **chocolats** sont aussi caloriques les uns que les autres (530 kcal/100 g en moyenne). Le **chocolat noir** est surtout moins sucré, et sa forte concentration en cacao sature plus rapidement les papilles, ce qui rend plus facile la gestion de sa consommation.

POIRES AU FOUR CHOCO-AMANDE

Ingrédients pour 4 personnes :

- 4 belles poires conférence
- 60 g de **chocolat noir** pâtissier corsé
- 2 c. à s. de poudre d'amandes
- 2 c. à s. de sucre cassonade

- Préchauffez le four à 200 °C (th. 6/7).
- Laver les poires, les couper en deux et retirer les pépins.
- Placer au centre de 4 demi-poires, 2 carrés de **chocolat noir,** de la poudre d'amandes et du sucre cassonade.
- Refermer les poires. Les placer dans un plat allant au four tapissé de papier cuisson.
- Enfourner pour 30 min environ. Laisser tiédir avant de déguster.

230. LA STÉVIA

DIABÈTE ○ RÉGIME HYPOCALORIQUE

DESCRIPTION

La **stévia** rebaudiana est une plante originaire du Paraguay et du Brésil, où elle pousse à l'état sauvage comme un petit arbuste.
Appelée « herbe sucrée », elle est utilisée comme plante naturellement sucrante par les Indiens Guarani du Paraguay et du Brésil depuis des siècles. Son petit goût, qui rappelle la réglisse, est caractéristique et elle supporte des cuissons allant jusqu'à une température de 200 °C. Utilisable traditionnellement sous forme de feuilles séchées, on trouve, depuis son autorisation en France, des pastilles ou des poudres édulcorantes élaborées à partir de ce rébaudioside A, qui est le composant le plus sucré de la feuille de **stévia.**

PROPRIÉTÉS NUTRITIONNELLES

Le pouvoir sucrant de la plante de **stévia** peut être attribué à des composants présents naturellement dans ses feuilles : les steviols glycosides dont le rébaudioside A. Isolé, son pouvoir sucrant est 200 fois supérieur à celui du sucre (saccharose) et tout cela sans apport nutritif. La **stévia** a également un effet négligeable sur l'augmentation du glucose dans le sang, ce qui en fait un édulcorant compatible avec les régimes pour hypoglycémiants.
Les pastilles à base de **stévia** sont composées de rébaudioside, mélangé à un agent de charge qui est souvent un sucre-alcool. Ce dernier apporte donc tout de même des glucides et quelques calories. Ainsi, il est conseillé de rester vigilant sur des produits à base de **stévia** qui peuvent contenir un ajout de sucre.

PETITS FLANS CROQUANTS AU CHOCOLAT

Ingrédients pour 4 personnes :

- 400 ml de lait demi-écrémé
- 2 cm de gousse de vanille
- 2 œufs entiers
- 4 c. à c. de **stévia** en poudre
- 40 g de fécule de maïs
- 20 g de chocolat noir

- Préchauffer le four à 180 °C (th. 6).
- Mettre le lait à bouillir avec la gousse de vanille fendue et grattée.
- Mélanger les œufs entiers et la **stévia** jusqu'à ce que le mélange blanchisse.
- Ajouter la fécule de maïs tamisée et mélanger. Retirer la gousse de vanille du lait. L'incorporer au mélange précédent en remuant vivement. Faire chauffer la préparation à feu doux 2 min sans cesser de remuer.
- Verser la crème dans des petits ramequins et enfourner pour 30 min.
- Réserver au frais. Réaliser des copeaux de chocolat à l'aide d'un couteau économe, et servir les flans recouverts de copeaux de chocolat.

231. LE MIEL

ALIMENTATION DU SPORTIF

DESCRIPTION

Produit 100 % naturel, le **miel** est un aliment de récolte. Il est fabriqué par les abeilles avec les sucs butinés sur les fleurs, appelés nectar ou miellat.
Stocké dans la ruche, il est à l'origine produit pour la propre consommation des abeilles.

PROPRIÉTÉS NUTRITIONNELLES

Le **miel** est une solution saturée en sucres et il cristallise ainsi plus ou moins rapidement, en fonction de l'équilibre de ses deux sucres principaux, le glucose et le fructose.
Plus la teneur en fructose est élevée, plus il restera liquide longtemps ; plus la teneur en glucose est élevée, plus il cristallisera vite et sera un **miel** solide.
Cet équilibre des sucres dépend de son origine florale, mais n'a pas de lien direct avec sa qualité.
Composé à plus de 80 % de glucides simples, il est facilement assimilé par le corps et son énergie est rapidement disponible. Avec 316 kcal/100 g, il est légèrement moins calorique que le sucre pur (saccharose) qui en apporte 400 et possède un pouvoir sucrant supérieur, d'autant plus important s'il est riche en fructose.
Ainsi, on considère qu'il faut moins de **miel** que de sucre pour une saveur sucrée similaire, d'où un petit gain calorique.
Le **miel** contient également une petite quantité de potassium et des traces de quelques autres nutriments.
Enfin, le **miel** est connu pour être un antibactérien efficace. Ces propriétés sont dues à deux protéines qu'il

contient et qui freinent ou inhibent la reproduction des bactéries, jouant un rôle dans le système immunitaire.

FIGUES AU FOUR

Ingrédients pour 1 personne :

- 2 petites figues
- 50 g de fromage blanc nature 20 % de MG
- Le jus de ¼ de citron
- 1 c. à c. de **miel**
- 8 g de pignons de pin

- Préchauffer le four à 180 °C (th. 6).
- Laver puis fendre chaque figue en quatre.
- Mélanger le fromage blanc, le jus de citron, le **miel** et les pignons de pin.
- Répartir ce mélange au centre de chaque figue fendue, puis enfourner pour 10 min.
- Servir tiède.

232. LES SORBETS PLEIN-FRUIT

RÉGIME HYPOCALORIQUE

DESCRIPTION

Avec 6 kg de glaces et de **sorbets** consommés par personne et par an, les Français sont de véritables adeptes. Toutefois, toutes les glaces ne sont pas comparables. Les **sorbets,** contrairement aux crèmes glacées préparées à partir de lait entier, de crème, de sucre et de parfums variés, ne contiennent aucune matière grasse. Les **sorbets** sont constitués uniquement d'un mélange d'eau, de sucre et de pulpe de fruits avec au minimum 15 % de pulpe, purée ou jus pour les fruits acides (cassis, citron…), ou au minimum 35 % pour les fruits doux (fraise, poire…).

PROPRIÉTÉS NUTRITIONNELLES

Les **sorbets** sont ainsi modérément caloriques.
On peut considérer, dans certains cas, que 2 boules de sorbet valent 1 fruit frais, soit 80 kcal environ.
Les **sorbets** conservent par ailleurs une très grande partie de la vitamine C du fruit de base, dilué toutefois par l'ajout d'eau et de sucre.
Quand le fruit utilisé est particulièrement riche en vitamine C (cassis, fraises, etc.), 2 boules de **sorbets** peuvent tout de même couvrir jusqu'à $1/3$ des besoins journaliers en vitamine C, selon la qualité du **sorbet,** c'est-à-dire suivant qu'il est réalisé à partir de jus ou de purée de fruit et selon la proportion utilisée dans la recette.
Les **sorbets** restent toutefois plus riches en sucre et moins riches en fibres qu'un fruit frais. La préparation de **sorbets** maison est une bonne option pour déguster un produit de qualité.

Produits sucrés et assimilés

SORBET À LA FRAISE

Ingrédients pour 1 personne :

- 250 g de fraises mûres et parfumées
- 1 blanc d'œuf
- Le jus de ½ orange
- Le jus de ½ citron
- 1 c. à s. de sucre en poudre

- Laver et équeuter les fraises, puis les couper en morceaux.
- Les passer au chinois pour retirer les petits grains désagréables au palais et aux dents.
- Battre le blanc d'œuf avec le jus d'orange et le jus de citron et y verser le sucre, puis les fraises, et mélanger le tout jusqu'à obtenir une consistance bien lisse. Verser dans un bol et mettre au congélateur.
- Lorsque le **sorbet** commence à prendre, le battre à nouveau pour éviter les cristaux.
- Le verser dans des coupes individuelles refroidies auparavant et le remettre au congélateur quelques heures encore.

233. LE THÉ VERT

RÉGIME HYPOCALORIQUE

DESCRIPTION

Quelle que soit la variété de thé (blanc, vert, noir…), les thés proviennent tous de la même espèce de théier. Les modifications dépendent des procédés et du temps de conditionnement, faisant varier le degré de fermentation des feuilles.
Un **thé vert** est un thé peu oxydé, il conserve ainsi une coloration proche de celle de la feuille du théier.
Le thé noir est a contrario un thé ayant fermenté longtemps. Le thé Oolong est un thé partiellement oxydé.

PROPRIÉTÉS NUTRITIONNELLES

Il semble que le **thé vert** soit celui qui possède le plus de vertus.
Il contient de la caféine et de nombreuses substances antioxydantes de la famille des catéchines, dont l'épigallocatéchine gallate (EGCG). Certaines études ont montré que ces substances auraient également un effet stimulant, et activeraient le métabolisme et la combustion des graisses.
Parce qu'il est le moins oxydé, le **thé vert** contient 10 fois plus d'EGCG que le thé noir et 2,5 fois plus que le thé Oolong. Riche en tanins, ce sont ces polyphénols antioxydants qui donnent au thé son arôme et son goût amer particulier. Le taux de caféine (théine) est semblable à celui du thé noir, soit 20 à 90 mg par tasse, mais ses effets excitants sont atténués par la présence des tanins. Il convient tout de même d'éviter les consommations excessives.

Contrairement à ce que l'on pense, quand le thé infuse longtemps, l'action des tanins vient gêner l'action de la théine, ce qui le rend alors plus léger. Privilégiez la consommation à distance des repas, dans la mesure où le thé peut gêner l'absorption du fer d'origine végétale.

GLACE FRAMBOISE AU THÉ VERT

Ingrédients pour 1 personne :

- 200 g de framboises surgelées
- 3 c. à s. de **thé vert** japonais en feuilles
- 200 ml d'eau
- 10 g de sucre
- 1 pincée de gingembre râpé
- Le zeste et le jus de ½ citron vert
- 100 g fromage blanc nature 20 % de MG

- Faire bouillir l'eau avec le sucre et le **thé vert**. Laisser infuser 5 à 10 min.
- Filtrer et ajouter le gingembre finement râpé et quelques zestes de citron vert très fins.
- Lorsque le sirop est refroidi, ajouter le jus de citron et mixer avec les framboises encore surgelées et le fromage blanc.
- Faire prendre en sorbetière et terminer la prise au congélateur.

234. LE CAFÉ

SOURCE D'ANTIOXYDANTS

DESCRIPTION

Le **café** est une des boissons les plus consommées dans le monde. Elle est obtenue à partir des fèves du caféier qui subissent un traitement thermique d'intensité et de durée variable, selon la couleur et le goût désiré. La culture du **café** est très développée dans de nombreux pays tropicaux, mais les deux principaux producteurs mondiaux sont le Brésil et la Colombie.

PROPRIÉTÉS NUTRITIONNELLES

Le **café** est une excellente source de magnésium et de cuivre, de vitamine B2, B3 et B5.
Mais ses principales propriétés sont liées à la présence de caféine qui agit comme stimulant intellectuel.
Chez l'adulte en bonne santé, une petite quantité peut augmenter la vigilance et la concentration.
Chez d'autres personnes, elle peut en revanche entraîner une hyperexcitabilité nerveuse, parfois accompagnée de crampes musculaires, d'anxiété, de troubles du sommeil, et parfois même une tachycardie lors d'une consommation très rapide d'une grande quantité de **café** (au-delà de 400 à 600 mg de caféine, soit 5 à 8 tasses).
Pour des effets bénéfiques, privilégiez une consommation modérée de trois tasses de **café** par jour, soit 300 mg de caféine maximum et à distance des repas dans la mesure où il peut gêner l'absorption du fer d'origine végétale. Une tasse normale (100 ml de **café**) contient en moyenne 75 mg de caféine, mais le robusta au goût plus amer et corsé contient, lui, deux fois plus de caféine que l'arabica. Le **café** contient une quantité

intéressante d'antioxydants, avec une action bénéfique sur l'organisme.

Les grains de **café** sont également riches en fibres alimentaires solubles dont une partie se retrouverait dans le **café,** d'où un effet irritant et laxatif pouvant être intéressant, mais imposant une limitation pour les personnes sensibles. Le **café** décaféiné peut être une alternative aux personnes plus sensibles aux effets de la caféine. Autrement, pour limiter la quantité de caféine, préférez un arabica à un robusta et en expresso court plutôt qu'en filtre.

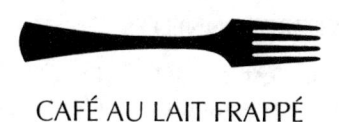

CAFÉ AU LAIT FRAPPÉ

Ingrédients pour 1 personne :

- 1 petite tasse de **café** ou d'expresso
- 150 ml de lait écrémé (demi-écrémé à 1 600 ou 1 800 kcal)
- 1 c. à c. de sucre
- 2 gouttes d'extrait de vanille liquide
- 2 glaçons
- 1 pincée de cannelle

- Laisser refroidir la tasse de **café** ou d'expresso.
- Mixer le **café** refroidi avec le lait, le sucre, l'extrait de vanille et les glaçons.
- Saupoudrer de cannelle et déguster aussitôt.

235. L'EAU DU ROBINET

POUR TOUT ET POUR TOUS

DESCRIPTION

Provenant de nappes phréatiques, l'**eau du robinet** est préalablement traitée de façon à éliminer toute trace de pollution ainsi que les éléments bactériologiques gênants. L'eau potable est vendue 100 fois moins chère que les eaux embouteillées, ce qui lui confère un très bon rapport qualité/prix.

PROPRIÉTÉS NUTRITIONNELLES

Le corps humain est constitué de 60 % d'eau, qui y exerce de nombreuses fonctions : élément constitutif des cellules et du liquide extracellulaire, solvant, milieu de réactions chimiques, réactif, transporteur de nutriments et de produits de dégradation, rôle de thermorégulateur, de lubrifiant et d'absorbeur de chocs.
Il est important de s'hydrater quotidiennement pour maintenir sa balance hydrique et rééquilibrer les pertes liées à la respiration, la transpiration, les urines…
Une consommation d'eau quotidienne raisonnable se situe autour de 1 l à 1,5 l. Il est surtout important de boire à sa soif et un peu plus lors d'une activité physique, d'une forte chaleur ou de fièvre.
L'eau a la particularité de n'apporter aucune calorie et c'est la seule boisson indispensable. Pour autant, elle ne fait pas maigrir.
La dureté de l'eau est un élément important qui nous informe de sa minéralisation. Elle est en effet liée à la quantité de sel, de calcium et de magnésium qu'elle contient et qui dépend de la nature des terrains traversés par l'eau.

En Île-de-France par exemple, avec 90 mg/l de calcium, l'eau participe à la couverture de nos besoins.

BOUILLON DE LÉGUMES MAISON

Ingrédients pour 1 personne :

- 200 g de légumes frais ou surgelés nature au choix : poireaux, carottes, navets, haricots verts…
- 1 branche de thym
- 1 feuille de laurier
- 2 clous de girofle
- 2 grains de poivre noir
- 500 ml d'**eau du robinet**
- ½ oignon

- Éplucher et laver tous les légumes. Les couper en morceaux de taille égale. Peler et émincer l'oignon.
- Dans une cocotte, déposer tous les légumes en morceaux, l'oignon, la branche de thym, la feuille de laurier, les clous de girofle, les grains de poivre, et verser l'**eau.**
- Faire cuire à couvert, à feu moyen pendant 45 min.
- Vérifier la cuisson des légumes : al dente ou bien cuits, selon votre préférence.
- Passer le bouillon au chinois.

236. LES EAUX BICARBONATÉES

DIGESTION DIFFICILE ○ RÉCUPÉRATION DE L'EFFORT

DESCRIPTION

Les eaux minérales se distinguent en fonction de leur richesse en minéraux caractérisée par le résidu à sec.
Le bicarbonate, ou hydrogénocarbonate, est un ion dont la formule chimique est HCO_3- et certaines eaux riches en minéraux sont également riches en bicarbonates, le plus souvent sous forme de bicarbonates de sodium. Les eaux gazeuses contiennent en moyenne 1 485 mg/l de bicarbonates et certaines plus de 4 000 mg/l, alors que les eaux minérales plates en contiennent en moyenne 250 mg/l.

PROPRIÉTÉS NUTRITIONNELLES

Le bicarbonate de sodium est connu pour ses propriétés antiacides. Ainsi, boire des **eaux bicarbonatées** agit comme un tampon et contribue à vaincre l'acidité, et donc à faciliter la digestion.
D'autre part, une étude clinique réalisée par le Pr Michel Rieu (CHU de Cochin) a démontré plusieurs actions d'une **eau bicarbonatée** chez des sportifs de haut niveau. Lors de l'effort, le muscle produit un excès d'acide, notamment de l'acide lactique, et la consommation d'eau riche en bicarbonates aide à diminuer cette acidité de l'organisme, améliore l'hydratation et diminue la fatigue musculaire.
Si ces eaux riches en bicarbonates de sodium ont longtemps été contre-indiquées en cas d'hypertension, le Dr Jean-Jacques Helwig, directeur de recherche à l'INSERM, a réalisé une vaste étude qui a mis en évidence que, contrairement aux effets provoqués par le

chlorure de sodium, « les régimes riches en bicarbonate de sodium ne sont jamais capables d'induire ou d'aggraver une hypertension artérielle ». De plus, « chez l'hypertendu essentiel, la prise de bicarbonate pourrait même être bénéfique ».

CITRONNADE MAISON

Ingrédients pour 1 personne :

- Quelques feuilles de menthe fraîche
- 1 citron
- 250 ml d'**eau gazeuse riche en bicarbonates**
- 1 glaçon

- Laver quelques feuilles de menthe, les ciseler finement.
- Presser le jus de citron, ajouter l'**eau gazeuse** et les feuilles de menthe ciselées.
- Placer au réfrigérateur au moins 1 h afin que les arômes se développent.
- Verser dans un verre, ajouter un glaçon et servir immédiatement !

237. LE JUS DE CRANBERRIES OU CANNEBERGE

INFECTIONS URINAIRES (ET PRÉVENTION)

DESCRIPTION

La cranberry ou **canneberge** ou airelle d'Amérique est une petite baie rouge de la famille des éricacées dont l'acidité caractéristique s'accorde aussi bien au sucré qu'au salé.
Aux États-Unis, on la retrouve dans des desserts, du vin, de la sauce, de la moutarde, des glaces, de la bière et même des cosmétiques. En France, elle est principalement disponible sous forme de jus.

PROPRIÉTÉS NUTRITIONNELLES

Les **canneberges** sont modérément caloriques à l'état frais avec 46 kcal/100 g. Sous forme de jus, on atteint 70 kcal pour un verre de 150 ml et, une fois séchées, 300 kcal/100 g.
Sa richesse en anthocyanes, flavonoïdes et tanins lui conférerait des vertus de protection des cellules, contre l'effet négatif des radicaux libres.
L'efficacité de la **cranberry** pour lutter contre les cystites à répétition a été prouvée par diverses études cliniques. Principalement, l'effet serait préventif par le dépôt d'un film protecteur sur les parois du système urinaire. Il agirait également comme un véritable désinfectant des voies urinaires.
Associé à la recommandation première qui est de boire beaucoup, le **jus de cranberries** assure une diminution du nombre de cystites.
D'autres recherches sont en cours pour démontrer son utilité dans des infections intestinales (de type viral

comme les gastro-entérites), la prévention des caries (par dépôt d'un biofilm) et dans la prévention des mycoses vaginales.

SAUCE SUCRÉE AUX CRANBERRIES

Ingrédients pour 8 personnes :

- 480 ml de pur jus d'orange sans sucres ajoutés
- 240 ml de jus de pomme
- Le zeste de 2 oranges
- 1 bâton de cannelle
- 450 g de **cranberries**

- Dans une casserole, mélanger les jus d'orange et de pomme, les zestes d'orange et la cannelle. Porter à ébullition puis ajouter les **cranberries.** Laisser mijoter sur feu doux jusqu'à ce que la sauce épaississe.
- Si vous êtes sensible à l'acidité, ajouter un petit peu de sucre !

238. LES EAUX RICHES EN MAGNÉSIUM

CONSTIPATION

DESCRIPTION

Les eaux minérales se distinguent en fonction de leur richesse en minéraux caractérisée par le résidu à sec.
On considère comme pauvres en minéraux les eaux ayant un résidu à sec inférieur à 400 mg/l.
Au-delà de ce chiffre, on peut atteindre jusqu'à plus de 2 500 mg/l de résidu à sec avec une richesse plus particulière en magnésium pour certaines eaux, souvent couplée à une quantité significative de calcium.
Les eaux qui contiennent plus de 65 mg de magnésium par litre sont considérées comme riches.

PROPRIÉTÉS NUTRITIONNELLES

Les **eaux riches en magnésium** participent significativement à la couverture des besoins.
Le magnésium joue des rôles clé dans l'organisme en participant à la transmission de l'influx nerveux, à la fabrication de protéines, à la régulation du rythme cardiaque et du transit intestinal.
Une carence peut être responsable d'une fatigue persistante, de sensations de tension, de stress et parfois même de symptômes plus importants comme des insomnies, des crampes ou même des palpitations cardiaques.
L'organisme n'ayant pas de réserves en magnésium, il est important de lui fournir un apport quotidien et régulier auquel l'eau peut contribuer.
L'apport journalier conseillé pour les adultes va de 360 à 420 mg par jour.

COMPOTE POMMES-PRUNEAUX

Ingrédients pour 1 personne :

- 1 pomme
- 30 g de pruneaux dénoyautés
- Quelques zestes d'orange
- 150 ml d'**eau riche en magnésium**

- Laver, éplucher et épépiner la pomme. La couper en dés et la mettre dans une casserole.
- Couper les pruneaux en deux, les ajouter avec la pomme.
- Ajouter les zestes d'orange et l'**eau,** cuire à feu doux à couvert pendant 20 min.
- Dès que les dés de pomme sont bien fondants, stopper la cuisson et mixer finement.
- À consommer tiède ou froide.

239. LE PUR JUS DE TOMATE SANS SEL AJOUTÉ

RÉGIME HYPOCALORIQUE

DESCRIPTION

Le **jus de tomate** est un jus préparé à partir de tomates pressées.
Très rafraîchissant, il est consommé directement comme boisson en apéritif, agrémenté souvent de sel de céleri, de sauce pimentée, d'herbes et d'épices au choix. Il entre également dans la composition de cocktails comme le célèbre Bloody Mary. Vendu dans le commerce au rayon des jus de fruits, il est également facile d'en préparer soi-même à partir de tomates bien mûres. Si vous choisissez un produit du commerce, restez vigilant : certains contiennent un ajout de sucre et la plupart sont excessivement salés avec 5 à 6 g de sel par litre, soit plus de 1 g de sel par verre de 200 ml. Privilégiez donc les jus 100 % pur jus et sans sel ajouté !

PROPRIÉTÉS NUTRITIONNELLES

Contrairement aux autres jus de fruits, le **jus de tomate** est plus de 2 fois moins calorique, c'est ainsi un très bon choix pour un apéritif léger et rafraîchissant. Il apporte seulement 4 % de glucides et moins de 20 kcal/100 ml. Riche en acides organiques naturels, le **jus de tomate** garde une petite touche acidulée qui agit en stimulant les sécrétions digestives et prépare ainsi à la bonne assimilation du repas qui suit.
Enfin, le **jus de tomate** conserve une grande partie des carotènes et notamment du lycopène présent dans les tomates fraîches. Même s'il n'a pas d'action vitaminique, son action antioxydante est remarquable.

SMOOTHIE TOMATE-AVOCAT

Ingrédients pour 1 personne :

- ½ avocat
- 1 petit morceau de céleri-branche (2 cm environ)
- 3 feuilles de basilic frais
- 150 ml de pur **jus de tomate sans sel ajouté**
- 1 c. à s. de jus de citron sans sucres ajoutés
- 1 pincée de cumin en poudre
- Quelques gouttes de sauce pimentée
- 1 pincée de sel
- Poivre du moulin

- Récupérer la chair de l'avocat, la couper en morceaux et la mettre dans un mixer.
- Laver le céleri-branche et les feuilles de basilic.
- Dans le mixer, ajouter le **jus de tomate,** le jus de citron, 2 feuilles de basilic, le céleri-branche, le cumin et la sauce pimentée.
- Ajouter un glaçon, poivrer et saler modérément.
- Mixer jusqu'à obtenir un smoothie bien lisse.
- Décorer d'une feuille de basilic et servir immédiatement.

240. LE THÉ ROOIBOS

GROSSESSE ○ INTOLÉRANCE À LA CAFÉINE

Colopathie, ulcère (maladies digestives pouvant être aggravées par la caféine).

DESCRIPTION

Le rooibos est un arbuste rougeâtre originaire d'Afrique du Sud, faisant partie du même ordre que les acacias. Il est connu pour être préparé sous forme d'infusion faite de fins morceaux légèrement fermentés. C'est le **« thé rooibos »** ou « thé rouge », bien qu'il ne s'agisse pas réellement d'un thé.

Contrairement au thé noir, sa saveur est plutôt douce, avec un léger goût de noisette.

PROPRIÉTÉS NUTRITIONNELLES

Le **rooibos** étant une plante distincte du thé, il ne contient pas de théine et peu de tanins.

On ne note ainsi pas d'effet stimulant et ce « thé » peut se consommer à tout moment de la journée et même à volonté. Il présente tout de même plusieurs substances antioxydantes, surtout des polyphénols aidant à lutter contre le vieillissement cellulaire.

Toutefois, les propriétés du rooibos semblent surtout liées au remplacement du thé classique par ce type d'infusion, ce qui permet d'éviter une consommation de caféine à haute dose.

Il participe également à l'hydratation quotidienne.

SALADE DE FRUITS SECS AU THÉ ROOIBOS

Ingrédients pour 1 personne :

- 2 pruneaux
- 1 abricot sec
- 1 figue séchée
- 1 c. à c. de raisins secs
- 1 sachet de **thé rooibos** nature ou aromatisé
- 50 g de fromage blanc nature 20 % de MG
- 1 pincée de cannelle
- Quelques gouttes d'eau de fleur d'oranger

- Couper les fruits secs en petits dés et éliminer les noyaux si nécessaire.
- Les réserver dans un bol.
- Faire frémir 150 ml d'eau, laisser infuser le **thé** environ 6 à 8 min.
- Verser le **thé** sur les fruits secs et laisser gonfler 30 min.
- Pendant ce temps, mélanger le fromage blanc avec la cannelle et l'eau de fleur d'oranger.
- Verser dans une verrine et réserver au réfrigérateur.
- Égoutter les fruits secs, les dresser sur le fromage blanc.
- Réserver au réfrigérateur 15 min et déguster avec une tasse de **thé.**

241. L'EAU DE COCO

HYPOKALIÉMIE ○ RÉCUPÉRATION DE L'EFFORT
○ CELLULITE ET RÉTENTION D'EAU

DESCRIPTION

Pour les habitants des pays tropicaux, la consommation d'**eau de coco** est très courante et c'est même dans certaines parties du globe la seule source d'eau potable.
Il faut bien la différencier du lait de coco qui provient de la pression de la chair blanche de noix de coco matures.
L'**eau de coco** correspond au liquide naturellement présent au centre des jeunes noix de coco encore vertes et immatures. Une coco peut ainsi en contenir jusqu'à 800 ml.

PROPRIÉTÉS NUTRITIONNELLES

Avec seulement 13 kcal et 2,3 g de sucre pour 100 ml, l'**eau de coco** est une boisson peu sucrée, naturellement isotonique, désaltérante et particulièrement riche en oligo-éléments.
Elle contient notamment une grande quantité de potassium qui lui confère également une action diurétique et drainante.
C'est aussi une boisson idéale pour la réhydratation et la récupération après une activité sportive.
D'autre part, une consommation augmentée de potassium associée à une diminution de la consommation de sodium a des effets positifs sur la pression artérielle.
Toutefois, l'**eau de coco** se dégrade très rapidement et il est important de la consommer rapidement après récolte.

PANNA COTTA À L'EAU DE COCO ET FRUIT DE LA PASSION

Ingrédients pour 1 personne :

- 1 gousse de vanille
- 30 g de crème fraîche
- 15 g de sucre
- 80 ml d'**eau de coco**
- 0,5 g d'agar-agar
- 1 fruit de la passion

- Ouvrir la gousse de vanille et gratter sur 1 cm les grains à l'aide de la pointe d'un couteau.
- Dans une casserole, verser la crème, le sucre, l'**eau de coco** et les grains de vanille. Répartir l'agar-agar et porter à ébullition pendant 2 à 3 min.
- Verser dans une verrine, laisser tiédir, puis placer au réfrigérateur au moins 45 min, jusqu'à ce que la préparation se gélifie.
- Au moment de servir, démouler la panna cotta sur une petite assiette à dessert.
- Ouvrir le fruit de la passion, récupérer la pulpe et dresser autour de la panna cotta.

242. LE BOUILLON DE LÉGUMES MAISON

RÉGIME SANS RÉSIDUS STRICT ○ RÉGIME PAUVRE EN FIBRES ○ RÉTENTION D'EAU ○ RÉGIME HYPOCALORIQUE ○ RÉALIMENTATION APRÈS INTERVENTION DIGESTIVE

DESCRIPTION

Le **bouillon de légumes maison** peut être réalisé à l'aide de tous les légumes mais de façon plus classique avec des poireaux, des carottes, un oignon, une branche de céleri, des gousses d'ail et un bouquet garni de thym, de laurier et de persil. Les légumes sont épluchés, coupés et cuits à petits bouillons dans un grand volume d'eau. Ce bouillon sera ensuite filtré avant consommation comme telle ou utilisé en cuisine.

Les **bouillons de légumes maison** ne sont pas comparables aux produits que l'on trouve dans le commerce, tant au niveau gustatif qu'au niveau des intérêts nutritionnels.

PROPRIÉTÉS NUTRITIONNELLES

Pendant la cuisson dans de l'eau non salée, les éléments hydrosolubles des légumes vont se diffuser dans le bouillon de cuisson. On retrouvera dans ce bouillon une grande quantité de composés aromatiques, mais également de minéraux hydrosolubles comme le calcium, le magnésium, le potassium, le fer, et des vitamines hydrosolubles comme la vitamine C et les vitamines du groupe B. Grâce à l'opération de filtrage, le **bouillon** sera débarrassé d'une grande partie des fibres. Il pourra alors être consommé par les intestins fragiles et participera à la couverture des besoins en vitamines et minéraux dans les régimes pauvres en fibres et sans résidus.

Contrairement aux produits du commerce excessivement salés et riches en additifs, le bouillon maison ne nécessite pas d'ajout de sel et contiendra uniquement le sodium issu des légumes utilisés.

RISOTTO CRÉMEUX AUX COURGETTES ET MOULES

Ingrédients pour 1 personne :

- 50 g de riz cru rond type arborio
- 1 courgette
- 130 g de moules décoquillées nature
- 1 brin de persil ciselé
- 1 échalote
- 1 c. à c. d'huile de tournesol
- 300 ml de **bouillon de légumes maison**
- 1 pincée de curry en poudre
- 1 c. à s. de crème fraîche
- Sel et poivre

- Laver et éplucher la courgette, la couper en dés et cuire à la vapeur.
- Cuire les moules avec le persil ciselé 3 min au four à micro-ondes.
- Émincer l'échalote et la faire revenir dans l'huile dans une sauteuse à revêtement antiadhésif.
- Verser le riz et le faire revenir à feu vif jusqu'à ce que les grains soient translucides.
- Baisser le feu et mouiller avec la moitié du **bouillon.** Laisser cuire jusqu'à complète absorption sans cesser de remuer. Répéter l'opération en ajustant la quantité de **bouillon** jusqu'à totale absorption.
- Ajouter les courgettes, le curry, la crème, saler et poivrer. En fin de cuisson, le riz doit être al dente et la préparation très souple.
- Servir bien chaud recouvert des moules persillées.

243. LE VIN ROUGE

SOURCE D'ANTIOXYDANTS

Un verre de vin par jour pour une femme et deux verres pour un homme semblent être des fréquences de consommation qu'il convient de ne pas dépasser.

DESCRIPTION

Le **vin rouge** est obtenu par la fermentation du moût de raisins noirs pendant une durée plus ou moins longue selon le genre de vin voulu, les caractéristiques de chaque vendange et les traditions liées au terroir viticole de production.

Les sucres réducteurs du raisin (glucose et fructose) sont fermentescibles sous l'action des levures et produisent alors des molécules d'alcool et de gaz carbonique.

Les vins contiennent en général autour de 12 % d'alcool.

PROPRIÉTÉS NUTRITIONNELLES

La consommation modérée de **vin rouge** semble, d'après certaines études, montrer des effets bénéfiques sur la santé cardiovasculaire.

Le **vin rouge** doit ces propriétés protectrices à sa grande richesse en antioxydants naturels : tanins, flavonoïdes et OPC (Oligomères ProCyanidoliques), qui protègeraient les parois des vaisseaux, assoupliraient les parois de veines et d'artères, diminueraient leur perméabilité et ainsi préviendraient un certain nombre d'incidents cardiaques.

Ces composés, qui participent à la coloration du vin, sont en effet solubles dans l'eau et le sont encore plus dans l'alcool.

Toutefois, n'oublions pas que le vin contient de l'alcool aux effets délétères sur la santé, ce qui impose de modérer sa consommation.

CUISSE DE LAPIN AU VIN ROUGE ET PRUNEAUX

Ingrédients pour 1 personne :

- 1 cuisse de lapin
- 30 g de pruneaux dénoyautés
- ½ oignon
- 1 c. à c. d'huile d'olive
- 100 ml de **vin rouge**
- 1 branche de thym
- 1 c. à s. de vinaigre de vin
- Sel et poivre

- Éplucher et émincer l'oignon.
- Le faire revenir dans le fond d'une cocotte avec l'huile d'olive.
- Ajouter la cuisse de lapin et la faire dorer sur toutes les faces.
- Baisser le feu, mouiller avec le **vin rouge,** le vinaigre de vin et ajouter la branche de thym. Laisser mijoter 30 min à couvert.
- Ajouter les pruneaux et poursuivre la cuisson 30 min supplémentaires.
- Rectifier l'assaisonnement et servir bien chaud.

244. LES PURS JUS DE FRUITS SANS SUCRES AJOUTÉS

ALIMENTATION DU SPORTIF ○ COLOPATHIE
(JUS SANS PULPE)

DESCRIPTION

Dès que l'on s'éloigne du jus de fruit maison fraîchement pressé, il est important de surveiller ce que l'on achète. Comparé aux nectars qui sont un mélange d'eau, de sucre et de purée de fruit, un **pur jus sans sucres ajoutés,** même à base de jus concentré, est gage de qualité. On trouve dans le commerce des jus vendus au rayon frais, et qui doivent alors être consommés rapidement. Les jus les plus courants subissent une flash-pasteurisation et se conservent ainsi plus longtemps. Pour tous, il est conseillé de les consommer dans les 48 h après ouverture.

PROPRIÉTÉS NUTRITIONNELLES

En optant pour un **pur jus de fruit frais sans sucres ajoutés,** on s'assure de retrouver dans le produit uniquement le fructose naturellement présent dans le fruit. Il est important de savoir qu'un verre de 150 ml de **jus de fruits sans sucres ajoutés** apporte autant de calories qu'un fruit frais, soit 80 kcal environ et l'équivalent de 4 morceaux de sucre. Les jus bénéficient d'une grande partie des atouts du fruit utilisé. Ils apportent en moyenne 35 mg de vitamine C pour 100 ml et participent ainsi à la couverture des besoins journaliers. Ceux à base de goyave, de cassis, de kiwi, de fruits rouges et d'orange seront les mieux pourvus. Selon le fruit, l'apport en bêta-carotène est également intéressant avec un avantage pour les jus d'abricot, de mangue ou ceux avec ajout de carotte. Privilégiez les bouteilles opaques, car la plupart des vitamines sont sensibles à la lumière. Et sachez que certains produits enrichis en vitamines sont intéressants pour contrebalancer les pertes vitaminiques liées à la pasteurisation.

ENDIVES BRAISÉES AU JUS D'ORANGE

Ingrédients pour 1 personne :

- 300 g d'endives
- 150 ml de **jus d'orange 100 % pur jus**
- 1 c. à c. d'huile de tournesol
- 1 clou de girofle
- 1 pincée de noix de muscade râpée
- 1 pincée de cumin en poudre
- ¼ de cube de bouillon de volaille dégraissé, délayé dans 50 ml d'eau
- Sel et poivre

- Laver les endives et les hacher le plus finement possible.
- Les faire revenir dans une casserole à revêtement antiadhésif avec l'huile de tournesol et les épices.
- Ajouter le **jus d'orange** et le bouillon de volaille. Porter à ébullition, puis baisser le feu, couvrir et laisser mijoter pendant 30 min minimum. Saler et poivrer.
- Poursuivre la cuisson quelques minutes à découvert pour éliminer l'excédent de liquide et servir aussitôt.

245. L'INFUSION À LA VIGNE ROUGE

TROUBLES DE LA CIRCULATION (VARICES, HÉMORROÏDES, CAPILLAIRES ÉCLATÉS, COUPEROSE, CELLULITE)

DESCRIPTION

Parmi toutes les variétés de vignes qui produisent du raisin, seule la **vigne à feuilles rouges** de la variété tinctoria, également appelée « variété des teinturiers », est utilisée en phytothérapie.
Sa saveur légèrement fruitée est souvent appréciée sous forme d'infusion notamment.

PROPRIÉTÉS NUTRITIONNELLES

On trouve dans les **feuilles de vigne rouge** des acides organiques, un petit peu de sucre et de la vitamine C.
Toutefois, les principaux constituants intéressants sont des polyphénols, des flavonoïdes, des tanins hydrolysables et des anthocyanes. Les anthocyanes, qui donnent la coloration rouge aux feuilles, sont en grande partie à l'origine de l'action vitaminique P qui correspond à un ensemble de propriétés de protection vasculaire en général. La présence de flavonoïdes, dont la rutine, aux propriétés antioxydantes, renforce l'action sur les capillaires.
Les tanins de nature polyphénolique, aux propriétés astringentes, assurent une action veinotonique et les proantocyanidols (O.P.C.) sont des antiradicaux libres puissants.
Tous ces principes actifs lui confèrent une action importante dans le domaine des troubles veineux et capillaires.

CONFITURE DE FRAISES À LA VIGNE ROUGE

Ingrédients pour 1 bocal :

- 2 sachets d'**infusion à la vigne rouge**
- 500 g de sucre cristallisé
- 300 ml d'eau
- 1 kg de fraises bien mûres

- Porter à ébullition le sucre et l'eau jusqu'à l'obtention d'un sirop. Y faire infuser les 2 sachets à la vigne rouge pendant 5 min, puis les retirer.
- Laver et équeuter les fraises. Les couper en quatre.
- Ajouter les fraises au sirop et poursuivre la cuisson pendant 40 min.
- Pendant ce temps, ébouillanter un grand pot.
- Mettre immédiatement la confiture dans le pot. Le fermer et le retourner aussitôt.

246. LA SPIRULINE

RÉGIME VÉGÉTARIEN/VÉGÉTALIEN ○ DÉNUTRITION

À éviter en cas d'hyperferritinémie.

DESCRIPTION

La **spiruline** est une micro-algue qui pousse naturellement dans les lagunes d'eau douce.
Ainsi nommée en raison de sa forme spiralée, elle appartient à la famille des cyanobactéries ou micro-algues bleu-vert.
Dans le commerce, la **spiruline** est généralement disponible sous la forme d'une poudre bleu-vert déshydratée, en vrac ou encapsulée.

PROPRIÉTÉS NUTRITIONNELLES

La **spiruline** est naturellement riche en protéines végétales (55 % à 70 %) dont la qualité est satisfaisante.
Elle représente une source intéressante d'acide gamma-linolénique (Oméga-6), dont il convient toutefois de diminuer les apports alimentaires, comparé aux Oméga-3. C'est également une source d'oligo-éléments et particulièrement de fer, à hauteur de 15 mg/10 g de **spiruline**, ce qui est remarquable. Il s'agit toutefois de fer non héminique et donc moins bien assimilé.
Elle fournit par ailleurs une quantité astronomique de bêta-carotène, soit de 12 000 UI à 25 000 UI/5 g de poudre. Cette richesse en nutriments fait de la **spiruline** un produit de choix utilisé pour combattre la malnutrition dans plusieurs pays, d'autant qu'elle présente l'avantage de pouvoir être produite localement. Dans les pays industrialisés, la consommation de **spiruline** reste

peu intéressante, mise à part pour les personnes carencées en fer.
Une utilisation quotidienne prolongée peut toutefois engendrer des troubles intestinaux mineurs (ventre gonflé et gaz). Il suffit alors de faire une pause dans la prise de **spiruline** pour voir les troubles disparaître. Enfin, contrairement aux autres algues, la **spiruline** ne contient pas d'iode, car elle pousse naturellement dans l'eau douce. Tous ces principes actifs lui confèrent une action puissante dans le domaine des troubles veineux et capillaires.

SHAKE BANANE-SPIRULINE

Ingrédients pour 1 personne :

- ½ c. à c. de **spiruline** en poudre (1,5 g)
- 1 c. à c. d'eau
- 1 c. à s. de jus de citron
- 1 banane
- 100 ml de boisson végétale nature enrichie en calcium
- Quelques glaçons

- Réhumidifier la **spiruline** avec l'eau et le jus de citron. Laisser poser quelques minutes.
- Mixer avec la banane épluchée, la boisson végétale et quelques glaçons.
- Déguster sans attendre.

247. L'AGAR-AGAR

RÉGIME HYPOCALORIQUE

DESCRIPTION

L'**agar-agar** est un gélifiant obtenu à partir d'algues rouges. C'est le liant végétal naturel le plus puissant, parfait pour remplacer la gélatine animale. Il a la particularité de n'avoir ni goût, ni odeur, ni couleur.

L'**agar-agar** se présente souvent en poudre pour une utilisation et un dosage aisé.

Selon son degré de concentration au moment de la préparation des recettes, il permettra d'obtenir un épaississement léger (potages et sauces), un gel souple (gelées et purées de fruits, bavarois, etc.) ou un gel très ferme (sorbet, aspics).

Dans tous les cas, il est primordial d'avoir la main légère quand on sait qu'une gélification est perceptible à partir de 0,1 % de concentration.

PROPRIÉTÉS NUTRITIONNELLES

La principale propriété de l'**agar-agar** est d'être capable d'absorber une grande quantité d'eau.

Il est ainsi capable de former un gel qui entraîne un sentiment de rassasiement important et empêche l'absorption d'une partie des graisses et des sucres.

Ces propriétés sont utilisées sous forme de compléments alimentaires ou dans des recettes afin de limiter les sensations de faim pendant un régime.

Dépourvu de calories, il n'est pas digéré mais reste peu fermentescible.

CRÈME MENTHE-CHOCOLAT

Ingrédients pour 1 personne :

- 150 ml de lait demi-écrémé
- 1 c. à s. de cacao en poudre non sucré
- ½ c. à c. rase d'**agar-agar**
- 2 feuilles de menthe fraîche
- 1 c. à c. de sucre en poudre

- Verser le lait dans une casserole. À froid, délayer le cacao en poudre, puis ajouter l'**agar-agar** en pluie en mélangeant énergiquement.
- Porter à ébullition et maintenir l'ébullition environ 2 à 3 min sans cesser de remuer.
- Rincer les feuilles de menthe. Ciseler 1 feuille finement et l'ajouter au mélange. Conserver la 2e entière.
- Verser la préparation dans un petit ramequin, couvrir de film alimentaire et réserver au réfrigérateur afin que la texture se solidifie.
- Décorer d'une feuille de menthe et servir bien frais.

248. LE VINAIGRE

RÉGIME HYPOCALORIQUE

À éviter en cas d'ulcère ou de gastrite.

DESCRIPTION

Le **vinaigre** est le produit de la fermentation d'un alcool sous l'action de bactéries acétiques.

Il est traditionnellement préparé à partir de vin rouge mais on trouve aussi des **vinaigres** à base de liquides alcoolisés variés comme le cidre et de nouveaux produits aromatisés.

En cuisine, le **vinaigre** s'utilise en assaisonnement mais également pour récupérer les sucs de cuisson dans une poêle (déglaçage), pour la préparation de sauces et pour éviter que certains aliments ne noircissent.

PROPRIÉTÉS NUTRITIONNELLES

Contrairement au liquide de base utilisé, le **vinaigre** ne contient plus d'alcool puisqu'il a été entièrement transformé en acide acétique sous l'action des bactéries.

De plus, vu les quantités utilisées dans l'alimentation, on ne lui prête pas de valeur nutritionnelle et c'est ainsi un assaisonnement idéal en période de régime.

Son acidité rend les aliments plus sapides et stimule les sécrétions digestives. Il facilite notamment la digestion de la cellulose, d'où l'intérêt de l'utiliser en assaisonnement de légumes crus ou cuits et fibreux.

Par ailleurs, c'est un excellent conservateur alimentaire qui protège des développements bactériens et de l'oxydation.

AILE DE RAIE AU VINAIGRE DE CIDRE

Ingrédients pour 1 personne :

- 180 g d'aile de raie
- 1 l d'eau
- 1 carotte
- 1 oignon
- 1 bouquet garni
- 1 gousse d'ail
- 2 échalotes
- 1 c. à s. de persil ciselé
- 50 ml de **vinaigre** de cidre
- 1 c. à s. de câpres
- Sel et poivre

- Peler et laver la carotte, puis la couper en rondelles. Éplucher et émincer l'oignon.
- Dans un faitout, préparer un court-bouillon avec l'eau, la carotte, le bouquet garni, le sel et le poivre.
- Laver l'aile de raie et la faire pocher 5 min dans le court-bouillon. La retirer à l'aide d'une écumoire, l'égoutter et la réserver au chaud.
- Peler et émincer l'ail et les échalotes. Mixer l'ail, les échalotes et le persil afin d'obtenir un hachis grossier.
- Faire chauffer une poêle à revêtement antiadhésif et y faire revenir le hachis à sec. Mouiller avec le **vinaigre,** ajouter les câpres et laisser mijoter quelques minutes.
- Dresser l'aile de raie sur une assiette et napper avec la sauce.
- Déguster aussitôt.

249. LE SEL ALLÉGÉ EN SODIUM

HYPERTENSION ○ MALADIE OU TRAITEMENT ENTRAÎNANT UNE RÉTENTION D'EAU

À éviter en cas d'hyperkaliémie.

DESCRIPTION

Le sel de table habituel est également appelé chlorure de sodium ou NaCl. On considère qu'1 g de sel contient 400 mg de sodium. Avec 4 g de sel (c'est-à-dire de chlorure de sodium), soit 1 600 mg de sodium par jour, nos besoins sont remplis. Pourtant, les Français en consomment en moyenne 8 g par jour et certains jusqu'à 14 g. Les **sels allégés en sodium** disponibles en grande distribution contiennent pour la plupart du chlorure de potassium qui remplace une partie du chlorure de sodium.

PROPRIÉTÉS NUTRITIONNELLES

Les **sels allégés en sodium** contiennent en moyenne 3 fois moins de sodium qu'un sel classique, tout en conservant les saveurs d'un sel de mer. Un excès de sodium au niveau de l'organisme accroît les risques d'hypertension artérielle, ce qui favorise le développement de pathologies cardiaques. Il favorise également la rétention d'eau. Le potassium utilisé sous forme de chlorure de potassium assure plusieurs fonctions vitales dans l'organisme et agit notamment, couplé au sodium, sur la régulation de la pression artérielle. Une alimentation suffisamment riche en potassium permet d'agir favorablement sur la tension, mais particulièrement si cette consommation est accompagnée d'une réduction des apports de sodium. On comprend alors tout l'intérêt de ce type de produit !

RILLETTES DE POULET À L'INDIENNE

Ingrédients pour 1 personne :

- 75 g d'escalope de poulet
- 1 petit-suisse nature 20 % de MG
- Le jus de ¼ de citron
- 1 c. à c. de moutarde aigre-douce
- ½ c. à c. de concentré de tomate
- ½ gousse d'ail hachée
- ½ c. à c. de garam masala (épices indiennes)
- **Sel allégé en sodium**
- 1 c. à c. de coriandre fraîche ciselée
- Poivre du moulin

- Couper l'escalope de poulet en dés et les faire revenir dans une poêle à revêtement antiadhésif sans matières grasses. Laisser tiédir.
- Mixer les dés de poulet avec le petit-suisse, le jus de citron, la moutarde aigre-douce, le concentré de tomate, l'ail haché, le garam masala, le **sel allégé en sodium** et le poivre.
- Une fois que la préparation est bien homogène, ajouter la coriandre ciselée, bien mélanger et réserver 1 h au réfrigérateur.
- Déguster tartiné sur du pain grillé aux graines de sésame.

250. L'ALGUE WAKAMÉ

OSTÉOPOROSE (ET PRÉVENTION) ○ CARENCE EN CALCIUM ○ CARENCE EN IODE ○ DÉNUTRITION ○ CONSTIPATION

À éviter en cas de maladie de la thyroïde.

DESCRIPTION

Le **wakamé** est une algue brune de la famille des laminariales. D'origine japonaise, elle est également cultivée en Bretagne. Très utilisée dans la cuisine japonaise, notamment dans la réalisation de la célèbre soupe miso, elle est appréciée pour sa texture tendre et douce.
Si la nervure centrale est ferme, la partie feuille, très fine, peut être consommée crue en salade ou revenue avec une persillade pour réaliser un délicieux condiment. Il est important de ne pas trop prolonger la cuisson afin de conserver sa couleur et ses nutriments.
Généralement vendue sous forme coupée et déshydratée, elle nécessite une réhydratation avant consommation et triple alors de volume.

PROPRIÉTÉS NUTRITIONNELLES

La composition de l'**algue wakamé** révèle une grande richesse nutritionnelle en protéines végétales de bonne qualité, en vitamines et en minéraux, notamment en calcium avec 1 300 mg/100 g.
On lui prête ainsi des propriétés tonifiantes et reminéralisantes et un apport calorique négligeable.
Particulièrement riche en fibres solubles, elle booste en douceur les transits lents.

Il semblerait qu'elle soit également utile pour détoxifier le système digestif des métaux lourds et des toxines grâce à l'alginate qu'elle contient.

Le fucoïdane présent dans ses feuilles participerait par ailleurs à renforcer le système immunitaire.

Enfin, particulièrement riche en iode, elle est déconseillée en cas de déséquilibre de la glande thyroïde et pourrait occasionner des dysfonctionnements si l'on en consomme plus de 8 g par jour.

SOUPE MISO

Ingrédients pour 1 personne :

- 15 g d'**algue wakamé** (poids cru)
- 1 oignon
- 1 c. à s. de pâte miso

- Laver l'**algue wakamé** et la laisser tremper 1 h avant de la couper en morceaux.
- Faire cuire, dans une quantité d'eau suffisante, l'algue et l'oignon coupé en lamelles, pendant ½ h. Hors du feu, mélanger au miso, puis laisser mijoter encore 5 min à feu très doux.
- Servir bien chaud dans un petit bol.

LES 5 PANIERS SANTÉ ET PLAISIR

LE PANIER MINCEUR

Les médecins s'accordent à dire que le surpoids, et a fortiori l'obésité, favorise l'apparition de nombreuses maladies : **diabète, hypertension, maladies cardio-vasculaires, fatigue articulaire...**
Ainsi, perdre du poids pour des raisons purement médicales permet d'améliorer son état de santé et souvent même de limiter les traitements médicaux.
Il n'existe pas de poids idéal. Cependant, on peut estimer son poids santé en se basant sur **le calcul de l'IMC** (Indice de Masse Corporelle). Ce calcul permet d'estimer la corpulence d'une personne en fonction de sa taille et de son poids.
Il s'agit du rapport du poids (kg) sur la taille au carré (m^2) : IMC = Poids (kg) / [Taille (m) × Taille (m)]
Le poids souhaitable ou « poids santé » est défini par un IMC « normal » entre 18,5 et 24,9 kg par m^2.

> *Interprétations des résultats (échelle des IMC) :*
> IMC < 16,5 = Dénutrition
> 16,5 < IMC < 18,5 = Maigreur
> 18,5 < IMC < 24.9 = Poids santé = Poids normal
> 25,0 < IMC < 29,9 = Surpoids
> 30,0 < IMC < 34,9 = Obésité modéré
> 35,0 < IMC < 39,9 = Obésité sévère
> 40,0 < IMC = Obésité morbide

L'IMC n'est qu'une indication médicale, car il ne prend pas en compte la masse musculaire ou encore la masse osseuse.
En parallèle, il a été prouvé qu'un tour de taille inférieur à la moitié de sa taille (hauteur) est un critère important pour évaluer l'état de santé et prévenir l'apparition de certaines maladies (ex : tour de taille < 80 cm pour une personne de 1, 60 m soit 160 cm).

La perte de poids passe par un **déséquilibrage de la balance énergétique.** On consomme moins d'énergie que ce que notre corps dépense en agissant sur l'alimentation et en parallèle sur l'activité physique.

Afin de composer un régime alimentaire hypocalorique, on **réduit les quantités consommées,** mais surtout on sélectionne des aliments ayant une densité énergétique réduite, pauvres en sucres simples, pauvres en graisses de mauvaise qualité et rassasiants grâce à leur richesse en fibres et /ou en protéines.

ALIMENTS IDENTIFIÉS SPÉCIAL MINCEUR

- Les flocons d'avoine, les céréales riches en fibres et son de blé
- Le pain complet
- Tous les légumes secs
- La pomme de terre, la patate douce
- Le quinoa
- La fécule de pomme de terre
- Toutes les herbes, épices et aromates
- La moutarde, le raifort, les cornichons, le ketchup, la salicorne
- Le bâton de réglisse
- Le blanc d'œuf de poule
- Le lapinL'autruche et le kangourou
- Le cheval
- Les steaks hachés à 5 % de MG
- Les tripes maigres, les rognons, les foies de volaille
- Le jambon cuit découenné et dégraissé
- L'escargot (nature)
- Le filet mignon de porc
- Le poulet, la pintade, la dinde
- Le faisan, le chevreuil
- Les poissons maigres, semi-gras et les fruits de mer
- Le yaourt nature classique
- Le lait écrémé enrichi en vitamine D
- Les fromage frais : cancoillotte, ricotta au lait demi-écrémé, chèvre frais
- Tous les légumes sauf : petit pois, betterave, panais
- Le potage de légumes maison, le bouillon de légumes maison
- La pomme, la poire
- Les agrumes : pomelo, orange, citron
- Les fruits exotiques : ananas, kiwi, goyave, nèfle
- Les fruits rouges : framboise, myrtille, groseille, mûre, fraises
- Le melon, la pastèque

- *La luzerne ou alfalfa, les pousses de haricot mungo*
- *L'abricot frais, la pêche, le brugnon et la nectarine*
- *Le pissenlit*
- *Les sorbets*
- *Le thé vert*
- *Le pur jus de tomate sans sel ajouté*
- *La stévia*
- *L'agar-agar*

LES MENUS MINCEUR

LUNDI

- *Petit déjeuner*
  - Thé vert sans sucre
  - 30 g de pain complet
  - 10 g de beurre
  - 150 ml de lait écrémé enrichi en vitamine D
  - 1 orange
- • *Déjeuner*
  - Pointes d'asperges vapeur safranées en vinaigrette avec 1 c. à c. d'huile de colza
  - 125 g de steak haché à 5 % de MG grillé aux herbes de Provence sans MG
  - Aubergines grillées à l'ail sans MG
  - 1 yaourt nature au lait demi-écrémé non sucré
  - 1 pêche
  - 15 g de pain complet
- • • *Dîner*
  - Salade de tomates au basilic aux salicornes avec 1 c. à c. d'huile d'olive
  - 2 œufs au plat cuits sans MG
  - Fondue de poireaux safranée sans MG
  - 40 g de chèvre frais
  - 250 g de pastèque
  - 40 g de pain complet

MARDI

- *Petit déjeuner*
  - Café sans sucre
  - 40 g de flocons d'avoine
  - 150 ml de lait écrémé enrichi en vitamine D
  - 250 g de fraises
- • *Déjeuner*
  - Fenouil cru émincé en vinaigrette avec 1 c. à c. d'huile de pépin de raisin
  - 125 g de thon rôti sans MG
  - Courgettes grillées sans MG avec 2 c. à s. de coulis de tomate nature
  - 60 g de cancoillotte
  - 2 boules de sorbet citron
  - 15 g de pain complet
- • • *Dîner*
  - Frisée en vinaigrette et raifort râpé avec 1 c. à c. d'huile de tournesol
  - 150 g d'aiguillettes de poulet poêlées sans MG au curry
  - Blettes persillées cuites à l'étouffée sans MG
  - 100 g (poids cuit) de quinoa cuit sans MG
  - 100 g de fromage blanc nature 0 % de MG
  - 1 poire

MERCREDI

- *Petit déjeuner*
  - Thé vert sans sucre
  - 30 g de pain complet
  - 10 g de beurre
  - 100 g de faisselle nature 0 % de MG
  - 2 kiwis
- • *Déjeuner*
  - Pissenlits en salade au basilic avec 1 c. à c. d'huile combinée
  - 180 g de filets de rouget grillés sans MG au jus et zestes de citron
  - Carottes vapeur à la coriandre
  - 100 g (poids cuit) de lentilles sans MG
  - 1 yaourt au lait demi-écrémé non sucré
  - 150 g de myrtilles
- • • *Dîner*
  - Champignons de Paris émincés aux persil et cornichons avec 1 c. à c. d'huile de colza
  - 90 g de foies de volailles poêlés sans MG aux échalotes avec 1 c. à c. de moutarde
  - Purée de brocolis sans féculents ni MG
  - 50 g de ricotta au lait demi-écrémé
  - 120 g de goyave
  - 15 g de pain complet

JEUDI

- *Petit déjeuner*
  - Café sans sucre
  - 40 g de céréales riches en fibres et son de blé
  - 150 ml de lait écrémé enrichi en vitamine D
  - 1 pomelo
- • *Déjeuner*
  - ½ avocat au jus de citron
  - 125 g de filet mignon de porc à la moutarde

522

- Pois gourmands et poivrons émincés poêlés au wok avec 1 c. à c. d'huile d'olive au curry
- 160 g de purée de patate douce sans MG
- 2 petits-suisses nature 0 % de MG
- 250 g de melon

• • • *Dîner*
- Concombre en rondelles à la ciboulette avec 1 c. à c. d'huile de tournesol
- 2 râbles de lapin braisés aux oignons sans MG
- Épinards braisés sans MG au bouillon de volaille dégraissé
- 40 g de chèvre frais
- 1 pomme en dés à la cannelle
- 15 g de pain complet

VENDREDI

- *Petit déjeuner*
  - Thé vert sans sucre
  - 30 g de pain complet
  - 10 g de beurre
  - 100 g de fromage blanc nature à 0 % de MG
  - 3 abricots frais
- • *Déjeuner*
  - ½ avocat au curcuma
  - 150 g de pavé d'autruche grillé sans MG
  - Haricots verts à l'échalote poêlés sans MG avec 1 c. à c. d'huile d'olive
  - 100 g (poids cuit) de pois chiches cuits à l'eau
  - 1 yaourt nature classique au lait demi-écrémé non sucré
  - 300 g de groseilles
- • • *Dîner*
  - Carottes râpées à la coriandre avec 1 c. à c. d'huile de colza
  - 125 g d'escalope de veau grillée sans MG aux herbes de Provence
  - Poêlée de poivrons rouges cuits sans MG
  - 60 g de cancoillotte
  - 1 nectarine
  - 15 g de pain complet

SAMEDI

- *Petit déjeuner*
  - Thé vert sans sucre
  - 40 g de flocons d'avoine
  - 150 ml de lait écrémé enrichi en vitamine D
  - 1 poire
- • • *Déjeuner*
  - Radis roses en rondelles à la ciboulette avec 1 c. à c. d'huile combinée
  - Daurade royale cuite en papillote à l'oseille sans MG
  - Haricots mungo poêlés au gingembre sans MG
  - 50 g de ricotta au lait demi-écrémé
  - 250 g de rhubarbe cuite en compotée à la cannelle avec 1 c. à c. de miel
  - 15 g de pain complet
- • • *Dîner*
  - Céleri-rave râpé avec 1 c. à c. d'huile de tournesol
  - 160 g de pétoncles sautées sans MG à l'aneth et aux 5 baies
  - Choux de Bruxelles braisés sans MG au bouillon de légumes maison
  - 100 g (poids cuit) de riz basmati sans MG
  - 2 petits-suisses nature 0 % de MG
  - 100 g de compote de fruits sans sucres ajoutés

DIMANCHE

- *Petit déjeuner*
  - Thé vert sans sucre
  - 40 g de céréales riches en fibres et son de blé
  - 150 ml de lait écrémé enrichi en vitamine D
  - 180 g d'ananas (2 tranches et demie)
- • *Déjeuner*
  - 1 artichaut en vinaigrette avec 1 c. à c. d'huile de colza
  - 130 g de jambon cuit découenné et dégraissé
  - Fleurettes de chou-fleur vapeur au coulis de tomate
  - 125 g de pommes de terre à l'eau
  - 1 yaourt nature classique
  - 250 g de nèfles du Japon
- • • *Dîner*
  - Potage de légumes maison sans féculents ni MG
  - 180 g de cabillaud à l'estragon sans MG
  - Endives braisées avec 1 c. à c. d'huile de tournesol
  - 40 g de chèvre frais
  - 1 poire
  - 15 g de pain complet

LE PANIER ANTICHOLESTÉROL

Le **cholestérol** fait partie des constituants gras dont notre corps a besoin : il est indispensable à la fabrication des hormones, des sels biliaires et permet la fabrication de la vitamine D. Mais surtout, on le retrouve dans les membranes de toutes nos cellules. Les deux tiers de notre **cholestérol** sont produits par le foie et le tiers restant est, quant à lui, apporté par l'alimentation.
Pour se rendre jusqu'aux cellules, le cholestérol circule dans le sang via des transporteurs :
• Les LDL (Low Density Lipoproteins) transportent le cholestérol du foie vers les cellules. En excès, ils le déposent directement dans les artères, ce qui est responsable de la formation de plaques d'athérome qui vont boucher les artères. C'est ce qu'on appelle le **« mauvais cholestérol ».**
• Les HDL (High Density Lipoproteins) récupèrent le cholestérol en excès et le rapportent au foie pour le recycler. C'est le **« bon cholestérol »,** celui qui « nettoie » les artères.

Le cholestérol étant **uniquement d'origine animale,** il convient de sélectionner judicieusement les aliments que l'on consomme, afin d'agir significativement sur son taux de cholestérol sanguin.
Les aliments les plus riches en cholestérol sont les viandes grasses, les jaunes d'œuf, les charcuteries, les abats, le fromage, les matières grasses d'origine laitière (beurre, crème) et les produits laitiers non écrémés. Ceux-ci seront donc à limiter.
Pour aider à la réduction de votre taux de cholestérol, vous pouvez également consommer du **poisson** trois fois par semaine, dont au moins une fois du poisson gras (saumon, thon, maquereau, sardine, haddock), et privilégier les matières grasses végétales les plus riches

en graisses polyinsaturées (huile de colza, olive, noix, lin, tournesol…) afin de prévenir les **maladies cardiovasculaires.**

Par ailleurs, il existe des molécules ayant la même forme chimique que le cholestérol : les **phytostérols (ou stérols végétaux).** Lorsqu'ils sont absorbés au cours d'un repas, ils bloquent l'absorption du cholestérol dans l'intestin par effet de « compétition ». Les stérols végétaux sont présents dans notre alimentation quotidienne (brocolis, pain complet, avocat…), mais en trop petite quantité pour avoir un effet sensible sur le mauvais cholestérol. La consommation de certains produits alimentaires dits « alicaments », enrichis en phytostérols, permet d'en absorber suffisamment (soit de 1,6 à 3 g par jour) pour agir significativement sur la réduction du taux de cholestérol. Enfin, les fibres alimentaires présentent la capacité d'envelopper les molécules de cholestérol, réduisant ainsi leur taux d'absorption. Il est alors recommandé de consommer des aliments riches en fibres en parallèle des aliments contenant du cholestérol.

Associée à cela, la pratique d'une **activité physique régulière** (au moins 30 minutes de marche rapide par jour) présente une action bénéfique.

ALIMENTS IDENTIFIÉS SPÉCIAL ANTICHOLESTÉROL

- Les flocons d'avoine
- Le pain de seigle
- Le pain complet
- Le pain aux céréales et graines
- Les légumes secs
- Les pâtes intégrales
- Le quinoa, l'amarante
- Les châtaignes
- Le pilpil
- Les épices et les aromates
- Le piment
- La cannelle
- Le ketchup
- Les graines oléagineuses : amandes, noix, purée de noisettes, pignons de pin, pistaches, graines de lin
- L'huile de lin, l'huile d'olive, l'huile de noix, l'huile de colza, l'huile de germe de blé, l'huile de cameline vierge, les huiles combinées
- La crème de soja
- La margarine enrichie en stérols végétaux
- Tous les poissons (sauf fumés)
- L'huître
- Les protéines végétales : tofu, tempeh, seitan
- Les boissons végétales nature enrichies en calcium
- Les yaourts enrichis en stérols végétaux
- Le lait écrémé enrichi en vitamine D
- L'ail, l'oignon, l'échalote
- La pomme, le raisin
- L'avocat
- Tous les légumes
- Le potage de légumes maison

LES MENUS ANTICHOLESTÉROL

LUNDI

- *Petit déjeuner*
  - Café, thé ou infusion
  - 70 g de pain aux céréales et graines
  - 15 g de margarine enrichie en stérols végétaux
  - 100 g de fromage blanc nature 0 % de MG
  - 120 g de raisins noirs
- • *Déjeuner*
  - Salade de chou blanc rapé persillé avec 1 c. à c. d'huile de noix
  - 1 steak haché de bœuf 5 % de MG grillé sans MG avec 1 c. à s. de ketchup
  - Haricots verts poêlés à l'ail avec 5 g de margarine enrichie en stérols végétaux
  - 250 g de pommes de terre vapeur
  - 1 yaourt nature classique
  - 2 kiwis
- • • *Dîner*
  - Salade de tomates au basilic et pignons de pin (8 g) au vinaigre balsamique
  - 125 g de pavé de saumon et julienne de légumes cuits en papillote au cumin avec 1 c. à s. de crème de soja
  - 100 g de faisselle nature 0 % de MG et coulis de fruits rouges
  - 30 g de pain aux céréales et graines

MARDI

- *Petit déjeuner*
  - Café, thé ou infusion
  - 45 g de flocons d'avoine mélangés avec 20 g de noix
  - 250 ml de lait de soja nature enrichi en calcium
  - 1 pomme cuite au four avec une pincée de cannelle
- • • *Déjeuner*
  - Laitue aux échalotes avec 1 c. à c. d'huile de germes de blé
  - 180 g de filet de dorade cuit au four avec du thym
  - Dés de courgettes vapeur avec 1 c. à c. d'huile d'olive
  - 200 g de pâtes intégrales (poids cuit)
  - 1 yaourt nature classique
  - 1 pêche
- • • *Dîner*
  - Potage de légumes maison sans MG
  - Salade d'endives et dés de jambon cuit découenné et dégraissé (130 g) à la ciboulette avec 2 c. à c. d'huile de colza
  - 2 petits-suisses nature 0 % de MG
  - 1 orange
  - 30 g de pain de seigle

MERCREDI

- *Petit déjeuner*
  - Café, thé ou infusion
  - 70 g de pain complet
  - 15 g de margarine végétale spéciale tartine
  - 1 yaourt enrichi en stérols végétaux
  - 4 abricots secs
- • *Déjeuner*
  - Bâtonnets de concombre à tremper
  - 50 g de faisselle aillée et persillée
  - Poêlée de quinoa (250 g poids cuit) aux oignons et aubergines grillées avec 2 c. à c. d'huile combinée
  - 1 petit-suisse nature 0 % de MG
  - 250 g de melon
- • • *Dîner*
  - Radis roses à la croque au sel et 5 g de margarine végétale
  - 125 g d'escalope de veau roulée à la sauge grillée sans MG
  - Fondue de poireaux nappée avec 1 c. à c. d'huile de cameline vierge
  - 1 yaourt enrichi en stérols végétaux
  - 250 g de fraises en dés et feuilles de menthe
  - 70 g de pain complet

JEUDI

- *Petit déjeuner*
  - Café, thé ou infusion
  - 45 g de flocons d'avoine
  - 250 ml de lait écrémé enrichi en vitamine D
  - 1 tranche d'ananas frais (180 g)

- • *Déjeuner*
  - ½ avocat au jus de citron
  - Timbale de riz (150 g poids cuit) et lentilles corail (100 g poids cuit) au bouillon avec thym et laurier
  - Dés de carottes au curry avec 2 c. à c. d'huile d'olive
  - 100 g de fromage blanc nature 0 % de MG
  - 200 g de framboises
- • • *Dîner*
  - Cœurs de palmier à la moutarde avec 1 c. à c. d'huile de colza
  - 125 g de filet de truite aux amandes effilées (20 g) cuit au four sans MG
  - Asperges vertes vapeur au curcuma nappées avec 1 c. à c. d'huile de noix
  - 100 g de faisselle nature 0 % de MG
  - 3 clémentines
  - 70 g de pain aux céréales et graines

VENDREDI

- *Petit déjeuner*
  - Café, thé ou infusion
  - 70 g de pain de seigle
  - 15 g de margarine enrichie en stérols végétaux
  - 100 g de fromage blanc 0 % de MG mélangé avec ½ mangue en dés
- • *Déjeuner*
  - Salade de betteraves rouges cuites, persillées avec 1 c. à c. d'huile de noix
  - 125 g de filet de mignon de porc braisé au raifort sans MG
  - Topinambours poêlés avec 5 g de margarine enrichie en stérols végétaux
  - 1 yaourt nature classique
  - ½ mangue
  - 70 g de pain de seigle
- • • *Dîner*
  - Potage de légumes maison sans MG
  - Poêlée d'amarante (250 g poids cuit) aux champignons avec 2 c. à s. de crème de soja
  - 100 g de faisselle nature 0 % de MG
  - 120 g de cerises

SAMEDI

- *Petit déjeuner*
  - Café, thé ou infusion
  - 45 g de flocons d'avoine et 150 g de cassis
  - 250 ml de lait d'amande nature enrichi en calcium
  - 20 g de noix à croquer
- • *Déjeuner*
  - ½ avocat au jus de citron
  - 200 g de côte de veau maigre grillée sans MG aux herbes de Provence
  - 320 g de fèves fraîches et petits pois poêlés avec 2 c. à c. d'huile combinée
  - 100 g de fromage blanc nature 0 % de MG
  - 3 abricots
- • • *Dîner*
  - 1 artichaut à la moutarde avec 1 c. à c. d'huile de lin
  - 180 g de filet de merlan à la coriandre cuit en papillote sans MG
  - Tomates braisées au paprika avec 1 c. à c. d'huile d'olive
  - 1 yaourt nature classique
  - 250 g de papaye
  - 30 g de pain complet

DIMANCHE

- *Petit déjeuner*
  - Café, thé ou infusion
  - 70 g de pain aux céréales et graines
  - 20 g de purée de noisettes
  - 2 petits-suisses 0 % de MG
  - 100 g de compote de pomme vanillée
- • *Déjeuner*
  - Sucrine avec 1 c. à c. d'huile de cameline vierge
  - 180 g de pavé de cabillaud cuit au four à l'estragon sans MG
  - 200 g de pilpil (poids cuit) sans MG
  - Purée de potiron avec 1 c. à s. de crème de soja
  - 100 g de faisselle nature 0 % de MG
  - 2 kiwis
- • • *Dîner*
  - Potage de légumes maison sans MG
  - Salade de blanc de poulet (150 g) et mâche au vinaigre de framboise avec 2 c. à c. d'huile de germes de blé
  - 1 yaourt nature classique
  - 1 poire
  - 30 g de pain aux céréales et graines

LE PANIER ANTIDIABÈTE

Le **diabète** est une maladie chronique causée par une insuffisance ou un défaut d'utilisation de l'insuline, ce qui entraîne un **excès de sucre dans le sang.**

Produite par le pancréas, l'insuline est une hormone qui permet au glucose, produit final de la digestion des aliments glucidiques, d'être stocké et utilisé par les cellules du corps humain.
Si l'insuline est insuffisante ou si elle ne peut plus remplir son rôle correctement, le glucose ne peut plus être utilisé par les cellules, il s'accumule dans le sang et passe dans les urines.
Cette **hyperglycémie** se caractérise par un taux de sucre dans le sang à jeun (glycémie) supérieur à 1,26 g/l. Elle provoque avec le temps des complications sur les petits vaisseaux et notamment au niveau des yeux, des reins, des nerfs, mais aussi sur les gros vaisseaux, entraînant une artérite des membres inférieurs et l'atteinte des artères coronaires (cœur).

Il existe deux types de diabètes :
• **diabète de type 1 ou insulinodépendant :** il se manifeste dès l'enfance, à l'adolescence ou chez les jeunes adultes. Il se caractérise par l'absence totale de la production d'insuline et nécessite obligatoirement une insulinothérapie.
• **diabète de type 2 ou non insulinodépendant :** il se manifeste beaucoup plus tard dans la vie. La très grande majorité des personnes atteintes de diabète présentent ce type de diabète (90 % des cas). Depuis quelques années, on remarque que ce diabète apparaît plus tôt et peut même se manifester dès l'enfance.

Au-delà de la prise en charge médicale, si une insulinothérapie ou un traitement médicamenteux est nécessaire, le diabète implique une prise en charge nutritionnelle qui consiste en une sélection et une répartition harmonieuse des glucides alimentaires.

L'alimentation recommandée est celle d'une alimentation bénéfique pour **toute la famille.** Elle doit couvrir vos besoins énergétiques et s'adapter à votre âge, votre corpulence et votre rythme de vie, et vous aider à prévenir les maladies cardiovasculaires, tout en maintenant impérativement une consommation suffisante de glucides complexes, en privilégiant ceux à index glycémique bas.

ALIMENTS IDENTIFIÉS SPÉCIAL ANTIDIABÈTE

- *Les flocons d'avoine*
- *Le pain de seigle*
- *Le pain au levain*
- *Le pain complet*
- *Les légumes secs*
- *Les pâtes intégrales*
- *Le petit épeautre*
- *L'amarante*
- *Le pilpil*
- *Tous les poissons*
- *Toutes les huiles*
- *Tous les légumes (sauf betteraves, carottes, petits pois, salsifis, cœurs de palmier, rutabagas, artichauts)*
- *Les champignons*
- *Le potage de légumes maison*
- *Les céréales riches en fibres et son de blé*
- *La cannelle*
- *Les amandes, les noix, les graines de lin, les pignons de pin, les graines de sésame, la pistache*
- *La pomme*
- *Le pomelo*
- *L'ananas*
- *La figue*
- *La prune*
- *L'abricot, la pêche, le brugnon et la nectarine*
- *Le citron*
- *L'orange*
- *La framboise*
- *La poire*
- *La mûre*
- *La groseille*
- *La fraise*
- *La stévia*

LES MENUS ANTIDIABÈTE

LUNDI

- *Petit déjeuner*
  - Café, thé ou infusion sans sucre
  - 60 g de pain de seigle
  - 10 g de beurre
  - 150 ml de lait demi-écrémé
  - 1 pomelo
- • *Déjeuner*
  - Asperges blanches sauce moutarde avec 1 c. à c. d'huile de noix
  - 125 g de pavé de saumon grillé sans MG
  - Dés de courgette vapeur nappés de 1 c. à c. d'huile d'olive
  - 200 g de pâtes intégrales (poids cuit) sans MG
  - 2 petits-suisses nature 20 % de MG sans sucre
  - 180 g d'ananas
- • • *Dîner*
  - Salade de champignons de Paris à la ciboulette avec 1 c. à c. d'huile de noix
  - 125 g de filet de bœuf grillé au poivre sans MG
  - Endives braisées persillées avec 1 c. à c. d'huile de tournesol
  - 40 g de chèvre frais
  - 1 pomme
  - 50 g de pain de seigle

MARDI

- *Petit déjeuner*
  - Café, thé ou infusion sans sucre
  - 60 g de pain au levain
  - 10 g de beurre
  - 100 g de fromage blanc nature 20 % de MG sans sucre
  - 200 g de mûres
- • *Déjeuner*
  - Mâche en vinaigrette avec 1 c. à c. d'huile de germes de blé
  - 2 œufs au plat sans MG
  - Poivrons grillés avec 1 c. à c. d'huile d'olive
  - 200 g de pilpil (poids cuit)
  - 2 petits-suisses nature 20 % de MG sans sucre
  - 1 poire
- • • *Dîner*
  - Potage de légumes maisons sans MG
  - 160 g de noix de Saint-Jacques grillés sans MG à la citronnelle
  - Purée de céleri-rave maison avec 2 c. à s. de crème 15 % de MG
  - 30 g de camembert
  - 3 prunes
  - 50 g de pain au levain

MERCREDI

- *Petit déjeuner*
  - Café, thé ou infusion sans sucre
  - 65 g de céréales riches en fibres et son de blé
  - 1 yaourt nature classique sans sucre
  - 1 pomme
- • *Déjeuner*
  - ½ avocat au jus de citron
  - 3 côtes d'agneau premières maigres grillées au curry sans MG
  - Poêlée de carottes aux oignons avec 2 c. à c. d'huile combinée
  - 200 g de lentilles vertes (poids cuit) sans MG
  - 100 g de fromage blanc nature 20 % de MG sans sucre
  - 300 g de groseilles
- • • *Dîner*
  - Blancs de poireaux en vinaigrette avec 1 c. à c. d'huile de colza
  - 130 g de jambon cuit supérieur
  - Choucroute non cuisinée aux baies de genièvre cuite avec 1 c. à c. d'huile de tournesol
  - 20 g de comté
  - 250 g de fraises
  - 50 g de pain de seigle

JEUDI

- *Petit déjeuner*
  - Café, thé ou infusion sans sucre
  - 60 g de pain complet
  - 10 g de beurre

- 150 ml de lait demi-écrémé
- 200 g de framboises

• • *Déjeuner*
- ½ avocat au jus de citron
- 180 g d'aile de raie cuite au four au jus de citron sans MG
- Potiron braisé au mélange 4 épices avec 2 c. à c. d'huile noix
- 320 g de patates douces vapeur
- 2 petits-suisses nature 20 % de MG sans sucre
- 1 pomelo

• • • *Dîner*
- Potage de légumes maison sans MG
- 1 cuisse de poulet aux herbes de Provence cuite au four en papillote sans MG
- Haricots verts poêlés à l'ail avec 2 c. à c. d'huile d'olive
- 25 g de bleu d'Auvergne
- 1 pêche
- 50 g de pain complet

VENDREDI

• *Petit déjeuner*
- Café, thé ou infusion sans sucre
- 60 g de flocons d'avoine
- 100 g de fromage blanc nature 20 % de MG sans sucre
- 300 g de groseilles

• • *Déjeuner*
- Tomates en vinaigrette avec 1 c. à c. d'huile de cameline vierge
- 125 g de rôti de porc dans le filet cuit au four sans MG
- Choux de Bruxelles vapeur à la noix de muscade avec 1 c. à c. d'huile combinée
- 30 g de chaource
- 3 prunes
- 50 g de pain au levain

• • • *Dîner*
- Salade de concombre et 125 g de thon au naturel avec 1 c. à c. d'huile de colza
- 200 g de pâtes intégrales (poids cuit) aux champignons avec 1 c. à s. de crème 15 % de MG
- 1 yaourt nature classique sans sucre
- 200 g de mûres

SAMEDI

• *Petit déjeuner*
- Café, thé ou infusion sans sucre
- 60 g de pain complet
- 10 g de beurre
- 2 petits-suisses nature 20 % de MG sans sucre
- 180 g d'ananas

• • *Déjeuner*
- Radis roses en salade avec 1 c. à c. d'huile de pépins de raisin et ciboulette
- 2 râbles de lapin braisés aux haricots plats avec 1 c. à c. d'huile d'olive
- 200 g de haricots blancs (poids cuit)
- 100 g de fromage blanc nature 20 % de MG sans sucre
- 1 pomelo

• • • *Dîner*
- Potage de légumes maison sans MG
- 180 g de filet d'églefin cuit au four aux échalotes sans MG
- Fondue d'épinards avec 2 c. à c. d'huile combinée
- 25 g de tomme de Savoie
- 1 pomme
- 50 g de pain complet

DIMANCHE

• *Petit déjeuner*
- Café, thé ou infusion sans sucre
- 60 g de pain au levain
- 10 g de beurre
- 150 ml de lait demi-écrémé
- 1 poire

• • *Déjeuner*
- Salade de pissenlits avec 1 c. à c. d'huile de noix
- 125 g d'escalope de dinde grillée au cumin sans MG
- Purée de chou-fleur avec 1 c. à s. de crème 15 % de MG
- 250 g de pommes de terre vapeur
- 1 yaourt nature classique sans sucre
- 250 g de fraises

• • • *Dîner*
- Laitue en vinaigrette avec 1 c. à c. d'huile de germes de blé
- 2 œufs en omelette aux poivrons cuits avec 1 c. à c. d'huile d'olive
- 200 g de framboises
- 25 g de munster
- 50 g de pain au levain

LE PANIER ANTIRHUMATISMES

Le terme **rhumatisme** ou **trouble rhumatique** est utilisé pour désigner un problème affectant les articulations et les tissus conjonctifs.
Près d'un tiers des Français souffre de **« rhumatismes »,** terme qui regroupe l'arthrose, la polyarthrite rhumatoïde, la spondylarthrite, la goutte, certaines douleurs dorsales… et c'est à ce titre un problème de santé publique. La polyarthrite rhumatoïde est la plus fréquente des maladies rhumatismales inflammatoires chroniques de l'adulte et concerne 1 à 3 % de la population en France. Les femmes sont 3 fois plus atteintes que les hommes.

Il s'agit dans tous les cas d'affections chroniques de cause inconnue, qui évoluent par poussées, et devenant à long terme très invalidantes et douloureuses.
La prise en charge globale de ces maladies implique la mise en place d'un traitement au long cours, visant à soulager la douleur, mais également à réduire l'**inflammation,** grâce à la prise d'anti-inflammatoires, dont la cortisone.
La consommation d'aliments aux vertus anti-inflammatoires, couplée à la limitation de la consommation d'aliments pouvant accentuer cette inflammation, semble avoir des effets bénéfiques sur le confort des patients.

L'autre dimension alimentaire est liée au traitement et consistera à surveiller la consommation de sodium, afin de limiter la **rétention d'eau,** conséquente à la prise de cortisone.
Une consommation d'eau suffisante quotidiennement est également à privilégier.

Pour finir, le poids reste un critère de prise en charge important, puisque le surpoids pèse sur les articulations et a tendance à augmenter la douleur.
La mise en place d'un **régime hypoénergétique** en cas de surpoids est conseillée. (*Voir le panier minceur, p. 518.*)

On privilégiera les aliments riches en cuivre qui interviennent notamment dans l'entretien des cartilages et des os, riches en sélénium qui aide à lutter contre les douleurs articulaires, riches en Oméga-3 qui a une action anti-inflammatoire (alors que les Oméga-6 en excès sont pro-inflammatoires), mais aussi riches en antioxydants.

ALIMENTS IDENTIFIÉS SPÉCIAL ANTIRHUMATISMES

- *Le pain aux céréales et graines*
- *Les biscottes sans sel*
- *Le maïs doux, la polenta*
- *La pomme de terre, la patate douce*
- *Toutes les herbes et épices*
- *Le ketchup*
- *Les graines oléagineuses : amandes, noix, purée de noisettes, graines de lin, pignons de pin*
- *L'huile de lin, l'huile de noix, l'huile de colza, l'huile de germe de blé, l'huile de cameline vierge, les huiles combinées*
- *La truite, la morue fraîche non salée*
- *Les coquilles Saint-Jacques, le homard, les huîtres, la moule*
- *Le lapin*
- *Le filet mignon de porc*
- *Le blanc d'œuf de poule*
- *Les protéines végétales : le tofu, le tempeh, le seitan*
- *Le quinoa, l'amarante*
- *La levure de bière*
- *Les boissons végétales nature enrichies en calcium*
- *Le yaourt au soja nature enrichi en calcium*
- *L'échalote, l'oignon, l'ail*
- *L'endive*
- *Le gombo*
- *Le poireau*
- *Le potiron*
- *Le poivron*
- *Le concombre*
- *L'aubergine*
- *L'artichaut*
- *La courgette*
- *Le céleri-branche*
- *La carotte*
- *Les radis La scorsonère*
- *La sucrine, la laitue, la mâche*
- *Le cassis, la framboise, la myrtille, la cerise*

- *Le citron, le pomelo, l'orange*
- *Le melon, la pastèque*
- *La mangue*
- *La grenade, la goyave, la papaye, l'ananas, le litchi*
- *L'abricot*
- *La prune*
- *La pomme, la poire*
- *Le raisin*
- *Le pur jus de tomate sans sel ajouté*
- *L'eau de coco*
- *Le sel allégé en sodium*
- *Le bouillon de légumes maison, le potage de légumes maison*

LES MENUS ANTIRHUMATISMES

LUNDI

- *Petit déjeuner*
  - Café, thé ou infusion sans sucre
  - 5 biscottes sans sel
  - 15 g de beurre
  - 150 ml de boisson végétale nature enrichie en calcium
  - ½ mangue
- • *Déjeuner*
  - Lamelle de radis roses en vinaigrette avec 2 c. à c. d'huile de colza
  - 1 cuisse de lapin rôtie au four au thym sans MG
  - Haricots verts vapeur à l'ail
  - 320 g de patates douces vapeur
  - 15 g de noix à croquer
  - 100 g de compote de fruits sans sucres ajoutés
- • • *Dîner*
  - Potage de légumes maison sans féculents ni MG saupoudré de 1 c. à s. de levure de bière en paillettes
  - Courgettes poêlées au curry avec 2 c. à c. d'huile combinée
  - 1 steak de soja émietté et 2 c. à s. de coulis de tomate
  - 1 yaourt nature classique au lait demi-écrémé
  - ½ mangue
  - 30 g de pain aux céréales et graines

MARDI

- *Petit déjeuner*
  - Café, thé ou infusion sans sucre
  - 5 biscottes sans sel
  - 15 g de beurre
  - 1 yaourt au soja enrichi en calcium
  - 120 g de raisin frais
- • *Déjeuner*
  - Concombre en rondelles en vinaigrette à la menthe fraîche avec 2 c. à c. d'huile de germe de blé
  - 125 g de filet de truite vapeur au jus de citron et 15 g d'amandes effilées grillées
  - oireaux vapeur au curcuma
  - 250 g de melon
  - P30 g de pain aux céréales et graines

- • • *Dîner*
  - Tomates en vinaigrette avec 2 c. à c. d'huile de cameline
  - 2 œufs pochés
  - Aubergines grillées au basilic frais et cumin sans MG
  - 200 g de polenta (poids cuit) à l'ail sans MG
  - 100 g de fromage blanc nature 20 % de MG
  - 3 prunes

MERCREDI

- *Petit déjeuner*
  - Café, thé ou infusion sans sucre
  - 5 biscottes sans sel
  - 15 g de beurre
  - 150 ml de boisson végétale nature enrichie en calcium
  - 1 pomelo
- • *Déjeuner*
  - Endives émincées en vinaigrette avec 2 c. à c. d'huile de noix
  - 125 g de filet mignon de porc cuit au four à la sauge sans MG
  - 240 g de salsifis (scorsonères) poêlés au paprika sans MG
  - 200 g de pâtes intégrales (poids cuit) sans MG
  - 2 petits-suisses nature 20 % de MG
  - 1 pomme
- • • *Dîner*
  - Potage de légumes maison sans MG
  - 120 g de seitan poêlé aux échalotes avec 2 c. à c. d'huile combinée
  - Écrasé de carottes vapeur au cumin
  - 15 g de noix à croquer
  - 30 g de pain aux céréales et graines
  - 180 g d'ananas frais

JEUDI

- *Petit déjeuner*
  - Café, thé ou infusion sans sucre
  - 5 biscottes sans sel
  - 15 g de beurre
  - 15 g de beurre

- ○ 2 petits-suisses nature 20 % de MG
- ○ 2 kiwis
- • *Déjeuner*
- ○ 1 verre de pur jus de tomate sans sel ajouté
- ○ 160 g de noix de Saint-Jacques poêlés à l'aneth avec 2 c. à c. d'huile combinée
- ○ Panais cuits à l'étouffée sans MG à la noix de muscade
- ○ 250 g de fraises avec 15 g de pistaches non salées grillées
- ○ 40 g de pain aux céréales et graines
- • • *Dîner*
- ○ Mâche, carottes râpées, 250 g d'amarante (poids cuit) à la ciboulette et vinaigrette avec 2 c. à c. d'huile de noix saupoudrée de 1 c. à s. de levure de bière en paillettes
- ○ 1 yaourt au soja enrichi en calcium
- ○ 250 g de pastèque
- ○ 30 g de pain aux céréales et graines

VENDREDI

- *Petit déjeuner*
- ○ Café, thé ou infusion sans sucre
- ○ 5 biscottes sans sel
- ○ 15 g de beurre
- ○ 150 ml de boisson végétale nature enrichie en calcium
- ○ 1 orange
- • *Déjeuner*
- ○ Céleri-branche émincé et 1 pomme en dés en vinaigrette avec 2 c. à c. d'huile de cameline
- ○ 180 g de morue fraîche vapeur au jus de citron et coriandre
- ○ Julienne de légumes poêlée au gingembre sans MG
- ○ 1 yaourt nature classique au lait demi-écrémé
- ○ 70 g de pain aux céréales et graines
- • • *Dîner*
- ○ 1 artichaut en feuille vapeur au basilic en vinaigrette avec 2 c. à c. d'huile de germe de blé
- ○ 250 g de quinoa (poids cuit) poêlé sans MG avec 15 g de noisettes torréfiées
- ○ Gombos vapeur au curry
- ○ 6 litchis

SAMEDI

- *Petit déjeuner*
- ○ Café, thé ou infusion sans sucre
- ○ 5 biscottes sans sel
- ○ 15 g de beurre
- ○ 150 ml de boisson végétale nature enrichie en calcium
- ○ 200 g de framboises fraîches
- • *Déjeuner*
- ○ 125 g de rosbeef froid au basilic
- ○ Sucrine, tomates, concombre, 250 g de pommes de terre en vinaigrette avec 2 c. à c. d'huile de lin
- ○ 2 petits-suisses nature 20 % de MG
- ○ 100 g de compote de fruits sans sucres ajoutés
- • • *Dîner*
- ○ Potage au potiron sans féculents ni MG au curry avec 120 g de tofu en dés
- ○ Endives braisées au bouillon de légumes maison avec 2 c. à c. d'huile combinée
- ○ 15 g de noix à croquer
- ○ 3 clémentines
- ○ 30 g de pain aux céréales et graines

DIMANCHE

- *Petit déjeuner*
- ○ Café, thé ou infusion sans sucre
- ○ 5 biscottes sans sel
- ○ 15 g de beurre
- ○ 100 g de faisselle nature 6 % de MG
- ○ 120 g de goyave
- • *Déjeuner*
- ○ 100 g de maïs doux en vinaigrette avec 2 c. à c. d'huile de colza
- ○ 125 g d'escalope de veau poêlée sans MG avec 1 c. à s. de ketchup
- ○ Pâtissons à l'étuvée à l'ail, noix de muscade et persil frais
- ○ 250 g de melon
- ○ 30 g de pain aux céréales et graines
- • • *Dîner*
- ○ ½ pomelo sans sucre
- ○ 250 g d'amarante (poids cuit) safranée, poêlée avec 2 c. à c. d'huile combinée, puis cuite au bouillon de légumes maison
- ○ 1 yaourt au soja enrichi en calcium
- ○ 1 poire coupée en dés avec une pincée de cannelle et 15 g d'amandes effilées grillées

LE PANIER ANTIOXYDANTS

Un **antioxydant** est par définition une molécule qui diminue ou empêche l'oxydation (réaction avec l'oxygène) d'autres substances chimiques.
Le fonctionnement normal de l'organisme entraîne, par oxydation, la formation de composés instables appelés radicaux libres. Et leur production est augmentée par la pollution, le tabac, l'exposition prolongée au soleil…
Une **déficience d'antioxydants** entraîne à long terme un stress oxydatif pouvant **endommager ou détruire les cellules.**

On trouve, au niveau de l'alimentation, des antioxydants qui agissent dans un premier temps pour protéger de l'oxydation les cellules de l'aliment. Les antioxydants les plus connus sont le **bêta-carotène** (provitamine A), l'**acide ascorbique** (vitamine C), le **tocophérol** (vitamine E), le **sélénium,** le **zinc,** les **polyphénols** et le **lycopène.** Mais sont inclus également les **flavonoïdes** (très répandus dans les végétaux), les **tanins** (dans le cacao, le café, le thé, le raisin, le vin rouge), les **anthocyanes** (notamment dans les fruits rouges) et les **acides phénoliques** (dans les céréales, les fruits et les légumes).
Lors de la cuisson, certains antioxydants tels que la **vitamine C** sont en partie détruits et donc inactivés, alors que d'autres deviennent plus actifs ou plus facilement absorbables par le système digestif. C'est le cas du lycopène de la tomate pour lequel la cuisson améliore la biodisponibilité.

Les **antioxydants** peuvent contribuer à **diminuer l'apparition de plusieurs maladies,** dont les maladies cardiovasculaires, certains types de cancers et d'autres maladies associées au vieillissement cellulaire.

ALIMENTS IDENTIFIÉS SPÉCIAL ANTIOXYDANTS

- Les fèves
- Le maïs doux
- La pomme de terre, la patate douce
- L'igname
- Toutes les herbes et les épices
- Les cornichons, les salicornes
- Le ketchup
- Les graines oléagineuses : amandes, noix, purée de noisettes, pignons de pin, graines de sésame
- L'huile de lin, l'huile d'olive, l'huile de noix, l'huile de colza, l'huile de germe de blé, l'huile de pépins de raisin, l'huile de cameline vierge, l'huile de tournesol, les huiles combinées
- L'huître, le crabe, le calmar, le homard
- L'anguille, la sardine, le maquereau, le saumon
- L'églefin ou aiglefin
- Le foie de morue
- Le jaune d'œuf de poule
- Le foie de volaille
- L'oignon, l'ail, l'échalote
- La carotte, le potiron, le poireau, le chou, le fenouil, le poivron, le radis, le brocoli, l'asperge, la tomate, le panais, la betterave rouge, la blette, le salsifis, le scorsonère
- La laitue, la mâche, le pissenlit, le cresson, la chicorée
- La luzerne ou alfalfa, les pousses de haricot mungo
- Le cœur de palmier
- La framboise, la myrtille, la mûre, la groseille, la cerise, le cassis, la fraise
- La figue
- L'avocat
- La poire
- La pomme
- Le kiwi, la mangue, la grenade, le litchi, la goyave, la papaye, la nèfle
- La noix de coco
- Les fruits secs
- La prune
- Le raisin
- La pastèque

- *L'orange, le citron*
- *L'abricot*
- *Le coing*
- *Le chocolat noir*
- *Le café, le thé rooibos, l'infusion à la vigne rouge, la chicorée, le thé vert*
- *Le jus de cranberries ou la canneberge*
- *Le pur jus de tomate sans sel ajouté*
- *Le potage de légumes maison*

LES MENUS ANTIOXYDANTS

LUNDI

- **Petit déjeuner**
  - 1 thé vert
  - 70 g de pain aux graines de lin
  - 15 g de beurre
  - 1 yaourt nature sans sucre au lait demi-écrémé
  - 2 kiwis
- • **Déjeuner**
  - Salade de chou blanc au curry avec 1 c. à c. d'huile de colza
  - 180 g de filet d'églefin grillé à l'estragon sans MG
  - Blettes cuites à l'étouffée avec 1 c. à c. d'huile d'olive
  - 250 g de pommes de terre persillées vapeur (poids cuit)
  - 1 fromage blanc nature 20 % de MG
  - 3 figues fraîches
- • • **Dîner**
  - Potage de légumes maison au potiron sans MG
  - 2 œufs au plat cuits sans MG
  - Salade de mâche et échalote avec 2 c. à c. d'huile de noix
  - 30 g de camembert
  - ½ mangue
  - 30 g de pain aux céréales

MARDI

- **Petit déjeuner**
  - 1 café
  - 70 g de pain aux noix
  - 15 g de beurre
  - 100 g de faisselle nature 6 % de MG
  - 120 g de raisin
- • **Déjeuner**
  - Carottes râpées à la menthe fraîche avec 1 c. à c. d'huile de colza
  - 125 g de filet de saumon vapeur citronné
  - Dés de panais poêlés à la ciboulette avec 1 c. à c. d'huile de tournesol
  - 320 g d'igname (poids cuit)
  - 1 yaourt nature sans sucre au lait demi-écrémé
  - 1 orange
- • • **Dîner**
  - Salade de pissenlits avec 1 c. à c. d'huile d'olive
  - 90 g de foies de volailles braisés au romarin sans MG
  - Purée de potiron à la muscade avec 5 g de beurre
  - 20 g de beaufort
  - 250 g de papaye
  - 30 g de pain aux graines de sésame

MERCREDI

- **Petit déjeuner**
  - 1 infusion à la vigne rouge
  - 70 g de pain aux céréales
  - 15 g de beurre
  - 100 g de fromage blanc nature 20 % de MG
  - 120 g de litchis (6)
- • **Déjeuner**
  - Pur jus de tomate sans sel ajouté
  - 120 g de tourteau avec 1 c. à s. de mayonnaise maison à l'huile de colza
  - Fondue de poireaux nature à l'ail
  - 320 g de purée de patate douce nature (poids cuit)
  - 2 petits-suisses nature 20 % de MG
  - 1 poire
- • • **Dîner**
  - 140 g de cœurs de palmier en rondelles à la coriandre avec 2 c. à c. d'huile de colza
  - 150 g de blancs de poulet poêlés aux petits oignons sans MG
  - Chou poché au bouillon de légumes maison
  - 25 g de fourme d'Ambert
  - 100 g de compote pomme-coing sans sucres ajoutés
  - 30 g de pain aux noix

JEUDI

- **Petit déjeuner**
  - 1 tasse de chicorée
  - 70 g de pain aux graines de sésame
  - 15 g de beurre
  - 1 yaourt nature sans sucre au lait demi-écrémé
  - 150 ml de jus de cranberries

- • *Déjeuner*
  - Radis avec 5 g de beurre
  - 12 huîtres citronnées
  - 160 g de fèves fraîches
  - 100 g de riz complet avec 1 c. à s. de crème fraîche
  - 100 g de faisselle nature 6 % de MG
  - 1 pomme
- • • *Dîner*
  - Soupe de cresson maison sans MG
  - 125 g de rumsteck grillé aux échalotes avec 1 c. à s. de ketchup
  - Tomates à la provençale avec 2 c. à c. d'huile d'olive
  - 40 g de chèvre frais
  - 250 g de nèfles du Japon
  - 30 g de pain aux graines de lin

VENDREDI

- *Petit déjeuner*
  - Thé noir de Ceylan
  - 70 g de pain aux céréales
  - 15 g de beurre
  - 100 g de fromage blanc nature 20 % de MG
  - 200 g de framboises
- • *Déjeuner*
  - Betteraves rouges et échalotes avec 1 c. à c. d'huile de tournesol
  - 160 g de calmars au coulis de tomate et persil avec 1 c. à c. d'huile d'olive
  - 200 g de maïs doux poêlé au poivre noir sans MG
  - 1 yaourt nature sans sucre au lait demi-écrémé
  - 250 g de fraises à la menthe fraîche
- • • *Dîner*
  - Pousses de haricot mungo avec 1 c. à c. d'huile combinée
  - 130 g de jambon blanc découenné et dégraissé
  - Brocolis à l'étouffée avec 1 c. à c. d'huile de tournesol
  - 30 g de brie
  - 250 g de pastèque
  - 30 g de pain aux noix

SAMEDI

- *Petit déjeuner*
  - Thé rooibos
  - 70 g de pain aux graines de sésame
  - 15 g de beurre
  - 100 g de faisselle nature 6 % de MG
  - 150 g de cassis
- • *Déjeuner*
  - ½ avocat aux échalotes
  - 125 g d'anguille aux herbes en papillote avec 1 c. à c. d'huile d'olive
  - Fenouil braisé avec 1 c. à c. d'huile de tournesol
  - 250 g de pommes de terre cuites au four sans MG au thym
  - 2 petits-suisses nature 20 % de MG
  - 3 abricots frais
- • • *Dîner*
  - Laitue avec 1 c. à c. d'huile combinée
  - 125 g de rôti de veau cuit au four au cumin sans MG
  - 270 g de salsifis à la ciboulette poêlés avec 1 c. à c. d'huile de tournesol
  - 20 g de comté
  - 120 g de cerises
  - 30 g de pain aux céréales

DIMANCHE

- *Petit déjeuner*
  - Thé earl grey
  - 70 g de pain aux noix
  - 15 g de beurre
  - 1 yaourt nature sans sucre au lait demi-écrémé
  - 150 g de prunes
- • *Déjeuner*
  - Carottes râpées à la coriandre avec 1 c. à c. d'huile de colza
  - 70 g de filets de maquereau grillés
  - Salade tiède d'asperges avec 1 c. à c. d'huile d'olive
  - 200 g de tagliatelles (poids cuit) sans MG
  - 2 petits-suisses nature 20 % de MG
  - 15 g de chocolat noir
- • • *Dîner*
  - Salade de poivrons cuits et crus avec 1 c. à c. d'huile d'olive
  - 2 œufs en omelette à la ciboulette et salicornes
  - Carottes vichy persillées avec 1 c. à c. d'huile combinée
  - 25 g de roquefort
  - 150 g de myrtilles
  - 30 g de pain aux graines de lin

CARNET PRATIQUE

TABLEAU DE SAISONNALITÉ DES FRUITS	
JANVIER	Ananas • Banane • Citron • Clémentine Goyave • Kiwi • Litchi • Mandarine Mangue • Orange • Orange sanguine Pomelo • Poire • Pomme
FÉVRIER	Ananas • Banane • Citron • Goyave Kiwi • Mandarine • Mangue • Orange Orange sanguine • Pomelo • Poire Pomme
MARS	Ananas • Banane • Citron • Kiwi Mandarine • Mangue • Orange •Orange sanguine • Pomelo Poire Pomme
AVRIL	Ananas • Banane • Citron • Fraise Kiwi • Mangue • Orange • Pomelo Poire • Pomme Rhubarbe
MAI	Banane • Cerise • Citron • Fraise Framboise • Mangue • Pomelo Rhubarbe
JUIN	Abricot • Banane • Cassis • Cerise Citron • Fraise • Framboise • Groseille Melon • Pêche • Rhubarbe
JUILLET	Abricot • Airelle • Banane • Cassis Cerise • Citron • Figue • Fraise Framboise • Groseille • Melon • Mûre Myrtille • Nectarine • Pastèque Pêche • Pomme • Prune • Quetsche Rhubarbe
AOÛT	Abricot • Airelle • Banane • Cassis Citron • Figue • Fraise • Framboise Mûre • Groseille • Melon • Mirabelle Myrtille • Mûre • Nectarine • Pastèque Pêche • Poire • Pomme • Prune Quetsche • Raisin • Reine-claude

SEPTEMBRE	Banane • Citron • Figue fraîche Melon • Mirabelle • Myrtille • Mûre Pastèque • Pêche • Poire • Pomme Pomelo • Prune • Quetsche • Raisin Reine-claude
OCTOBRE	Banane • Citron • Châtaigne • Coing Mangue • Orange • Pomelo • Papaye Poire • Pomme • Prune • Raisin
NOVEMBRE	Banane • Citron • Châtaigne Clémentine • Coing • Kiwi • Mandarine Mangue • Orange • Pomelo • Poire Pomme
DÉCEMBRE	Ananas • Banane • Citron • Clémentine Goyave • Kiwi • Litchi • Mandarine Mangue • Orange • Orange sanguine Pomelo • Poire • Pomme

TABLEAU DE SAISONNALITÉ DES LÉGUMES

JANVIER	Avocat • Betterave • rouge • Carotte • Céleri-rave • Champignon de Paris • Chicorée frisée • Chou blanc • Chou de Bruxelles • Chou-fleur Chou frisé • Chou rouge • Chou vert • Courge • Cresson • Endive • Épinard • Mâche • Navet • Poireau • Pomme de terre • Radis noir Salsifis • Topinambour
FÉVRIER	Avocat • Betterave • rouge • Carotte • Champignon de Paris Chicorée frisée • Chou blanc • Chou-fleur • Chou frisé • Chou rouge Chou vert • Cresson • Endive • Mâche • Navet • Poireau • Pomme de terre • Radis noir • Salsifis • Topinambour
MARS	Avocat • Betterave rouge • Blette (bette) • Carotte • Champignon de Paris • Chicorée frisée • Chou blanc • Chou frisé • Chou rouge • Chou vert • Cresson • Endive • Mâche • Navet • Poireau • Pomme de terre Radis rose
AVRIL	Avocat • Artichaut • Asperge • Batavia • Betterave rouge • Blette (bette) Carotte • Champignon de Paris • Chou rouge • Concombre • Cresson Endive • Épinard • Fève • Laitue • Navet • Poireau • Pomme de terre
MAI	Artichaut • Asperge • Batavia • Betterave rouge • Blette (bette) • Carotte Champignon de Paris • Chou rouge • Concombre • Courgette • Cresson Épinard • Fève • Haricot vert • Laitue • Navet • Oseille • Petit pois Poireau • Poivron • Pomme de terre • Radis
JUIN	Artichaut • Asperge • Aubergine • Batavia • Betterave rouge • Blette (bette) • Carotte • Céleri-branche • Champignon de Paris • Chou-fleur Chou rouge • Chou blanc • Concombre • Courgette • Épinard • Fenouil Fève • Haricot vert • Laitue • Navet • Poireau • Oseille • Petit pois Poivron • Pomme de terre • Radis • Tomate
JUILLET	Artichaut • Aubergine • Batavia • Blette (bette) • Betterave rouge •Brocoli • Carotte • Céleri-branche • Champignon de Paris • Chou romanesco • Chou blanc • Chou frisé • Chou chinois • Chou rouge Concombre • Courgette • Épinard • Fenouil • Haricot vert • Laitue • Maïs • Oseille • Pâtisson • Poireau • Petit pois • Pois mange-tout Poivron • Pomme de terre • Radis • Tomate

AOÛT	Artichaut • Aubergine • Batavia • Blette (bette) • Betterave rouge • Brocoli • Carotte • Céleri-branche • Champignon de Paris • Chou romanesco • Chou blanc • Chou frisé • Chou-fleur • Chou chinois • Chou rouge • Concombre • Courgette • Épinard • Fenouil • Haricot vert Laitue • Maïs • Oseille • Pâtisson • Poireau • Petit pois • Pois mange-tout • Poivron • Pomme de terre • Radis Tomate
SEPTEMBRE	Artichaut • Aubergine • Batavia • Blette (bette) • Betterave rouge •Brocoli • Carotte • Céleri-branche • Champignon de Paris • Chou romanesco • Chou blanc • Chou-fleur • Chou frisé • Chou chinois •Chou rouge • Concombre • Courgette • Cresson • Épinard • Fenouil Haricot vert • Laitue • Maïs • Oseille • Panais • Pâtisson • Poireau Poivron • Pomme de terre • Radis • Tomate
OCTOBRE	Aubergine • Batavia • Betterave rouge • Brocoli • Carotte • Céleri-branche • Céleri-rave • Champignon de Paris • Chicorée frisée • Chou blanc • Chou frisé • Chou chinois • Chou-fleur • Chou rouge • Chou-rave • Chou vert • Concombre • Courge • Courgette • Cresson • Endive Fenouil • Laitue • Mâche • Maïs • Marron • Navet • Oseille • Panais Pâtisson • Poireau • Pomme de terre • Potiron • Salsifis • Topinambour
NOVEMBRE	Avocat • Batavia • Betterave rouge • Brocoli • Carotte • Céleri-branche Céleri-rave • Champignon de Paris • Chicorée frisée • Chou blanc Chou frisé • Chou chinois • Chou de Bruxelles • Chou-fleur • Chou rouge • Chou-rave • Chou vert • Courge • Cresson • Endive • Fenouil Laitue • Mâche • Navet • Panais • Pâtisson • Poireau • Pomme de terre Potiron • Radis noir • Salsifis • Topinambour
DÉCEMBRE	Avocat • Betterave rouge • Carotte • Champignon de Paris • Céleri-rave Chicorée frisée • Chou blanc • Chou frisé • Chou chinois • Chou de Bruxelles • Chou-fleur • Chou rouge • Chou-rave • Chou vert • Courge Cresson • Endive • Laitue • Mâche • Navet • Panais • Poireau • Pomme de terre • Potiron • Radis noir • Salsifis • Topinambour

TABLEAU DES ÉQUIVALENCES

VIANDES, POISSONS ET ŒUFS

- 125 à 150 g de viande maigre dégraissée : de bœuf (viande hachée à 5 % de MG, bavette, filet, rosbif, tende de tranche, rumsteck), de filet de poulet ou de dinde, de veau (escalope, filet), de porc (rôti dans le filet, filet mignon), de biche, d'autruche, de kangourou, de lièvre, de chevreuil, de sanglier.

=

- 150 g à 180 g de poisson maigre sans déchets tel que : merlan, colin/merlu, lingue/julienne, flétan, saint-pierre, carrelet/plie, limande-sole, congre, lieu noir/lieu jaune, dorade/sébaste/rascasse, cabillaud/morue, bar/loup, rouget barbet, turbot, cardine, baudroie/lotte, brochet, haddock, perche, éperlan, raie, barbue, empereur, sabre, grenadier, grondin rouge, tacaud...

=

- 125 g de poisson gras tel que : thon, truite, saumon, espadon, 110 g d'anchois mariné ou de carpe, 100 g de mulet, 80 g de sardine ou de hareng, 70 g de maquereau, d'anguille, de roussette, de mérou

=

- 130 g de bulots, de moules, de crabe, de noix de Saint-Jacques, de crevettes, de calmars, 12 huîtres

=

- 130 g de jambon blanc dégraissé

=

- 2 œufs

=

- 120 g de tofu nature, de tempeh ou de seitan

=

- 100 g de féculents céréaliers (poids cuit) + 50 g de légumes secs (poids cuit)

FROMAGES

- 30 g de fromage à moins de 45 % de MG sur extrait sec, soit moins de 25 % de MG sur produit fini (camembert coulommiers, reblochon, brie, port-salut, neufchâtel, chaource, saint-marcellin, livarot, pont-l'évêque, vacherin Mont d'Or, boulette d'Avesnes, cabécou, bûche de chèvre, selles-sur-cher, feta, brique au lait de brebis...)

- 25 g de fromages persillés (roquefort, bleu d'Auvergne, bleu de Bresse...), gouda, mimolette, munster, saint-nectaire, tomme de Savoie, saint-maure...

- 20 g de fromages à pâte pressée (emmental, comté, parmesan, beaufort, abondance de Savoie...)

- 60 g de cancoillotte ou 50 g de ricotta ou 40 g de chèvre frais ou de mozzarella

=

- 1 yaourt nature au lait entier sans sucre (125 g)

CORPS GRAS

- 10 g de beurre ou margarine classique

=

- 2 c. à c. d'huile

=

- 30 g de crème fraîche à 30 % de MG

=

- 4 c. à s. de lait de coco (40 g)

=

- 6 c. à s. de crème d'amande ou 4 c. à s. de crème d'avoine ou 2 c. à s. de crème de soja ou de riz

- 15 g de purée d'oléagineux (amandes, noisettes, tahin, pistaches...)

- 15 g de graines oléagineuses (noix, noisettes, amandes, pistaches...)

PRODUITS LAITIERS

- 1 yaourt nature classique non sucré au lait demi-écrémé

=

○ 1 fromage blanc nature 20 % de MG sur extrait sec, soit moins de 4 % de MG sur produit fini (100 g)

=

○ 1 faisselle nature 6 % de MG sur produit fini (100 g)

=

○ 2 petits-suisses nature 20 % de MG sur extrait sec, soit moins de 4 % de MG sur produit fini (2 × 60 g)

=

○ 1 verre de lait demi-écrémé (150 ml) ou 250 ml de lait écrémé ou 120 ml de lait entier

=

○ 3 c. à c. de poudre de lait demi-écrémé (15 g)

=

○ 1 yaourt au soja nature ou aux fruits et enrichi en calcium (100 g)

=

○ 150 ml de boisson végétale nature enrichie en calcium : soja, riz, avoine, amande…

CÉRÉALES, FÉCULENTS ET PAINS

○ 60 g de pain

=

○ 4 biscottes (4 × 10 g)

=

○ 40 g de céréales nature ou de flocons d'avoine ou de muesli floconneux (à moins de 380 kcal/100 g)

=

○ 40 g de farine de blé ou de fécule de maïs

=

○ 150 g de féculents céréaliers (poids cuit) : semoule, pâtes, riz, blé, maïs, quinoa…

=

○ 150 g de légumineuses cuites (poids cuit) : haricots rouges, lentilles, pois chiches…

=

○ 185 g de pommes de terre cuites

FRUITS ET LÉGUMES

1 portion de fruits

=

○ 1 pomme, 1 poire, 1 orange, 1 pêche, 1 nectarine

=

○ 2 mandarines, 2 kiwis, 2 à 3 figues fraîches, 3 clémentines, 3 à 4 abricots, ½ mangue

=

○ 500 g de rhubarbe, 250 g de coing, 250 g de pastèque (1 belle tranche), 250 g de fraises, 250 g de melon, 250 g de pamplemousse ou de pomelo (1) et 200 g de mûres, 200 g de framboises

○ 120 g de raisin blanc ou de raisin noir, 120 g de cerises (environ 15)

○ 90 g de banane (1 mini-banane ou ½ banane classique)

○ 150 ml de pur jus de fruit sans sucres ajoutés (1 verre)

○ 100 g de compote sans sucres ajoutés (1 pot)

=

○ Fruits au sirop égouttés : 140 g de poires au sirop, 110 g de goyaves au sirop, d'abricots au sirop, d'ananas au sirop, de cocktail ou de macédoine de fruits au sirop, de pêches au sirop, 70 g de cerises au sirop, de litchis au sirop

1 portion de légumes

=

○ 300 g d'asperge, aubergine, blette, brocoli, concombre, cardon, carotte, céleri-branche, céleri-rave, chou blanc, chou vert, chou-fleur, chou rouge, chou chinois, chou-rave, chou romanesco, choucroute non cuisinée, chou de Bruxelles, cœur d'artichaut, toutes les variétés de courges (potiron, butternut, potimarron, spaghetti…), courgette, crosne, endive, épinard, fenouil, haricot vert, haricot beurre, navet, oseille, pâtisson, pissenlit, poireau, pois gourmands, poivron, pousses de bambou, pousses de soja, toutes les variétés de salades (laitue, scarole, iceberg, roquette, mâche, cresson…), radis rose, tomate

○ 2 artichauts entiers

=

○ 140 g de petits pois, de panais, 240 g de betteraves rouges cuites, 270 g de salsifis, 280 g de cœurs de palmier

TABLE CALORIQUE

POISSONS, FRUITS DE MER ET ŒUFS

(Portions sans déchets)

- 150 g de bar, sole, cabillaud, (poisson blanc maigre) ...... 130 KCAL
- 100 g de noix de Saint-Jacques ...... 75 KCAL
- 100 g de crevettes roses (environ 8 de taille moyenne)... 70 KCAL
- 12 huîtres (moyennes) ...... 68 KCAL
- 50 g de maquereau au vin blanc ...... 104 KCAL
- 4 petites sardines fraîches (100 g) ...... 120 KCAL
- 80 g de saumon fumé (2 tranches) ...... 180 KCAL
- 100 g de saumon frais ...... 201 KCAL
- 50 g de thon naturel en conserve ...... 60 KCAL
- 1 œuf ...... 89 KCAL

PRODUITS SUCRÉS

- Confiture ou miel (1 c. à s.) .... 70 KCAL
- 2 boules de crème glacée...... 170 KCAL
- 2 boules de sorbet ...... 90 KCAL
- 15 g de chocolat ...... 90 KCAL
- Cacao en poudre (1 c. à c.) .... 25 KCAL
- 1 sucre (5 g) ...... 20 KCAL

FRUITS

(Portions sans déchets)

- 3 petits abricots ou 2 gros ...... 50 KCAL
- Ananas frais (2 tranches) ...... 75 KCAL
- 1 banane ...... 150 KCAL
- 100 g de cerises (15) ...... 67 KCAL
- 200 g de fraises ou de framboises ...... 70 KCAL
- 1 poire, 1 pomme, 1 orange ... 70 KCAL
- 3 prunes ...... 70 KCAL
- 1 pêche ...... 60 KCAL
- 100 g de raisin ...... 75 KCAL
- 30 g de fruits secs (raisins secs, pruneaux, dattes…) ...... 80 KCAL
- 15 g de graines oléagineuses (noisettes, amandes) ...... 100 KCAL
- ½ avocat ...... 140 KCAL

PRODUITS LAITIERS

- 100 g de fromage blanc 0 % .. 44 KCAL
- 100 g de fromage blanc 40 % 120 KCAL
- 30 g de fromage à 45 % de MG ...... 85 KCAL
- 30 g de fromage supérieur à 45 % de MG ...... 120 KCAL
- 2 dl de lait écrémé à 0 % ...... 70 KCAL
- 2 dl de lait demi-écrémé ...... 100 KCAL

PAINS, PÂTISSERIES, VIENNOISERIES

- ○ 1 petite biscotte .... 35 KCAL
- ○ 40 g de pain ($1/6$ de baguette)100 KCAL
- ○ 1 croissant............................... 180 KCAL
- ○ 1 pain au chocolat (50 g)........ 240 KCAL
- ○ 3 biscuits secs .... 100 KCAL
- ○ 1 biscuit fourré (40 g).............. 160 KCAL
- ○ 1 flan pâtissier (140 g).............. 150 KCAL
- ○ Tarte aux fruits (100 g) .... 220 KCAL
- ○ Pâtisserie à la crème (100 g) ... 250 KCAL

MATIÈRES GRASSES

- ○ 1 c. à s. d'huile......................... 90 KCAL
- ○ 5 g de beurre ou margarine (1 c. à c.) .... 40 KCAL
- ○ Crème fraîche entière (1 c. à s.)60 KCAL

LÉGUMES, CÉRÉALES ET FÉCULENTS

(Poids cuit = 150 g = 6 c. à s.)

- ○ 150 g de concombres, tomates. 20 KCAL
- ○ 180 g d'aubergines, blettes, brocolis, choux, choux rouges, choux verts, choux-fleurs, choucroute, cardons, épinards, céleri, haricots verts, céleri-rave, fenouil, champignons, cèpes, laitue, salade, radis, poivrons, potiron, poireaux 45 KCAL
- ○ 150 g de betteraves, carottes, artichauts, salsifis, choux de Bruxelles .... 60 KCAL
- ○ 100 g de maïs, petits pois .... 120 KCAL
- ○ 100 g de pâtes, riz, semoule.. 100 KCAL
- ○ 100 g de pommes de terre vapeur 80 KCAL
- ○ 100 g de frites (40) .... 367 KCAL
- ○ 1 petit paquet de chips (45 g) 259 KCAL

VIANDES, ABATS, CHARCUTERIES ET VOLAILLES

(Portions sans déchets)

- ○ 100 g de gigot d'agneau .... 172 KCAL
- ○ 125 g d'entrecôte .... 250 KCAL
- ○ 125 g de steak haché à 5 % de MG .... 130 KCAL
- ○ 125 g de rumsteck................... 145 KCAL
- ○ 125 g de veau à griller............ 115 KCAL
- ○ 125 g de porc maigre.............. 198 KCAL
- ○ 100 g de poulet (1 blanc) .... 125 KCAL
- ○ 100 g de filet de canard.......... 180 KCAL
- ○ 125 g de lapin........................ 170 KCAL
- ○ 100 g de foie .... 152 KCAL
- ○ 125 g de rognons .... 116 KCAL
- ○ 100 g de boudin noir .... 300 KCAL
- ○ 50 g de chair à saucisse.......... 162 KCAL
- ○ 100 g de jambon (2 tranches). 120 KCAL
- ○ 2 saucisses de Francfort .... 180 KCAL

BOISSONS

- ○ 2 dl de bière (1 petite bouteille)................... 100 KCAL
- ○ Champagne (1 coupe)............. 100 KCAL
- ○ 0,5 dl de porto, madère, vin cuit .... 60 KCAL
- ○ 0,4 dl de whisky, vodka, gin..... 95 KCAL
- ○ Vin (1 verre)............................... 90 KCAL
- ○ Jus de fruits (1 verre de 150 ml) .... 60 KCAL
- ○ Coca-Cola (1 verre de 150 ml) .... 70 KCAL
- ○ Jus de tomate (1 verre)............. 27 KCAL

CONSEILS PRATIQUES

HYGIÈNE ET CONSERVATION

LES DATES LIMITES DE CONSOMMATION DES ALIMENTS

La DLC est appliquée sur les produits frais et correspond à la Date Limite de Consommation. Elle est définie par l'indication : « à consommer jusqu'au (jour/mois) » et est obligatoire pour les produits périssables dont la consommation, au-delà de cette date, peut présenter un danger immédiat pour la santé.

Il est important de surveiller dès l'achat que la DLC de vos produits frais est adaptée à votre rythme de consommation. À la maison, veillez à ranger les produits ayant la DLC la plus proche devant afin de les consommer en premier. Faites un contrôle hebdomadaire de vos produits frais.

La DLUO correspond à une Date Limite d'Utilisation Optimale. Elle est définie par l'indication « à consommer de préférence avant (jour et/ou mois et année) ».

Au-delà de cette date, le produit serait toujours consommable sans risque pour la santé, mais sa texture, sa saveur et ses teneurs en nutriments ne seront plus garanties.

Cette indication est notamment visible sur les boissons, les produits d'épicerie sèche, les conserves, les surgelés…

Il est primordial toutefois de vérifier en parallèle que l'emballage du produit n'a pas été altéré (gonflement, trace de choc, de rouille pour les conserves…) afin de garantir la stabilité bactériologique du produit.

LA CHAÎNE DU FROID

Pour les produits surgelés, il est important de respecter la chaîne du froid d'abord lors de l'achat, en passant au rayon surgelés à la fin des courses, en utilisant un sac isotherme bien fermé, non surchargé et, si possible, garni d'un pain de glace en été. Évitez d'acheter un produit aggloméré : les éléments doivent bouger quand on secoue le sachet. Si ce n'est pas le cas, cela signifie que la chaîne du froid a déjà été rompue.

En rentrant, rangez les surgelés en premier dans un congélateur à -18 °C. Les freezeurs des réfrigérateurs destinés à la réalisation de glaçons ne permettent qu'un stockage de 2 à 3 jours. Enfin, ne recongelez jamais un produit décongelé.

En dehors des surgelés, la chaîne du froid concerne également tous les produits réfrigérés : laitages, fromages, charcuteries, viandes, plats préparés par un traiteur…

Pour tous ces produits, l'utilisation d'un sac isotherme est également conseillée. En arrivant à la maison, ils doivent être rangés au réfrigérateur (entre 2 et 6 °C), juste après les surgelés.

LE RÉFRIGÉRATEUR

On néglige trop souvent l'hygiène de son réfrigérateur. Pourtant, si l'on veut stocker ses aliments dans de bonnes conditions bactériologiques, il est important de le surveiller de près. D'abord, il est conseillé de le nettoyer à l'eau légèrement javellisée au moins une fois par mois. Ensuite, les produits doivent y être stockés en respectant quelques règles :

Éliminer les sur-emballages à chaque fois que c'est possible.
Éliminer l'excédent de terre des végétaux.

Les produits entamés doivent être emballés hermétiquement, soit avec du film alimentaire, soit dans un récipient hermétique.

Même si, dans les réfrigérateurs modernes qui sont ventilés, la température est beaucoup plus homogène, on considère que la partie la plus haute du réfrigérateur est la plus froide et doit ainsi être réservée aux produits les plus sensibles (viandes et poissons crus, fromages au lait cru…).

INTÉRÊTS ET COMPARAISON DES DIFFÉRENTS MODES DE CUISSON

CUISSON À LA VAPEUR

Dans une marmite à cuisson sous pression ou dans un cuiseur-vapeur, elle consiste à cuire l'aliment par contact avec de la vapeur d'eau.
Sans contact direct entre l'eau et l'aliment, les nutriments et les qualités gustatives seront mieux conservés. D'autant plus si l'on prend soin de limiter la température et le temps de cuisson.

CUISSON À L'EAU

En cuisant un aliment dans de l'eau, une partie des vitamines et des minéraux hydrosolubles qu'il contient va se diffuser dans l'eau de cuisson. Il est possible de réduire ces pertes en limitant la quantité d'eau et en la salant légèrement.
Il est également intéressant de conserver cette eau de cuisson et de la consommer par la suite en bouillon de légumes ou pour la cuisson d'autres aliments.

CUISSON À LA POÊLE OU AU WOK

Le wok est un ustensile de cuisson d'origine chinoise qui ressemble à une grande poêle en forme de demi-sphère. Cette forme spécifique permet une cuisson homogène et ne requiert que peu d'ajout de matières grasses.
La cuisson au wok se veut rapide, laissant les légumes encore croquants, et permet ainsi de conserver la saveur des aliments et, dans un même temps, de mieux préserver leurs qualités nutritionnelles.
Mais sachez que si vous utilisez de l'huile dans un wok, elle pourra atteindre une température de 240 à 300 °C, ce qui provoque également la formation de composés toxiques.

Les poêles à revêtement antiadhésif sont idéales pour limiter l'ajout de matières grasses.

Dans tous les cas, il est important de ne pas prolonger la cuisson des aliments, d'éviter la carbonisation, de bien choisir son huile et d'éviter que cette dernière ne surchauffe.

CHOIX DE L'HUILE

Plus une huile est riche en acides gras saturés, plus son point de fumage (température à laquelle l'huile commence à fumer) sera élevé et plus celle-ci sera résistante à la chaleur. Les huiles raffinées ont également un point de fumage plus élevé que la même huile non raffinée. On privilégie alors les huiles aux points de fumage les plus élevés pour la cuisson.

Point de fumage des huiles :
- huile d'olive : 242 °C ;
- huiles d'arachide, de tournesol oléique, de sésame, de soja : 232 °C ;
- huile de pépins de raisin : 216 °C ;
- huile de colza, de noix : 204 °C.

CUISSON AU BARBECUE

Au barbecue, les aliments sont cuits par contact et rayonnement de la chaleur. Les flammes issues du gaz ou du charbon de bois vont déborder et lécher ainsi l'aliment. Cette cuisson présente l'avantage de ne pas nécessiter d'ajout de matières grasses. Toutefois, si les aliments sont saisis de manière trop forte ou en cas de contact direct avec la flamme, il y a carbonisation et ainsi formation de composés qui peuvent s'avérer cancérigènes.

5 astuces pour une utilisation optimale du barbecue :
- Allumez le barbecue à l'avance, de manière à ce qu'il n'y ait plus de flammes et ainsi cuire les aliments par la chaleur de la braise.

- Disposez la grille au minimum à 10 cm du foyer pour éviter toute carbonisation.
- Privilégiez les viandes maigres afin d'éviter que la graisse ne tombe sur les braises et provoque des flammes.
- Si vous réalisez des brochettes, composez-les avec des aliments ayant un temps de cuisson comparable pour éviter que certains ne soient carbonisés et d'autres insuffisamment cuits. Adaptez la taille des morceaux.
- Une fois refroidies, nettoyez bien les grilles des petits résidus, après chaque utilisation.

L'utilisation de barbecues électriques ou de planchas permet de ne pas avoir de flamme et ainsi d'empêcher la carbonisation.

FRITURE

Il est possible de consommer des aliments frits à condition de ne pas dépasser deux fritures par semaine et de suivre quelques indications.

Les huiles utilisées en friture impliquent une surveillance particulière car les triglycérides se dégradent au long des cycles d'utilisation. Un filtrage après chaque usage et un changement toutes les cinq utilisations est conseillé.

Au-delà, l'oxydation de l'huile, accélérée par la température, donne naissance à des composés capables de stabiliser les bulles de vapeur émises par les aliments en train de frire qui s'empilent à la surface du bain : l'huile mousse. Il est conseillé de jeter une huile qui a moussé ou fumé, même si cela apparaît dès les premières fritures, ce qui peut être le cas avec des préparations particulièrement riches en beurre et/ou en jaunes d'œufs.

Choisissez les huiles au point de fumage élevé, ou vérifiez bien que votre huile porte l'indication « pour friture ». Attention, en parallèle, à certains mélanges qui peuvent contenir de l'oléine de palme et donc une quantité excessive d'acides gras saturés.

INDEX DES ALIMENTS

A

abricot frais	334-335
agar-agar	508-509
ail	350-351
algue wakamé	514-515
amande	142-143
amarante	50-51
ananas	364-365
anchois	272-273
aneth	94-95
anguille	192-193
anis	82-83
artichaut	400-401
asperge	330-331
aubergine	342-343
autruche	228-229
avocat	374-375

B

banane	436-437
basilic	98-99
bâton de réglisse	134-135
betterave rouge	456-457
beurre	160-161
bigorneau	214-215
biscotte	58-59
blanc d'œuf de poule	222-223
blette ou bette	446-447
bœuf	246-247
boissons végétales nature enrichies en calcium	288-289
bouillon de légumes maison	498-499
brocoli	324-325
bulots ou buccins	198-199

C

cabillaud ou morue	218-219
café	482-483
caille	206-207
calmar	200-201
camembert	298-299
canard	266-267
cancoillotte	300-301
cannelle	92-93
cardamome	124-125
carotte	360-361
cassis	338-339
céleri-branche	442-443
céleri-rave	440-441
céréales riches en fibres et son de blé	70-71
cerfeuil	128-129
cerise	418-419
champignon de couche	408-409
châtaigne	48-49
cheval	232-233
chèvre frais	304-305
chevreuil	252-253
chicorées	378-379
chocolat noir	472-473
chou	376-377
choucroute	462-463
ciboulette	96-97
citron	366-367
citronnelle	120-121
clou de girofle	114-115
cœur de palmier	448-449
coing	464-465
compotes sans sucres ajoutés	466-467
concombre	344-345
coquilles Saint-Jacques	194-195
coriandre	100-101

cornichon	88-89
courgette	328-329
crabe	190-191
crème	162-163
crème de soja	176-177
cresson	326-327
crevette	276-277
cumin	122-123
curcuma	78-79

D

daurade royale	280-281
dinde	264-265

E

eau de coco	496-497
eau du robinet	484-485
eaux bicarbonatées	486-487
eaux riches en magnésium	490-491
échalote	362-363
églefin ou aiglefin	210-211
emmental	306-307
endive	312-313
épinards	396-397
escargot	188-189
estragon	108-109

F

faisan	278-279
farine de blé complet	68-69
fécule de maïs	66-67
fécule de pomme de terre	56-57
fenouil	402-403
fèves fraîches/sèches	30-31
figue	370-371
filet mignon de porc	254-255
flocons d'avoine	16-17
foie de morue	220-221
foie de veau	268-269
foies de volaille	244-245
fraise	450-451

framboise	368-369
fruits au sirop	460-461
fruits secs	332-333

G

gingembre	80-81
gombo	314-315
goyave	322-323
graines de fenouil	102-103
graines de sésame	170-171
graines et huile de lin	148-149
grenade	398-399
groseille	414-415

H

hareng fumé	274-275
haricots secs	40-41
haricots verts	348-349
homard	208-209
huile d'olive	150-151
huile de cameline vierge	158-159
huile de colza	154-155
huile de germe de blé	156-157
huile de noix	152-153
huile de pépins de raisin	164-165
huile de tournesol	166-167
huiles combinées	174-175
huître	184-185

I

igname	316-317
infusion à la vigne rouge	504-505

J

jambon cuit découenné et dégraissé	242-243
jaune d'œuf de poule	224-225
jus de cranberries ou canneberge	488-489

K

kangourou	230-231
ketchup	90-91
kiwi	384-385

L

lait de brebis	296-297
lait de vache demi-écrémé	290-291
lait écrémé enrichi en vitamine D	292-293
laitue	410-411
langouste et langoustine	196-197
lapin	226-227
laurier	130-131
lentilles	26-27
levain/pain au levain	20-21
levure de bière	54-55
litchi	422-423
luzerne, graines germées d'alfalfa	428-429

M

mâche	430-431
maïs doux	34-35
mangue	388-389
maquereau	204-205
margarine enrichie en stérols végétaux	178-179
melon	386-387
menthe	74-75
miel	476-477
millet	42-43
moule	212-213
moutarde	84-85
mûre	412-413
myrte	132-133
myrtille	394-395

N

navet	336-337
nèfle	318-319
noix	144-145
noix de coco	380-381

O

œufs de poisson	216-217
oignon	352-353
orange	438-439
origan	112-113
ortie	138-139
oseille	406-407

P

pain aux céréales et graines	24-25
pain complet	22-23
pain de seigle	18-19
panais	454-455
papaye	346-347
paprika	116-117
parmesan	294-295
pastèque	432-433
patate douce	52-53
pâtes intégrales	36-37
pâtisson	468-469
pêche, brugnon et nectarine	434-435
persil	76-77
petit-beurre	60-61
petit épeautre	44-45
petit-suisse nature 20 % de MG	284-285
petits pois	416-417
pigeon	250-251
pignon de pin	168-169
pilpil	64-65
piment	72-73
pintade	262-263
pissenlit	452-453

567

pistache	172-173
poire	382-383
poireau	372-373
pois chiches	28-29
poivre	126-127
poivron	320-321
polenta de maïs	32-33
pomelo	358-359
pomme	356-357
pomme de terre	38-39
potage de légumes maison	390-391
potiron	392-393
poulet	260-261
pousses de haricots mungo	426-427
prune	420-421
pruneau	404-405
pur jus de tomate sans sel ajouté	492-493
purée de noisettes	146-147
purs jus de fruits sans sucres ajoutés	502-503

Q

quinoa	46-47

R

radis	444-445
raie	186-187
raifort	86-87
raisin	424-425
ricotta au lait demi-écrémé	302-303
riz blanc	62-63
rognons	238-239
romarin	106-107
rutabaga	458-459

S

safran	110-111
salicorne	136-137
salsifis ou scorsonère	470-471
sardine	202-203
sauge	140-141
saumon	180-181
seitan	258-259
sel allégé en sodium	512-513
sorbets plein-fruit	478-479
spiruline	506-507
steak haché 5 % de MG	234-235
stévia	474-475
sucrine	354-355

T

tempeh	256-257
thé rooibos	494-495
thé vert	480-481
thon	270-271
thym	104-105
tofu	240-241
tomate	340-341
tripes maigres	236-237
truite	182-183

V

vanille	118-119
veau	248-249
vin rouge	500-501
vinaigre	510-511

Y

yaourt au bifidus	286-287
yaourt au soja nature enrichi en calcium	310-311
yaourt enrichi en stérols végétaux	308-309
yaourt nature classique	282-283

INDEX DES RECETTES

A

Abricots rôtis au four	335
Aile de raie acidulée	187
Aile de raie au vinaigre de cidre	511
Amuse-bouches marins	445
Anguille à la provençale	193
Aiguillettes de canard aux abricots secs	267
Anneaux de calmar aillés à l'estragon	201
Aubergine au four	103
Aubergine farcie au riz et tomates provençales	63
Aumônière à la choucroute et sauce à la crème	463

B

Bâtonnets de carottes caramélisés à la coriandre	361
Blaff de poisson	131
Bo bun aux crevettes	355
Bouillon de légumes maison	485
Boulettes de colin à la sauce pimentée	53
Boulettes riz-coco	381
Brochette de crevettes au sésame sur lit de salade croquante	171
Brochette de saumon à l'asiatique	181
Brochette japonaise	443
Brochettes de tofu à la provençale	241

C

Café au lait frappé	483
Caille aux champignons des bois	207
Canard aux trois poivres	127
Cannelloni de jambon	243
Cannelloni végétariens	397
Carpaccio de bœuf	151
Carpaccio de fraises au sirop de basilic et à la pistache	173
Chair à saucisse maison	235
Champignons farcis au chèvre frais, miel et thym	105
Citronnade maison	487
Clafoutis aux abricots	461
Clafoutis carotte-pomme-anis	83
Cocktail pétillant, melon, citron vert et menthe	75
Cocotte de lapin aux salsifis et tomates au thym	471
Compote pommes-pruneaux	491
Compotée de coing	465
Compotée de myrtilles façon crumble	395
Concombre au yaourt au bifidus	287
Confiture de fraises à la vigne rouge	505
Coulis de tomate au basilic	99
Courgettes farcies au tempeh	257

Courgettes poêlées au cumin	123
Crème au chocolat et fruits rouges	293
Crème citronnée à la ciboulette	163
Crème d'artichaut	401
Crème de petits pois au curry et petits oignons	417
Crème menthe-chocolat	509
Crêpes à la compote	467
Crevettes en salade sucrée-salée	277
Croûtons maison à l'ail	23
Crumble provençal	179
Cuisse de lapin au vin rouge et pruneaux	501
Cuisse de lapin aux prunes	421
Cuisse de pintade caramélisée au raisin	425
Cuisse de poulet au paprika et à l'orange	439
Curry d'aubergine	343

D

Daurade rôtie au sel et sauce vinaigrée au soja	281
Dentelle de parmesan	295
Dip provençal au chèvre frais	305
Diplomate léger aux framboises	369
Dôme vanillé à la poire	383
Dos de cabillaud en papillote, crème citron-cerfeuil	129
Duo de homard et moules en sauce safranée	209

E

Émincé de dinde à la provençale	113
Émincé de dinde sauce ail et fines herbes	265
Émincé de kangourou aux oignons	231
Endives braisées au jus d'orange	503
Entremet vanille-cardamome	125
Escalope de dinde aux champignons	409

F

Faisan au chou	279
Fassolada	41
Figues au four	477
Figues rôties au miel et amandes	371
Filet mignon laqué au miel, citron et épices	255
Filet mignon sauce aigre-douce	85
Filets de colin froids et salsa à la coriandre	101
Filets de limande à la goyave	323
Flan d'épinards à la ricotta	303
Flan d'épinards au saumon	177
Flan de papaye	347
Flan de pommes de terre au thon	39
Foie de veau poêlé au vinaigre de framboise	269
Fondue de poireaux à la mangue	373

G

Galettes de quinoa	47
Gambas au curry, légumes verts et mangue poêlée	389
Gaspacho de betterave à l'ail, crème à l'aneth	95
Gaspacho pimenté poivron-tomate	73
Gâteau allégé à l'ananas	365
Gâteau léger aux nèfles et son coulis de chocolat aux noisettes	319
Gigue de chevreuil aux marrons	253
Glace framboise au thé vert	481
Goulash de dinde	117
Gratin de carottes à la cancoillotte	301
Gratin de courgettes au riz sauvage	307
Gratin de moules provençal	213

H

Hachis parmentier	59
Hamburger maison	91
Huîtres chaudes aux pommes	185

L

Langoustines tièdes	197
Lapin aux abricots secs	227
Lapin aux herbes en papillote	109

M

Madeleines légères à l'eau de fleur d'oranger	161
Maïs poêlé façon chili	35
Maquereaux aux artichauts et feuilles de myrte	133
Milk-shake ananas-coco et ses flocons	17
Millefeuille de pommes de terre et foie de morue	221
Millefeuille fraîcheur de betterave rouge et pomme granny	457
Millefeuille sucré-salé sur lit de mâche	405
Millet façon risotto	43
Mousse aux herbes	77
Mousse de citron sur lit de fruits rouges	367
Mousse glacée de banane au coulis de framboises	223
Muffins courgettes-cumin	69

N

Navets en mini-cocotte	337
Nems aux fruits	143
Noix de Saint-Jacques aux asperges vertes, crème d'estragon safranée	195
Noix de Saint-Jacques poêlées à la vanille	119

P

Pain perdu salé aux pignons et sa salade de tomate	25
Panna cotta à l'eau de coco et fruit de la passion	497
Papillote d'églefin et ses tagliatelles de légumes	211
Papillote de cabillaud saveurs du Sud	219

Papillote de cabillaud, tomate-chèvre frais	341
Papillote de pintade aux champignons et fines herbes	263
Papillote de poulet exotique	437
Pâtes carbonara au bacon	225
Pâtisson farci	469
Pavé d'autruche aux herbes	229
Pavé de thon au lait de coco	271
Penne au pesto rouge	37
Petites cassolettes d'escargots à la crème ail et persil	189
Petits flans croquants au chocolat	475
Pigeon aux épices	251
Poêlée de blettes	447
Poêlée de chou à l'amarante	51
Poêlée de légumes curcuma-coco	79
Poêlée de potiron et pilpil à l'orientale	65
Pointes d'asperges chaudes en vinaigrette	149
Poires au four choco-amande	473
Poivron farci à la bolognaise	233
Poivrons grillés à l'ail	351
Polenta cœur de tomate	33
Pomelo à la chair de crabe	359
Pomme au four, mousse glacée à la chicorée	379
Porridge pomme-cannelle-fruits secs	333
Potage de légumes maison	391
Potage de lentilles corail au curry	27
Potage de printemps express	407
Poulet au vinaigre de framboise	155
Poulet aux gombos	315
Poulet safrané à la pomme	111
Poulet tandoori	261
Pudding banane-cannelle	291
Purée d'ignames	317
Purée froide de courgettes à la provençale	329
Purée tiède de pommes de terre aux olives et anchois	273

R

Racines en cocotte	459
Rillettes de poulet à l'indienne	513
Rillettes de sardines aux fines herbes	203
Risotto crémeux aux courgettes et moules	499
Riz au lait réglissé	135
Rognons déglacés au vinaigre balsamique et écrasé de carottes	239
Rosace de pommes de terre	175
Rôti de dinde au raifort	87
Rôti de dinde piqué de clous de girofle, sauce fraîche à la tomate	115
Roulés de cabillaud aux épinards	153
Roulés de saumon aux épinards	169

Roulés d'asperges mimosa au saumon fumé	331
Roulés de chou vert aux petits-suisses, jambon et tomates	285
Roulés de saumon fumé à la crème d'avocat	375
Rumsteck grillé à la fondue d'oignon	247

S

Salade au hareng et salicorne	137
Salade Boston	441
Salade croquante aux courgettes et saint-jacques	159
Salade croquante pomme-chou	357
Salade d'automne aux foies de volaille	245
Salade d'épeautre	45
Salade d'été croquante aux billes de pastèque	433
Salade d'orange à l'orientale	93
Salade de bigorneaux et lentilles corail	215
Salade de bulots	199
Salade de canard à la nectarine	435
Salade de chou rouge et pomme râpée à l'huile de germe de blé	157
Salade de fruits secs au thé rooibos	495
Salade de maquereau aux agrumes	205
Salade de melon fraîcheur	387
Salade de pois chiches et carottes à la menthe	29
Salade de pommes de terre aux radis et à l'échalote	363
Salade de pommes de terre chaudes aux harengs fumés	275
Salade des îles	449
Salade festive	431
Salade fraîche verte et rouge	349
Salade italienne	89
Salade printanière	55
Salade rustique	453
Saltimbocca de veau à la sauge	141
Sauce aurore	57
Sauce sucrée aux cranberries	489
Sauce sucrée-salée de cerises aux épices de Noël	419
Saumon au fenouil braisé à l'orange	403
Sauté de bœuf à l'asiatique	427
Sauté de seitan à la chinoise	259
Sauté de veau aux olives	249
Shake banane-spiruline	507
Shake végétal aux fruits	289
Smoothie tomate-avocat	493
Sorbet à la fraise	479
Sorbet au kiwi	385
Soupe chinoise	411
Soupe d'ortie	139
Soupe de carotte au gingembre	81
Soupe de cresson	327
Soupe de fraise	451
Soupe de potiron à l'orange	393

Soupe fermière................	377
Soupe miso	515
Soupe thaïlandaise aux crevettes.................	121
Spaghettis aux brocolis....	325
Spaghettis aux crevettes roses, à la fondue d'oignon et de tomates....	353

T

Tajine de lotte aux fèves	31
Tartare de crabe à la grenade..................	399
Tartare de saumon mariné à l'huile de pépins de raisin......	165
Tartine fraîche au crabe.	19
Thon rôti au romarin	107
Timbale de flétan sauce yaourt au cumin	167
Toasts pomme-camembert	299
Toasts pomme-chèvre aux noix......................	145
Tomate surprise...............	191
Tripes aux deux pommes...	237
Truite aux herbes en papillote..................	183

V

Velouté d'asperges	67
Velouté d'automne.........	49
Velouté d'endives et croquant au bacon....	313
Velouté de champignons au lait de brebis et ses croûtons..............	297
Velouté de panais	455

Velouté froid de tomates-poivrons au piment d'Espelette....	321
Verrine aux mûres	413
Verrine exotique	309
Verrine de betterave au concombre et sa crème rosée.........	345
Verrine de crevettes aux litchis	423
Verrine de melon et croq'parme	21
Verrine de quinoa, roquette et œufs de saumon	217
Verrine fraîche de printemps.................	97
Verrine fromage blanc, coulis de groseilles	415
Verrine poire-noisette façon crumble..............	147
Verrines au cassis	339
Verrines de betterave rouge, magret de canard et luzerne	429

Y

Yaourt biscuité au miel et aux noix	61
Yaourt glacé façon *stracciatella*	283
Yaourt miellé aux céréales et abricots..................	71
Yaourt soja ananas-coco ...	311

11475

Composition
NORD COMPO

*Achevé d'imprimer en Espagne
par CPI
le 18 avril 2016*

Dépôt légal avril 2016
EAN 9782290124208
OTP L21EPBN000376N001

ÉDITIONS J'AI LU
87, quai Panhard-et-Levassor, 75013 Paris

Diffusion France et étranger : Flammarion